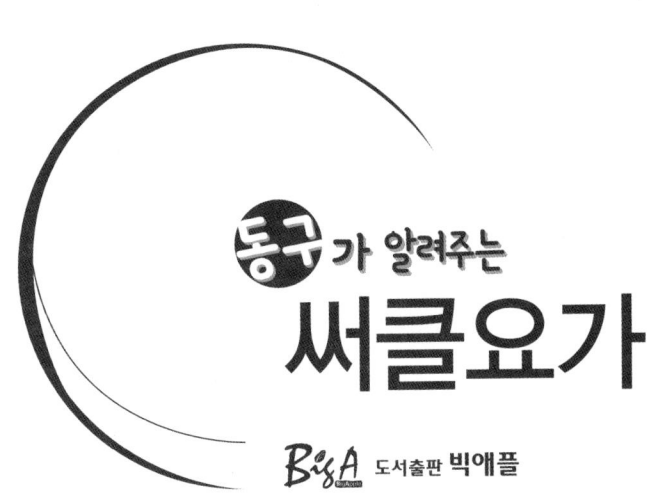

동구가 알려주는
써클요가

BigA 도서출판 빅애플

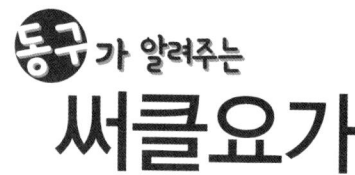

써클요가

초판 1쇄 발행일	2016년 9월 23일
지은이	여동구 / 류이연
펴낸이	조준철
기획	박영숙
디자인	박정선
사진작가	이성재
펴낸곳	도서출판 빅애플
주소	서울시 강남구 언주로 626, 1101호 (논현동, 논현로얄팰리스)
전화	02-544-2010
홈페이지	www.BigA.co.kr
출판등록	제393-2007-00001호
ISBN	978-89-98806-40-8 13510

* 본 책은 저작권법에 따라 무단 전재 및 배포할 수 없으며
  책 내용의 전부 또는 일부를 이용할 시 저자와 도서출판 빅애플에
  서면 동의를 받아야 합니다.
* 책값은 뒤표지에 있습니다.

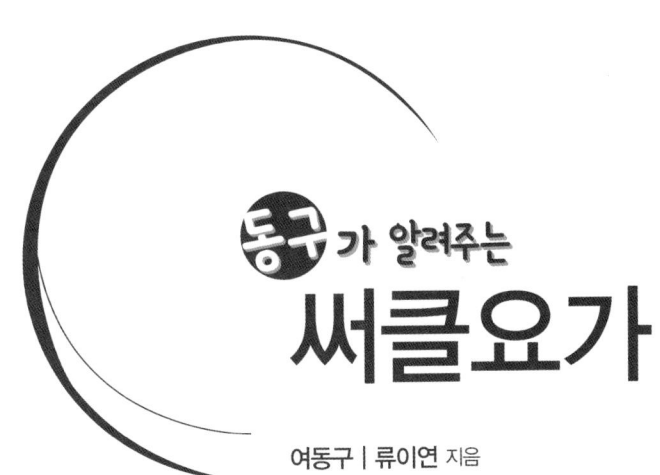

동구가 알려주는 써클요가

여동구 | 류이연 지음

Prologue

　5,000년이 넘는 역사를 가진 요가는 불과 지난 100년 사이에 많은 변화가 있었습니다. 전통 요가만을 고집한다면 새로운 '변화'에는 거부감이 들 수도 있겠죠. 하지만 요가의 본질을 파고드는 것도, 본래의 요가 수행을 하는 것도 현실의 우리에겐 쉽지 않은 일일뿐더러 현대에 유행하고 있는 요가가 꼭 나쁜 것만도 아닙니다. 요가에 관심이 없던 사람들이 플라잉 요가나 빈야사 요가, 비크람 요가에 호기심을 가지면서 시작하게 됐고, 이것을 통해 요가에 흥미를 느껴 더 깊은 공부를 하는 경우가 늘어났기 때문입니다.

　저 또한 전통적인 요가로 시작했지만 지금은 건강을 지킬 수 있는, 질병 예방 차원의 요가에 많은 비중을 두고 있습니다. 모든 사람들이 정신적·육체적으로 건강하길 바라는 마음입니다. 그러기 위해선 일단 사람들이 요가에 호기심을 갖고 접근하는 것이 중요하다고 생각합니다. 다양한 요가를 접목하고 발전시키면서 '써클요가'를 준비하게 된 까닭입니다.

　써클요가는 현 시대에 맞게 제작한 도구를 사용하는 요가 스타일 중 하나입니다. 다르마 요가에서 영감을 얻어 요가와 필라테스, 피트니스까지 다양한 분야의 사람들이 이용할 수 있도록 초보자부터 고급자까지 동작을 나눴으며, 다양한 컨셉으로 정리했습니다. 총 260여 가지 이상의 동작들이 소개됐지만 더 많은 동작들이 있습니다. 기회가 된다면 강의나 매체를 통해 여러분들과 공유하고자 합니다.

　이 책을 통해 요가를 하고 있는 분들에게 조금이나마 도움이 됐으면 하고, 아직 요가를 해보지 않은 사람들에게는 작은 불씨가 되어 직접 경험할 수 있는 기회가 되길 바랍니다.

2016년 9월
여동구

수련을 하다보면 예상치 못한 나 자신을 발견할 때가 많습니다. 때로는 기쁨을, 때로는 눈물을, 그리고 때로는 감사의 마음을 만나면서 알게 된 나의 진심을 통해 자신을 알게 됐습니다. 겉만 보고, 또 앞만 보고 달리던 제게 어느 날 찾아온 요가는 생에 가장 소중한 선물입니다.

현대인들은 바쁘다는 이유로 정작 나 자신과 가장 가까운 사람에게는 소홀한 경우가 많습니다. 더 많은 사람들과 더 쉽게, 더 빨리 만나고 더 많은 이야기를 전할 수 있게 됐지만 그만큼 스스로를 들여다보고 주변을 둘러볼 시간은 잃어버린 게 아닐까 싶습니다.

갖가지 이유는 일단 묻어두고, 잠시 멈춰봅시다. 나를 깊게 바라보며 나 자신의 삶의 균형을 단단하게 유지하길 바랍니다. 수련 중에 몸의 불균형을 느끼게 된다면 모든 것을 내려놓고 집중해서 동작을 더 깊게 진행해 보세요. 안정감을 느낄 것입니다. 수련뿐 아니라 나의 삶과 생활, 모든 곳에서 적용될 것입니다.

저처럼 모든 분들이 행복해지길 바라는 간절한 마음을 담아 정성스럽게 책을 준비했습니다.

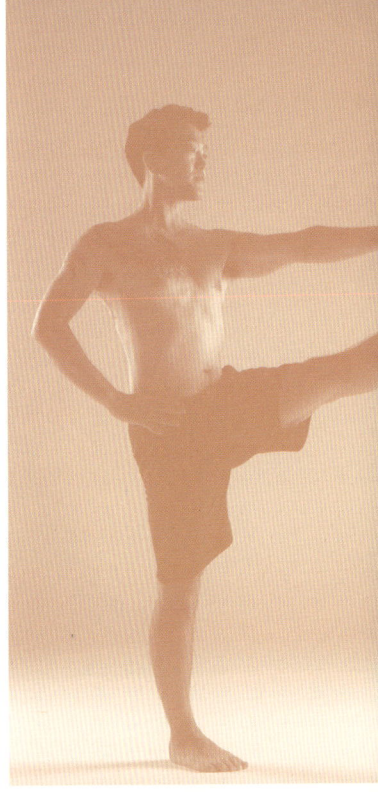

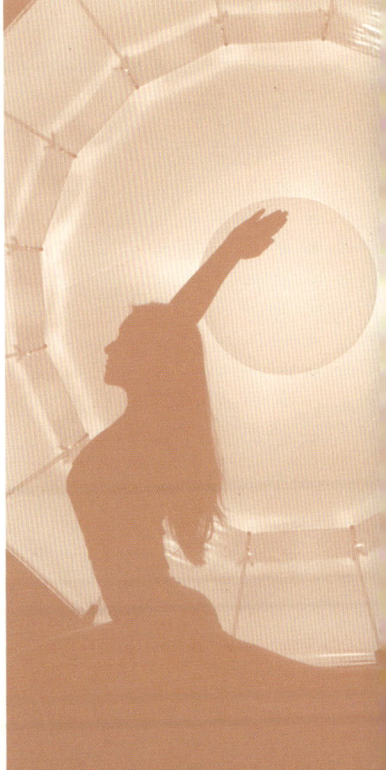

2016년 9월
류이연

들어가며...

"하루 15분만 투자하세요!"

써클요가를 만들게 된 동기는 요가와 필라테스를 수련할 때 '좀 더 즐겁고 다양한 방법으로 수련 할 수 있는 방법이 무엇일까' 하는 고민에서 나왔습니다.

써클을 이용하면 초보자는 어려운 동작을 좀 더 쉽게 할 수 있고, 숙련자는 보다 고급동작을 구사할 수 있다는 장점이 있습니다. 또 척추뿐만 아니라 복부, 등, 하체, 팔까지 강화운동과 스트레칭 동작을 골고루 할 수 있는 시퀀스가 많이 들어있습니다. 무엇보다 운동을 위해 많은 시간을 투자하기 어려운 사람도 잠깐 짬을 내서 운동할 수 있도록 15분 프로그램을 구성했습니다.

'15분 써클요가'는 크게 5가지 컨셉으로 구성돼 있는데, 첫 번째는 '스트레칭 써클요가'입니다. 현대인들은 의자에 많이 앉아있는 습관 또는 직업으로 인해 몸이 굳고 순환이 잘 안 되는 운동부족 현상을 겪고 있습니다. 여기에서 소개하는 스트레칭 써클요가는 전신을 활용한 동작들은 물론 부분별로 스트레칭을 시켜주는 동작들이 포함돼 있어 운동부족인 사람들에게 효율적입니다. 바쁜 현대인들에게 15분의 스트레칭 써클요가는 하루를 상쾌하게 시작하고 편안히 마무리 할 수 있게 도와줄 것입니다.

두 번째는 초보자를 위한 '이지 써클요가'입니다. 말 그대로 누구나 쉽게 따라할 수 있을 정도의 시퀀스로 만들어져 있으며, 스트레칭을 포함해 하루 15분 정도만 투자하면 건강을 유지하는 데 도움이 됩니다. 세 번째 '다이어트 써클요가'는 특히 남성보다 여성에게 많은 도움이 됩니다. 위에서 언급한 내용이 남자에게 필요한 스트레칭에 도움이 된다면, 근력이 부족한 여성에게 이 파트는 꼭 필요한 운동입니다. 특히 기초대사량을 늘려 비만을 예방하고 근력을 늘려주는 데 도움이 됩니다.

네 번째 '밸런스 써클요가'는 신체 균형을 맞춰주는 데 큰 도움이 됩니다. 대부분의 사람들은 자신도 모르는 사이 몸의 한쪽만 치우쳐 사용하고 있습니다. 하지만 밸런스 운동을 통해 몸의 중심을 찾아가다보면 지금보다 더 건강하게 생활할 수 있습니다. 특히 밸런스 써클요가는 면역력을 높여주고 집중력을 만들어 내는 데 큰 도움이 됩니다. 다섯 번째 '파워 써클요가'는 기존의 동작에서 좀 더 다이내믹하고 반복적인 동작이 추가됐으며 써클을 사용하기 때문에 난이도와 운동량이 높아집니다. 음악과 함께 파워 써클요가를 한다면 더욱 즐겁게 수련하게 될 것입니다.

　이렇게 하루 15분의 습관을 만들어가면서 조금씩 시간을 늘려가고(30분/60분/120분 프로그램) 자세별로 심화 동작을 익힐 수 있도록 체계적으로 구성했습니다.

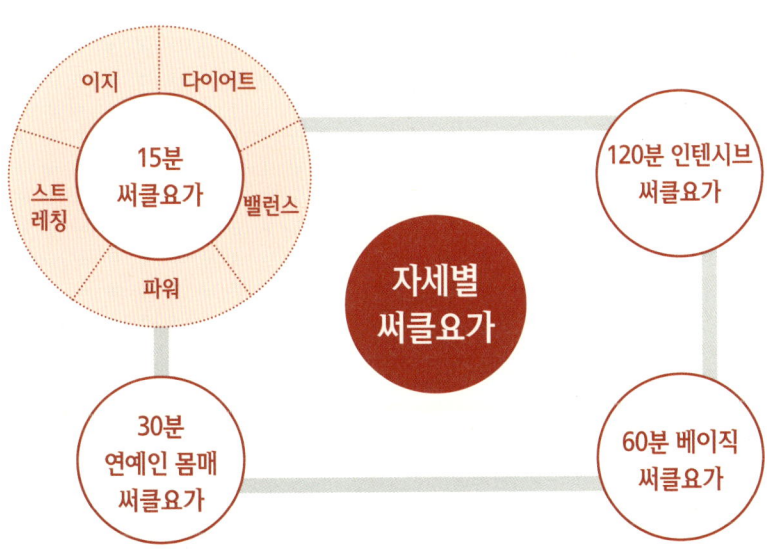

Contents

프롤로그 | 04

요가 이론 및 기본자세

Info
요가의 종류 | 12
하타요가 수리야나마스까라 | 30
요가의 8단계 | 56
사트삼파티_여섯 개의 귀중한 요소 | 70
요가 수련 시 주의사항 | 148
요가 도구 | 253

Chapter 1
몸풀기 자세 | 16
수리야나마스까라 | 28

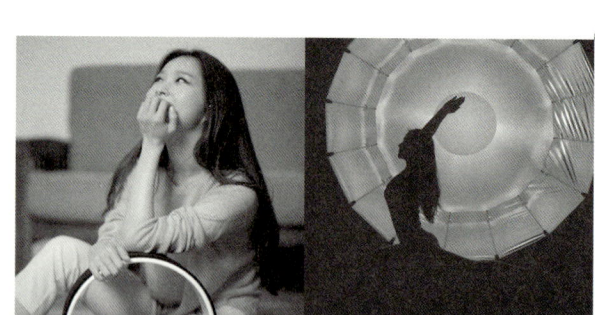

시간별 인텐시브 프로그램

Chapter 2

15분 스트레칭 써클요가 | 34
15분 이지 써클요가 | 38
15분 다이어트 써클요가 | 42
15분 밸런스 써클요가 | 48
15분 파워 써클요가 | 52

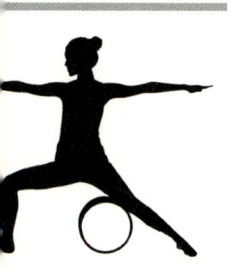

Chapter 3

30분 연예인 몸매 써클요가 | 60

Chapter 4

60분 베이직 써클요가 | 74

Chapter 5

120분 인텐시브 써클요가 | 88

Contents

자세별 써클요가

Chapter 6
선 자세 | 108

Chapter 7
좌법 | 152
앉은 자세 | 154

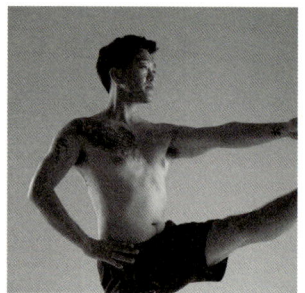

Chapter 8
호흡법 1 | 196
누운 자세 | 197

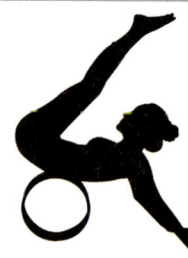

Chapter 9
호흡법 2 | 220
엎드린 자세 | 222

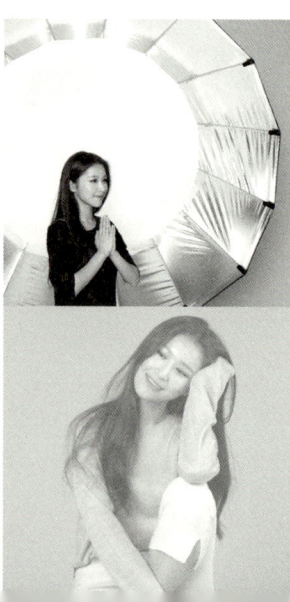

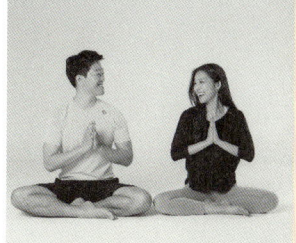

Chapter 10
사이드 자세 | 236

Chapter 11
밸런스 자세 | 248

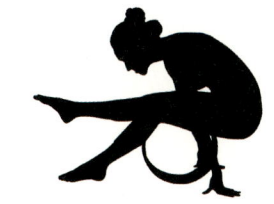

함께 하는 써클요가

Chapter 12
커플 써클요가 | 256

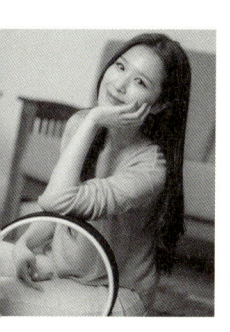

에필로그 | 264

요가의 종류

요가의 주된 네 가지 길은 카르마요가(Karma Yoga), 박티요가(Bhakti Yoga), 즈나나요가(Jnana Yoga), 라자요가(Raja yoga)다. 이들은 각기 접근하는 길이 다르고 그 나름대로의 특성이 있으나, 궁극적인 목표는 신 또는 브라만과의 합일이며 삶의 통합성에 대해 연구하는 것이다.

카르마요가는 행동의 요가로서 외향적인 성격에 적합하다. 사심을 버리고 결과에 치우침 없이 행동하라고 가르친다. 행동에서 오는 결과를 신에게 맡김으로써 결과로부터 자유로워지며 스스로를 정화한다. 이 요가를 성취하기 위해서는 어떠한 행동이라도 만트라를 반복하며 마음을 집중해야 한다.

박티요가는 헌신의 길이며, 특히 감성적인 사람에게 적합하다. 박티요가의 핵심은 '사랑'이며, 신은 사랑의 화신이다. 진정한 헌신자는 기도와 예배를 통해 신을 찬양하고 신에게 모든 것을 바치는 무조건적인 사랑과 헌신의 감성을 발달시킨다. 신을 찬양하고 찬송하는 것이 박티요가의 주된 부분이다.

즈나나요가는 지혜와 지식의 요가이며 상당한 의지력과 지력을 필요로 한다. 베단타 철학에 의해 수행자는 본성을 깨닫기 위하여 지성을 사용한다. 즈나나요가는 우리가 우리의 안과 밖을 다르게 보는 것처럼 우리 자신은 신으로부터 분리돼 있다고 생각한다. 그리고 지성을 통해 신과 하나 됨을 깨닫는다. 이 요가를 수행하기 전에 다른 요가에 통달해야 한다. 왜냐하면 이기적이지 않은 마음, 신에 대한 사랑, 강인한 몸과 마음 없이는 진정한 본래의 자아를 찾기 어려울뿐더러, 잘못하면 공허한 망상에 빠지기 때문이다. 그러므로 몸과 마음을 강하게 만들며 구도자의 길을 가려는 자세로 임해야 한다.

라자요가는 명상요가로 마음의 평온을 찾고 지혜를 얻으며 해탈의 경지를 추구하는 것이다. 라자요가란 말은 15세기 「하타요가 프라디피카」의 저자인 스와트마라마 가아사나와 호흡법·신체정화법 등을 수행법으로 하는 하타요가와 파탄잘리의 요가 수트라에 기반을 둔 명상요가를 구분하기 위해 처음 사용했다. 요즘에는 명상을 수행법으로 하는 요가를 일반적으로 "고전요가" 또는 "라자요가"라고 한다. 명상을 통해 자신의 내면세계에서 홀로 조용하게 개념들을 탐색해가는 과정에서 개인의 권리, 역할, 그리고 책임의 상호관계를 깨닫고 이해하게 될 것이다. 그런 이해는 개인의 영적인 계발을 위해 매우 중요하며, 정의·자유·존중·사람 등의 가치관에 대한 새로운 시각을 제공해줄 것이다.

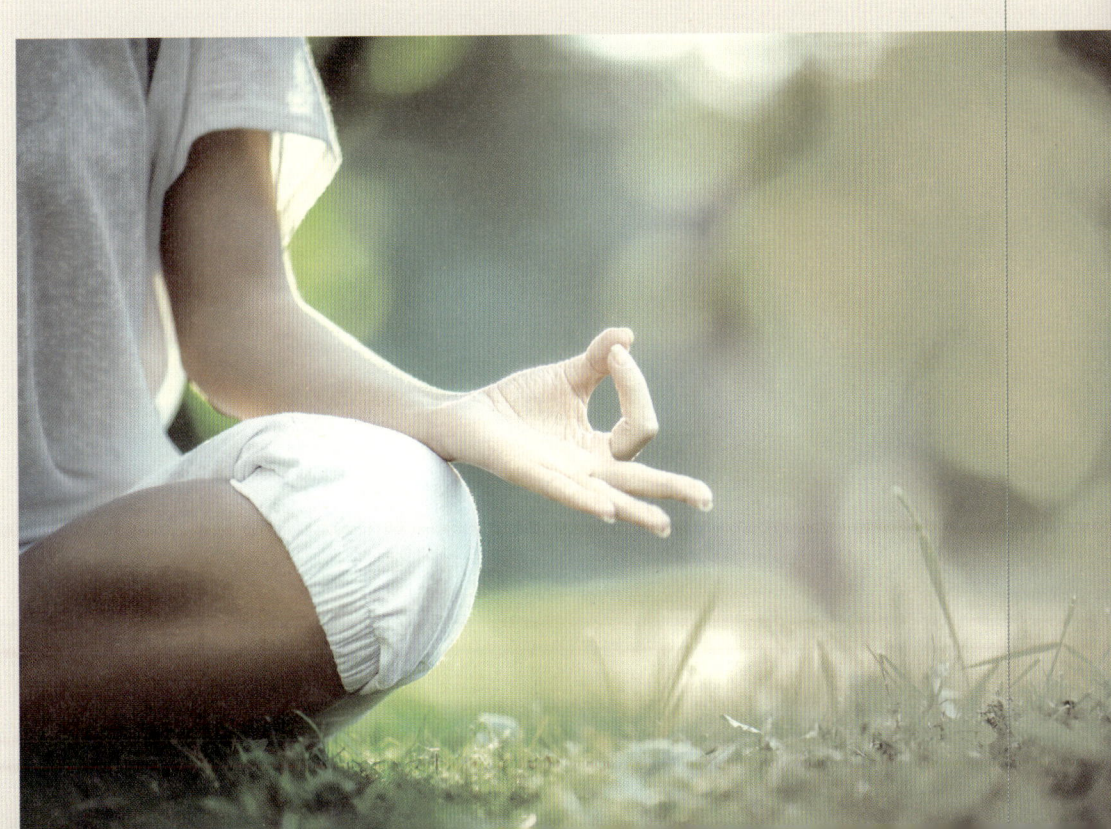

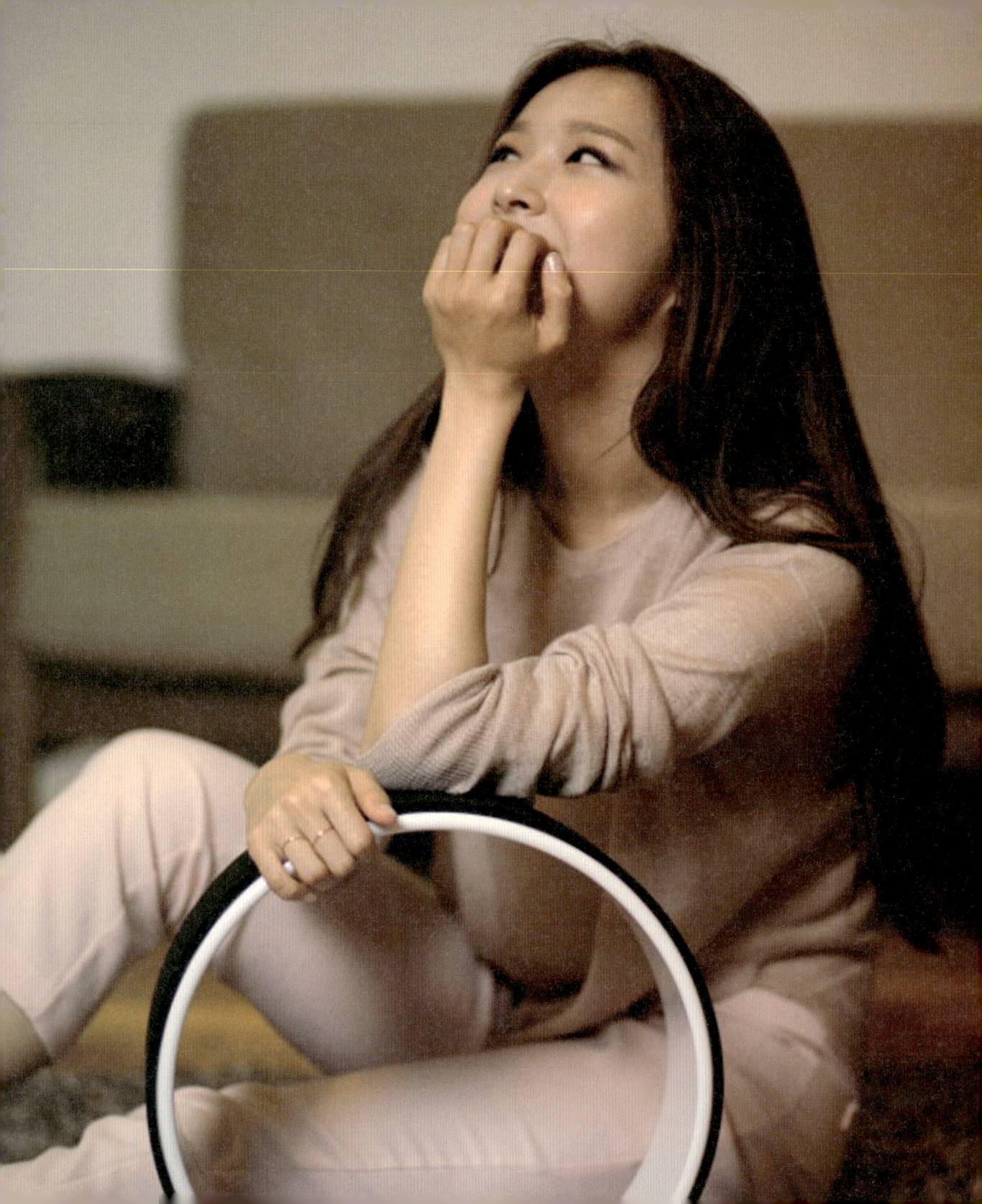

CHAPTER 1
기본자세

몸풀기 자세
수리야나마스까라

몸풀기 자세

01
목풀기

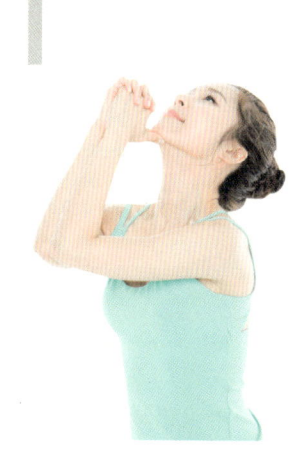

양손을 깍지 끼고 엄지만 뻗어 턱 아래 위치시킨다. 호흡을 내쉬고 마시는 호흡에 고개를 뒤로 젖혀준다. 호흡을 5회 반복한다.

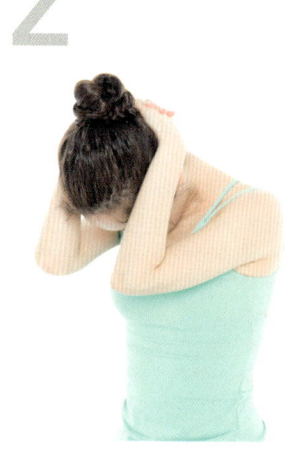

머리 뒤에서 손을 깍지 낀 뒤 마시고 내쉬는 호흡에 고개를 아래로 숙여 턱을 쇄골에 붙여준다. 호흡 5회.

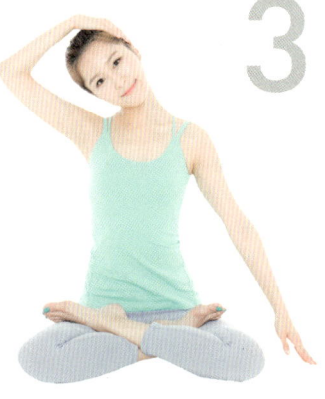

다시 마시는 호흡에 고개를 들고 오른손으로 왼쪽 귀를 잡고 내쉬는 호흡에 목의 옆 라인을 늘려준다.

CHAPTER 1
기본자세_**몸풀기 자세**

요가 수련 전에 '파반묵타'라고도 하는 몸풀기 자세들을 배워본다. 수련 전에 전체적으로 근육을 풀어주면 부상을 방지하고 수련의 효과를 높여 준다.

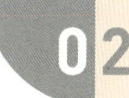

어깨풀기

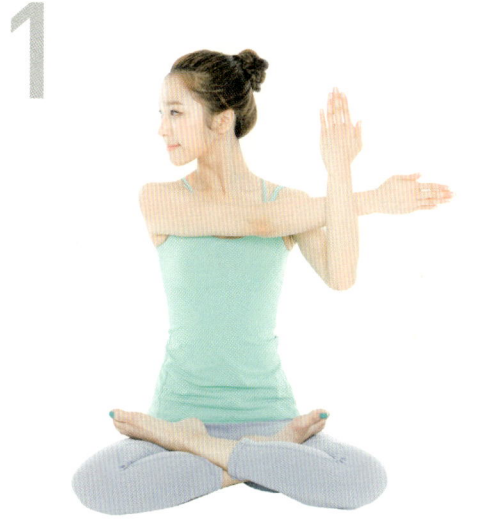

오른 팔을 왼쪽으로 뻗고, 왼팔을 접어 오른팔을 몸쪽으로 지그시 당겨준다. 시선은 오른쪽을 향한다. 반대쪽도 같은 방법으로 반복한다.

마시는 호흡에 양 손을 머리 위로 뻗고, 왼쪽 팔꿈치를 접어 등 중간에 손을 얹어두고, 오른손으로 왼 팔꿈치를 지그시 당겨 어깨를 풀어준다. 반대쪽도 같은 방법으로 반복한다.

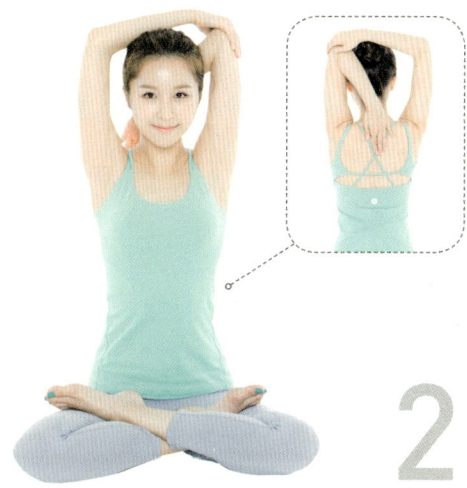

03

손목풀기

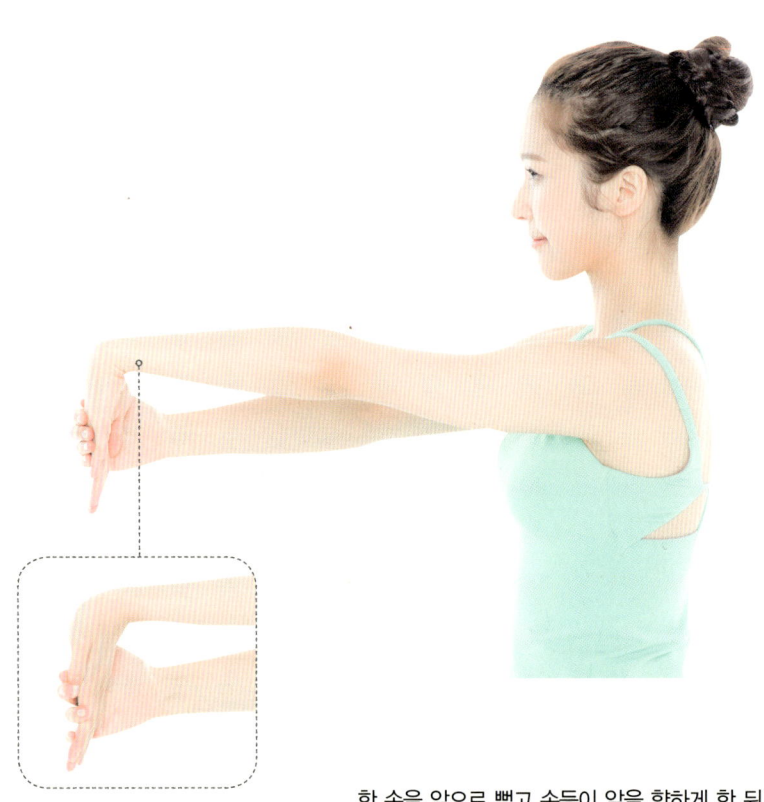

한 손을 앞으로 뻗고 손등이 앞을 향하게 한 뒤 반대 손으로 지그시 눌러준다. 손바닥이 앞을 향하도록 뒤집은 후 같은 방법으로 눌러준다.

04 등 풀기

CHAPTER 1
기본자세_**몸풀기 자세**

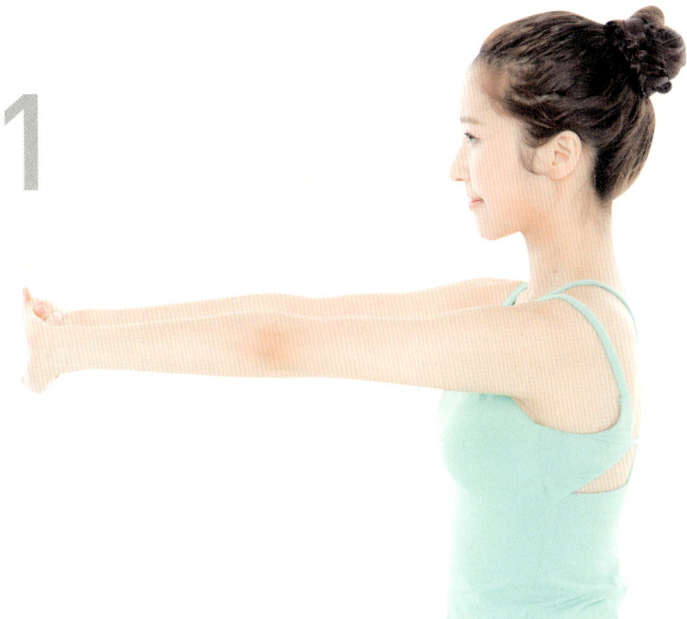

1 양손을 깍지 끼우고 손바닥이 앞을 향하도록 한 뒤, 마시고 내쉬는 호흡에 등을 뒤로 밀어 등 전체 근육을 스트레칭 해준다.

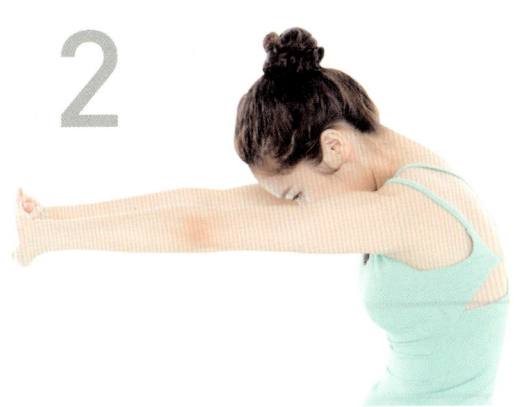

2

05

손목 & 팔꿈치 풀기

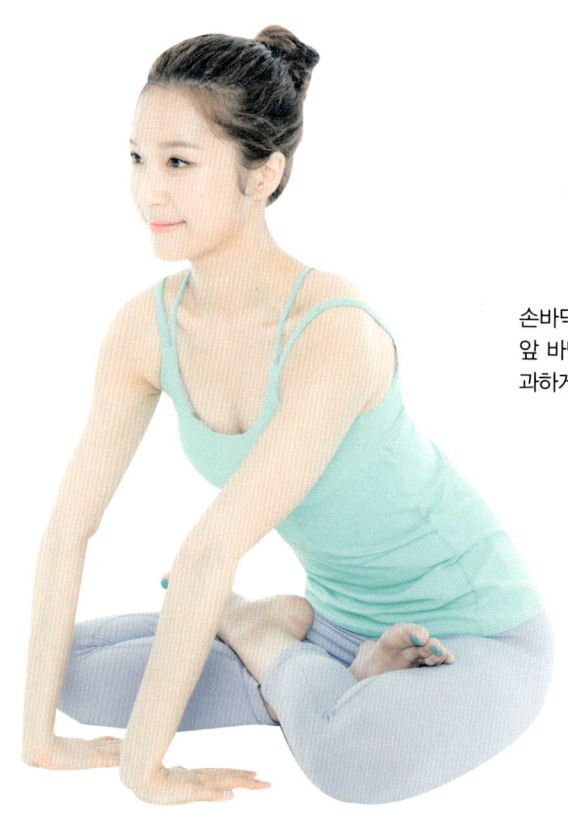

손바닥이 앞을 향하도록 뻗은 뒤 다리 앞 바닥에 내려놓는다. 손목과 팔꿈치가 과하게 꺾이지 않도록 주의한다.

옆구리 풀기

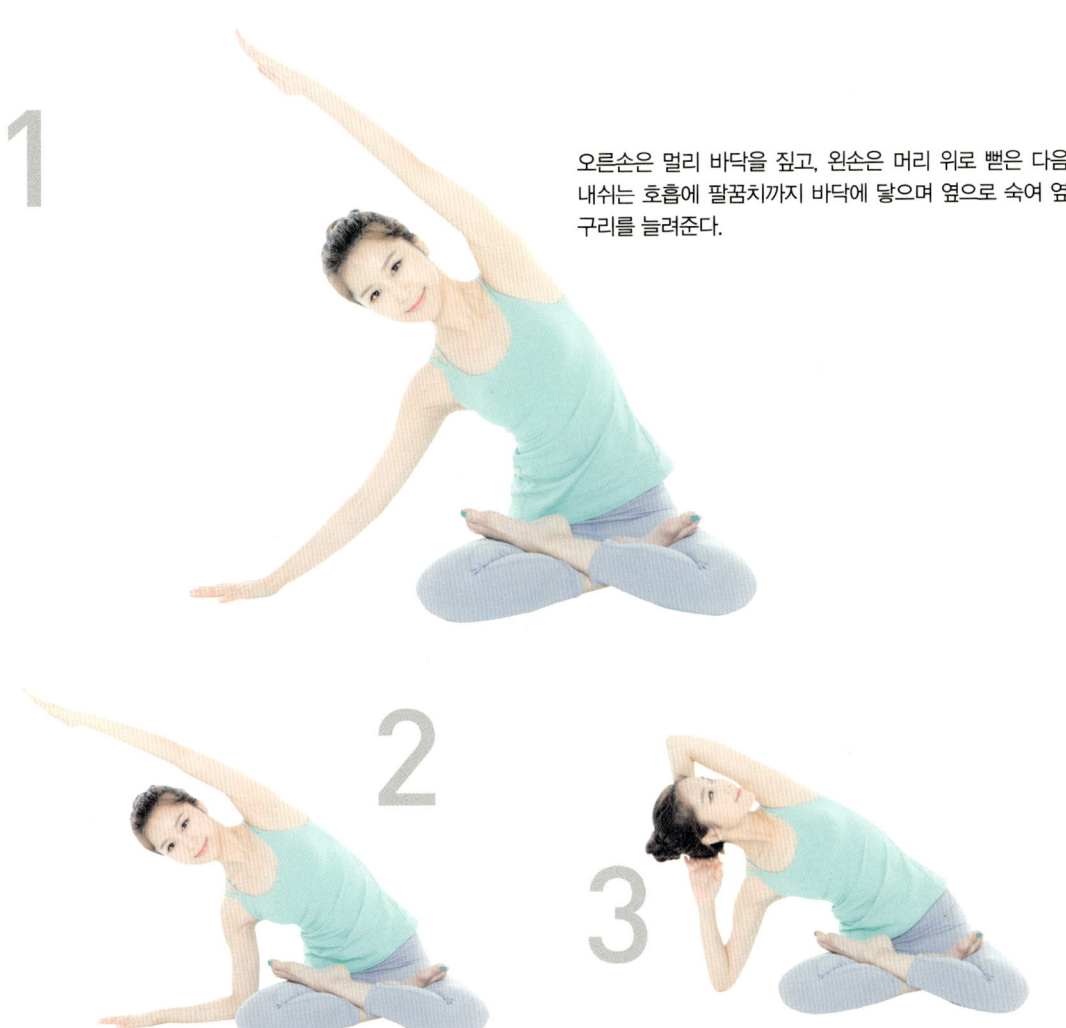

오른손은 멀리 바닥을 짚고, 왼손은 머리 위로 뻗은 다음 내쉬는 호흡에 팔꿈치까지 바닥에 닿으며 옆으로 숙여 옆구리를 늘려준다.

그 다음 손을 머리 뒤에서 깍지 낀 뒤 천장을 바라본다. 반대편도 반복한다.

07

허리 풀기

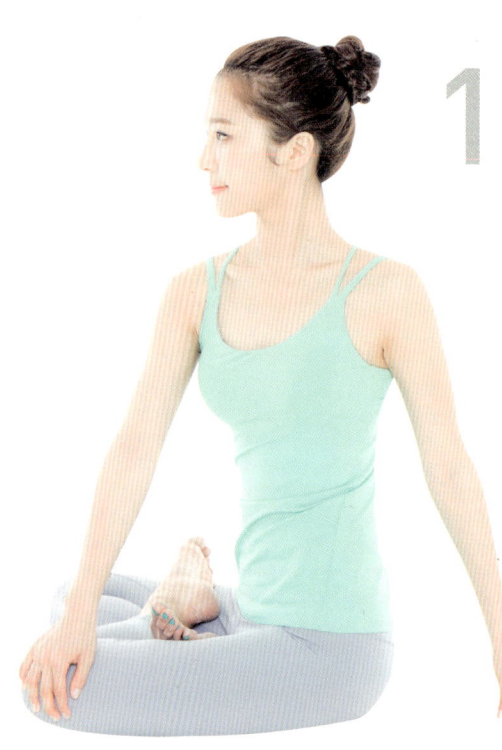

연꽃자세로 앉은 상태에서 호흡을 마시고 내쉬며 상체를 왼쪽으로 돌려준다. 오른손으로 왼 무릎을 짚고, 왼손은 등 뒤를 짚어준다. 마지막으로 고개를 돌려 뒤를 바라본다. 반대편도 반복.

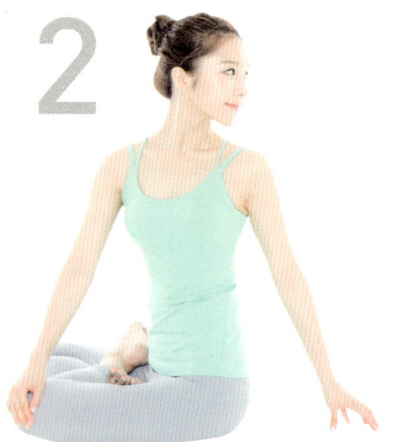

08

허벅지 풀기

CHAPTER **1**
기본자세_**몸풀기 자세**

두 다리를 앞으로 뻗은 상태에서 왼 다리를 위로 들어 올려 발꿈치를 잡아준다. 호흡을 내쉬며 몸쪽으로 당겨 햄스트링을 풀어준다.

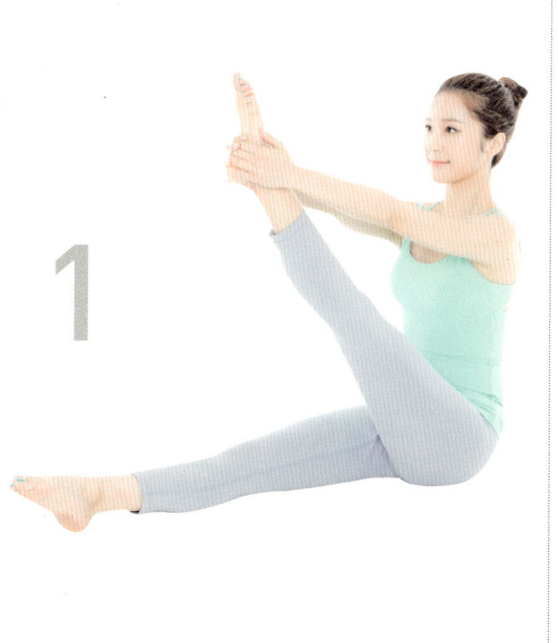

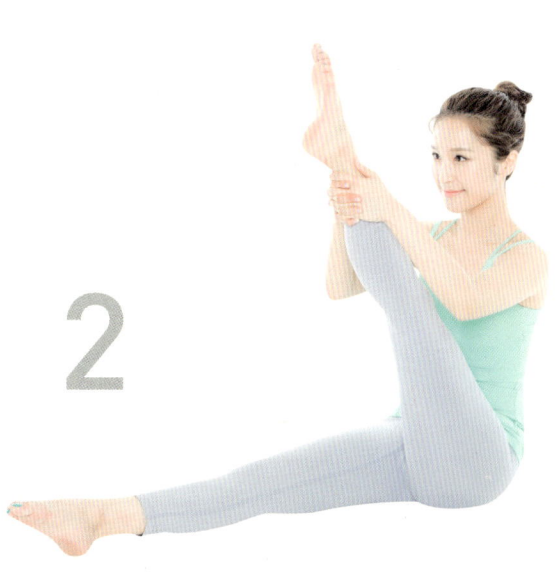

고관절 풀기

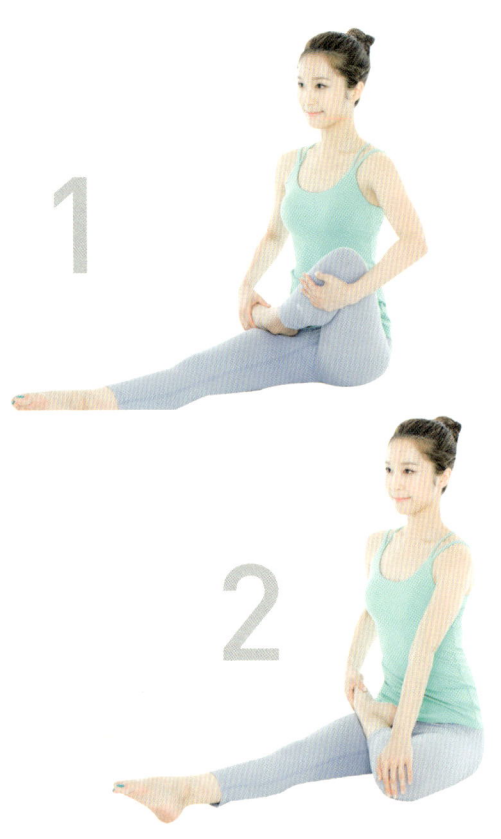

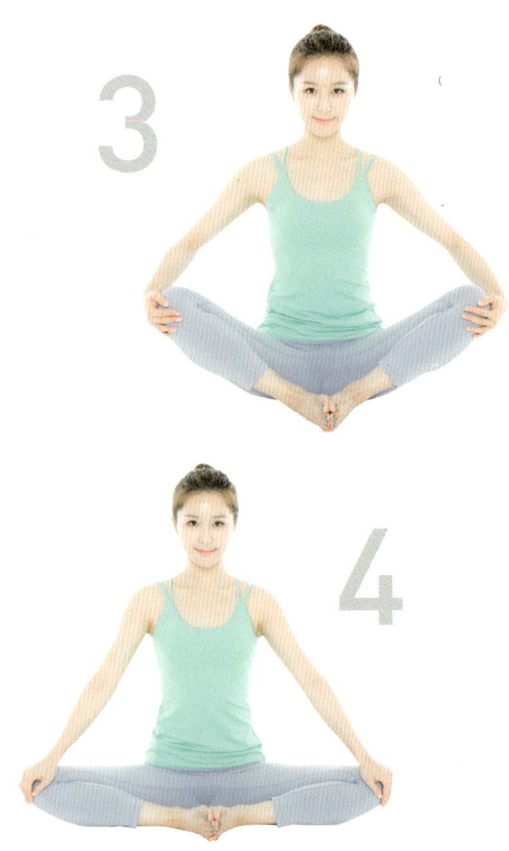

두 다리를 앞으로 뻗고 왼 무릎을 접어 발등이 허벅지 위로 올라오도록 한다. 무릎을 잡고 마시는 호흡에 몸쪽으로 당기고 내쉬는 호흡에 바닥으로 눌러 고관절을 부드럽게 한다.

양 발바닥을 붙인 상태에서 양 무릎을 잡고 마시는 호흡에 들어 올렸다가 내쉬는 호흡에 바닥으로 지그시 눌러준다.

고관절 풀기 (소머리 자세)

양 다리를 교차하여 양 무릎이 일직선이 되고 발꿈치가 엉덩이 옆으로 오도록 한다. 발등을 잡고 내쉬는 호흡에 상체를 숙여준다. 반대쪽도 반복한다.

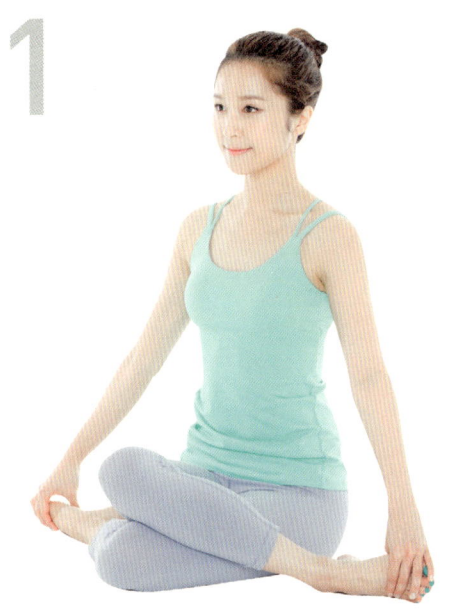

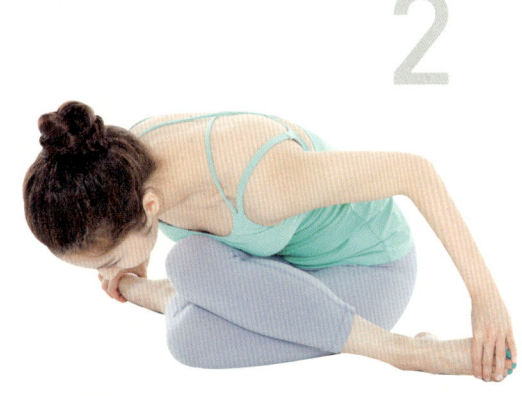

11

척추 비틀기 자세

두 다리를 뻗은 자세에서 왼 무릎을 접어 발바닥이 오른쪽 무릎 바깥쪽에 위치하도록 한다. 마시는 호흡에 척추를 길게 늘이고 내쉬는 호흡에 상체를 왼쪽으로 돌려 팔꿈치로 무릎을 밀고 시선은 뒤를 바라본다. 이때 척추가 바르게 펴지도록 유의한다.

1

2

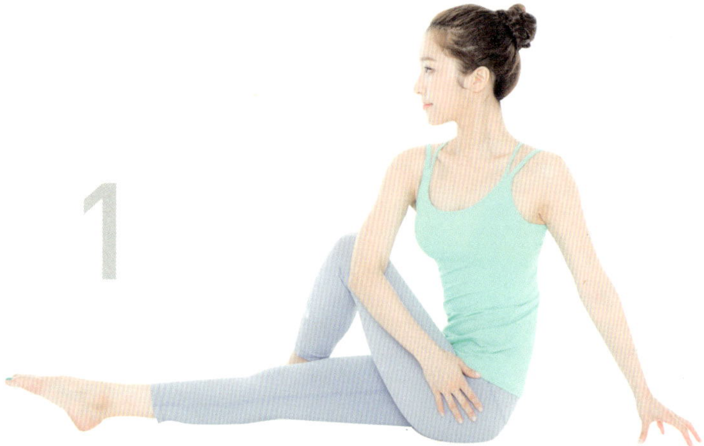

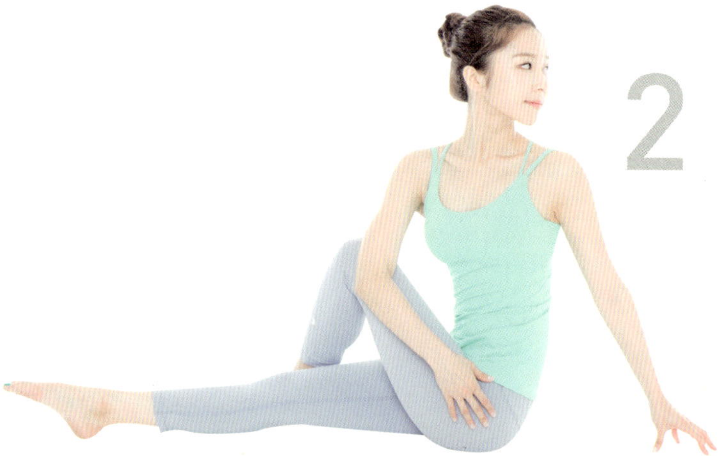

발목과 종아리 풀기

다리를 앞으로 뻗어 발등까지 앞으로 길게 늘려준 다음
다시 몸쪽으로 당겨 발목과 종아리 근육을 풀어준다.

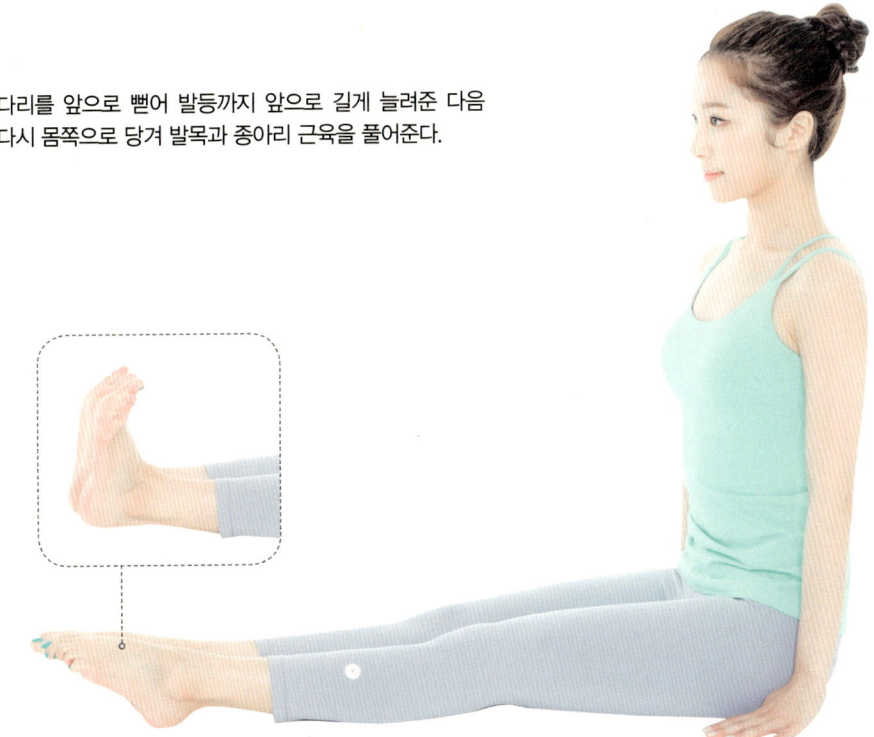

수리야나마스까라

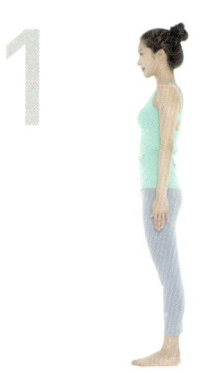

1

두 발을 모으고 배꼽을 몸의 중심으로 끌어당기며 척추를 바르게 하고 선다(사마스티티히).

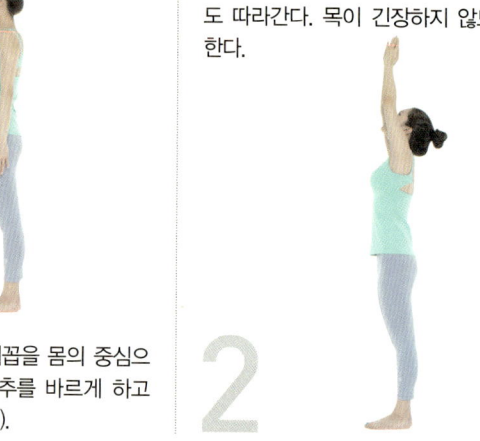

호흡을 마시며 팔을 위로 뻗고 시선도 따라간다. 목이 긴장하지 않도록 한다.

2

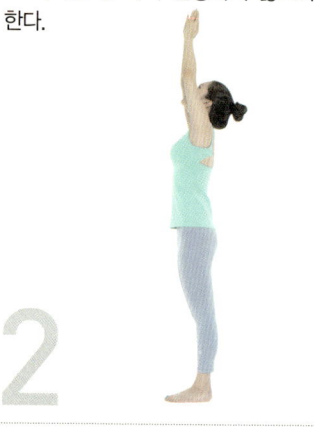

3

호흡을 내쉬며 상체를 앞으로 숙여 가슴이 무릎 가까이 닿도록 한다.

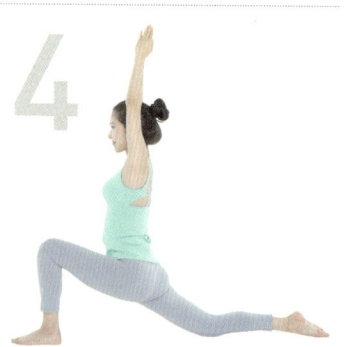

4

호흡을 마시며 오른 다리를 뒤로 뻗고 왼 다리는 직각으로 굽히고 머리 위로 합장한다. 시선은 정면을 바라본다.

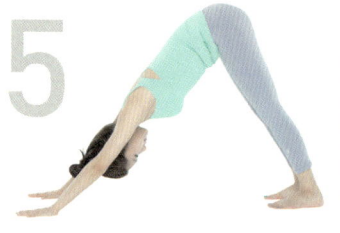

호흡을 내쉬며 두 발을 모으고 몸을 삼각형 모양을 만든다. 몸을 앞뒤로 길게 늘려준다.

5

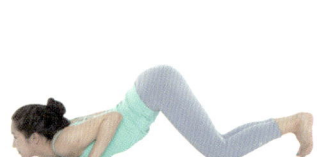

6

호흡을 마시고 내쉬며 무릎과 가슴이 바닥에 닿게 한다.

CHAPTER 1
기본자세_수리야나마스까라

수리야나마스까라(태양경배자세)는 호흡과 함께 음양적인 동작을 조화시켜 빠른 시간에 몸을 완벽하게 풀어주는 동작이다.

7
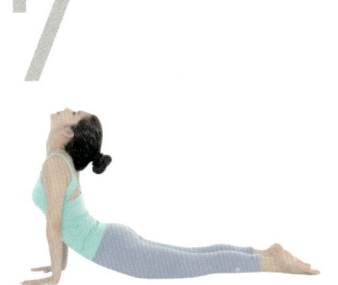
호흡을 마시며 엉덩이를 바닥으로 내린다. 두 다리를 붙이고 발가락을 뒤로 쭉 편다. 어깨는 내리고 목을 젖혀 시선은 뒤를 바라본다.

8
호흡을 내쉬며 두 발을 모으고 몸을 삼각형 모양을 만든다. 몸을 앞뒤로 길게 늘려준다.
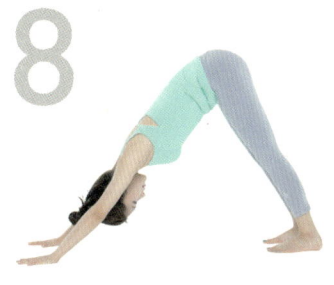

9
호흡을 마시며 오른 다리를 앞으로 당겨 직각으로 만들고 머리위로 합장한다.

10
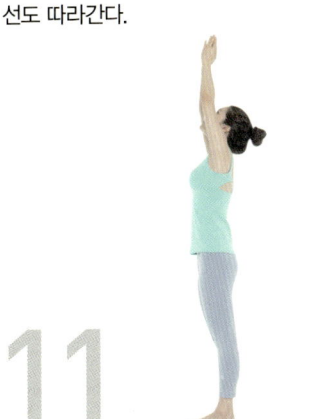
호흡을 내쉬며 상체가 무릎과 가까워지도록 한다.

11
호흡을 마시며 팔을 위로 뻗으며 시선도 따라간다.
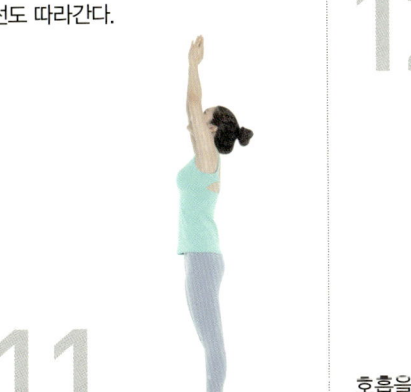

12
호흡을 내쉬며 바르게 서서 이완한다.

- 이상이 수리야나마스까라 한 세트이며 6번 반복한다.

하타요가 수리야나마스카라

　태양예배자세(수리야나마스카라, Surya Namaskar)는 아사나를 하기 위한 준비자세로 몸 전체를 부드럽게 마사지해준다. 12가지 자세로 연속되는 이 동작들은 매우 훌륭한 자세다. 각각의 자세는 바로 앞의 자세와 짝을 이뤄 몸의 균형을 잡아주며 가슴은 팽창 수축되어 호흡을 부드럽게 한다. 매일 규칙적으로 수행함으로써 척추를 바로 세워주고 관절과 인대에 탄력을 주며 허리를 유연하게 만들어준다. 그 외에 수리야나마스카라A와 B가 있는데 A는 9가지 동작으로 이루어져 있고, B는 17동작으로 이루어져 있다. 수리야나마스카라A와 B는 아쉬탕가요가, 빈야사요가에서 몸풀기 동작으로 이용한다.

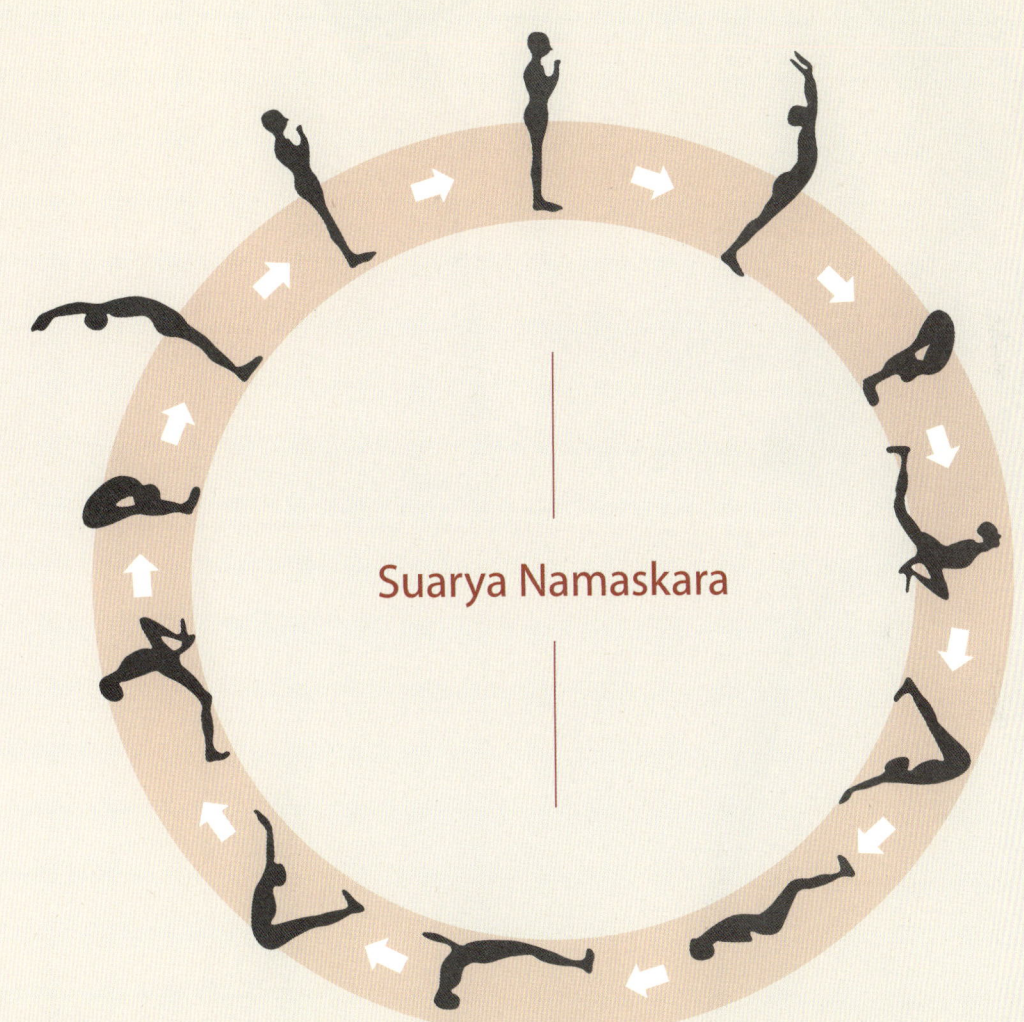

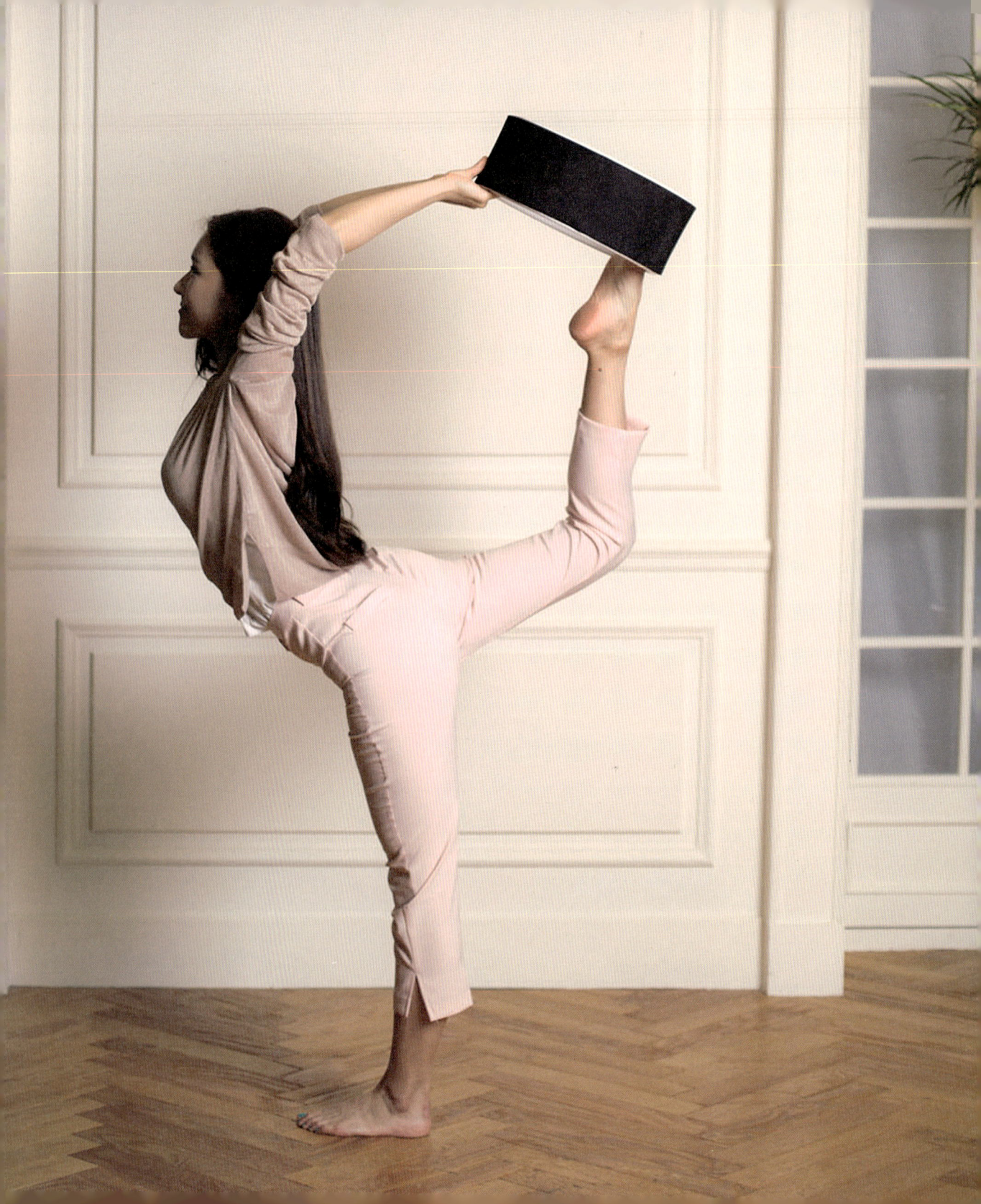

CHAPTER 2
15분 써클요가

15분 스트레칭 써클요가

15분 이지 써클요가

15분 다이어트 써클요가

15분 밸런스 써클요가

15분 파워 써클요가

CHAPTER 2
15분 써클요가
스트레칭

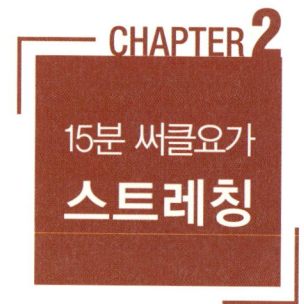

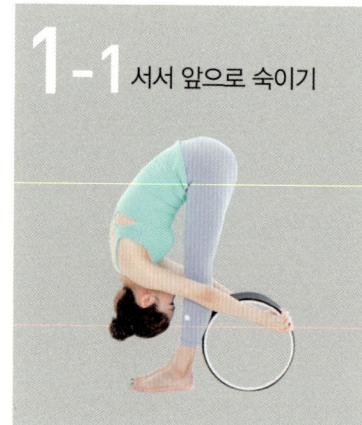

1-1 서서 앞으로 숙이기

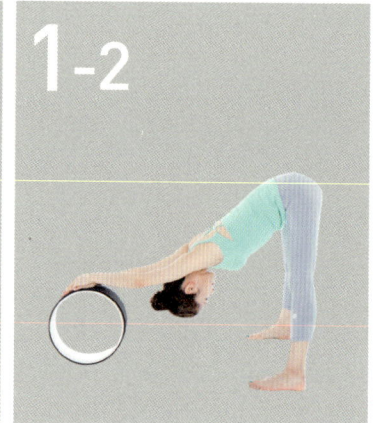

1-2

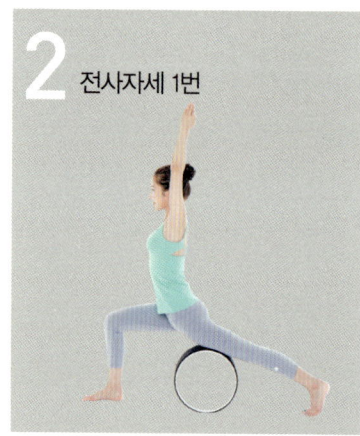

2 전사자세 1번

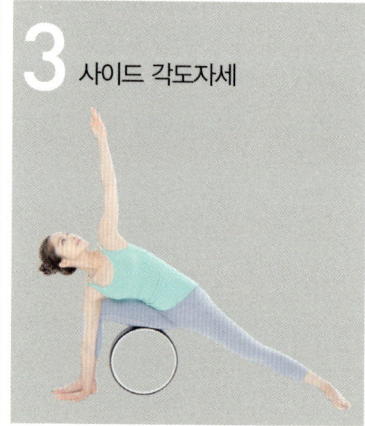

3 사이드 각도자세

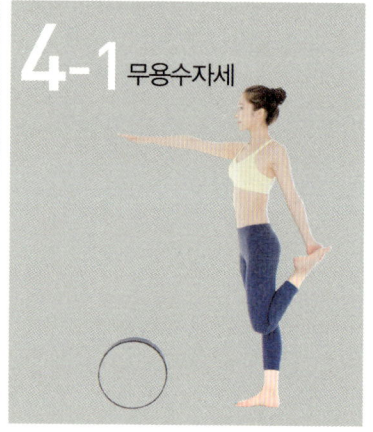

4-1 무용수자세

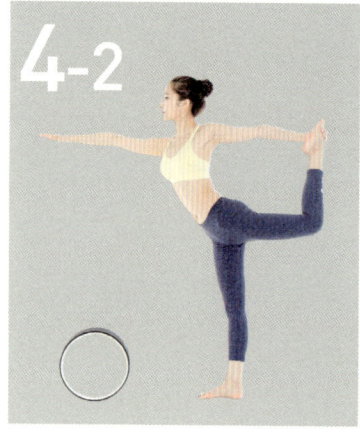

4-2

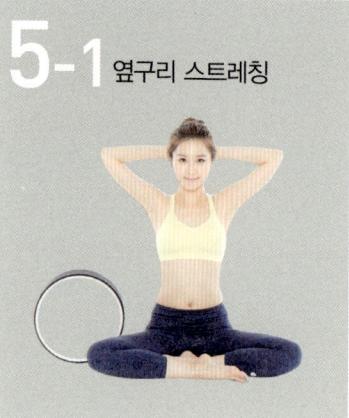

5-1 옆구리 스트레칭

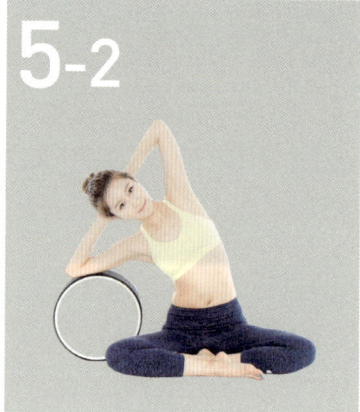

5-2

CHAPTER 2

15분 써클요가_**스트레칭**

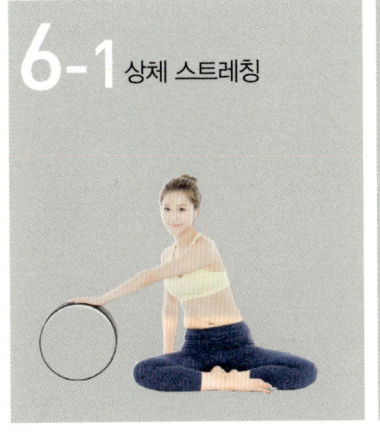

6-1 상체 스트레칭

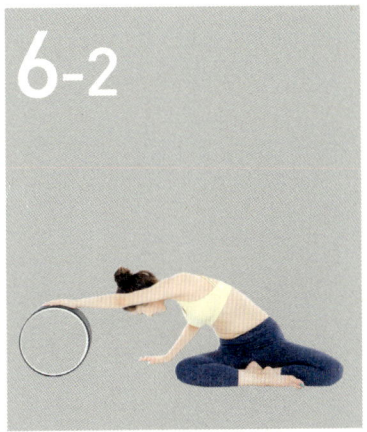

6-2

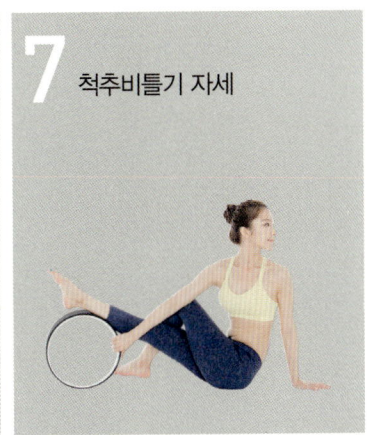

7 척추비틀기 자세

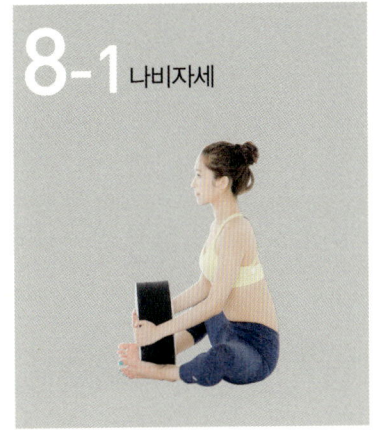

8-1 나비자세

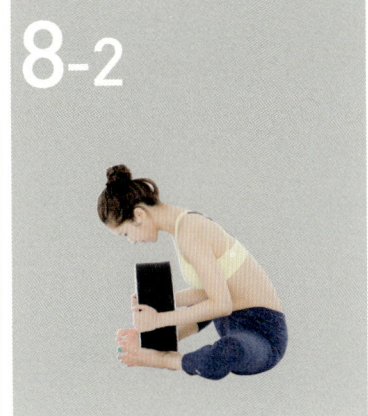

8-2

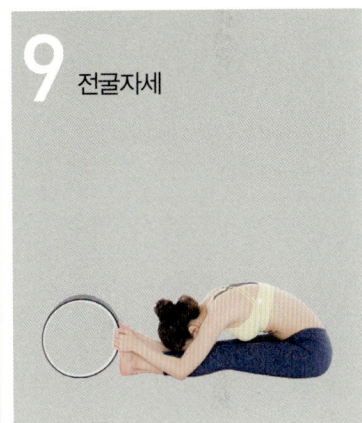

9 전굴자세

써클을 이용해 평소보다 쉽고 재 있게 스트레칭을 할 수 있다. 관절을 유연하게 하며 혈액 순환을 도와 젊음을 유지할 수 있다.(동작당 15~30초 유지)

1-1 **서서 앞으로 숙이기** 바르게 선 자세에서 써클을 다리 뒤에 둔다. 내쉬는 호흡에 상체를 숙여 배가 허벅지와 가까워지도록 하며 써클을 잡아 더욱 깊게 당겨준다.

1-2 내쉬는 호흡에 다리를 넓게 벌리고 써클을 앞으로 당겨와 상체를 앞으로 길게 늘려준다.

7 **척추비틀기 자세** 다리를 앞으로 펴고 앉은 자세에서 오른 다리를 써클 위로 얹는다. 왼 무릎을 접어 오른 다리 바깥쪽으로 넘겨주며 상체는 왼쪽으로 돌려 오른손으로 써클을 잡고 왼손은 뒤를 짚어 시선도 뒤를 바라본다. 써클을 잡은 팔꿈치로 무릎을 밀어 척추를 편 상태에서 상체가 비틀어지도록 한다. 복부를 매끈하게 해준다.

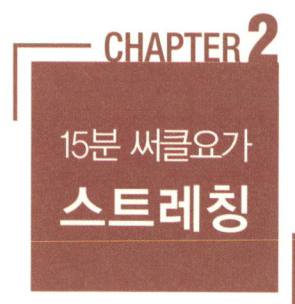

CHAPTER 2
15분 써클요가 스트레칭

10 사이드 플랭크

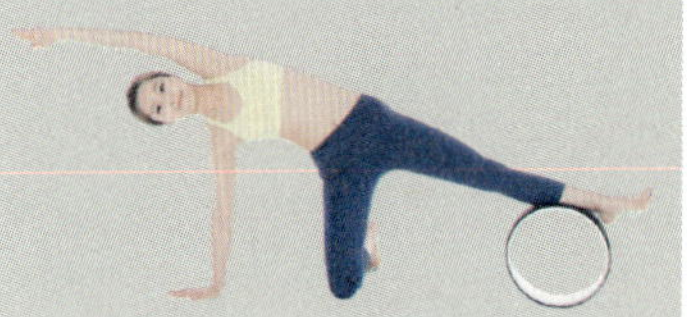

11-1 가슴열기

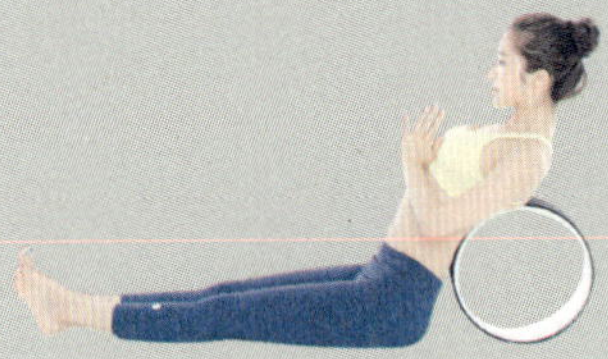

11-2

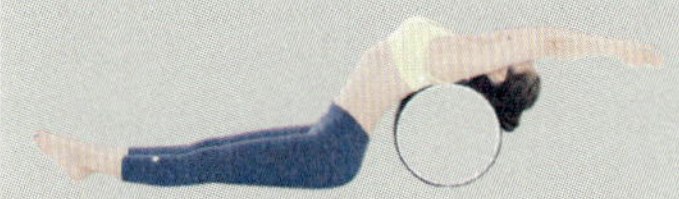

12 코브라자세

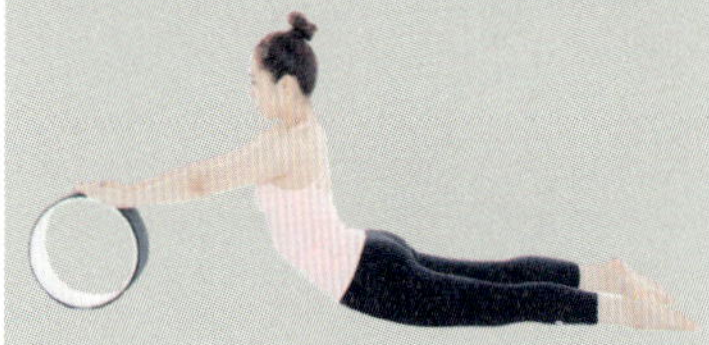

13-1 활자세

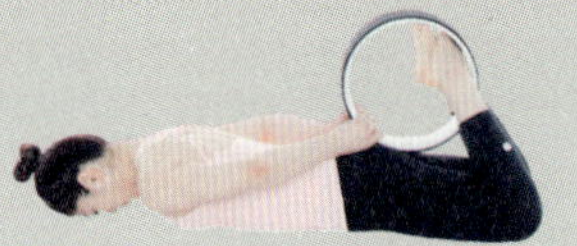

13-2

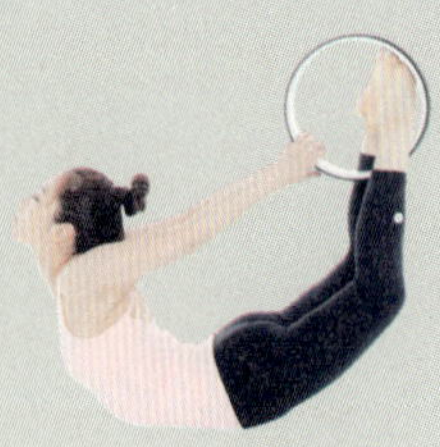

14-1 쟁기자세

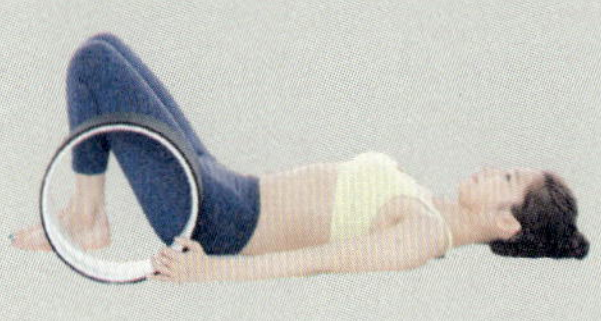

14-2

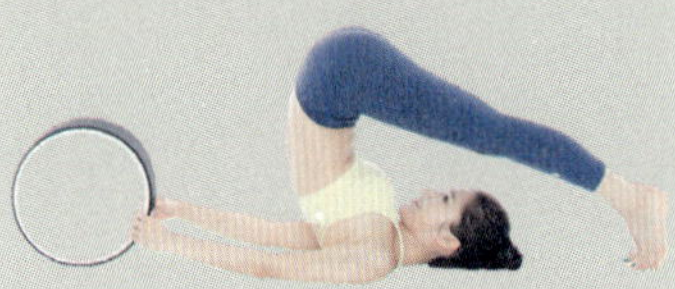

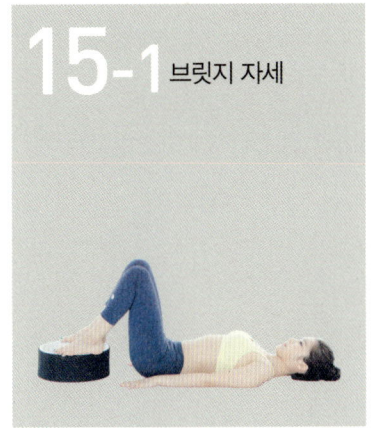
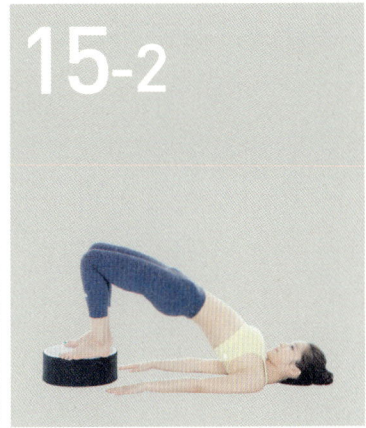
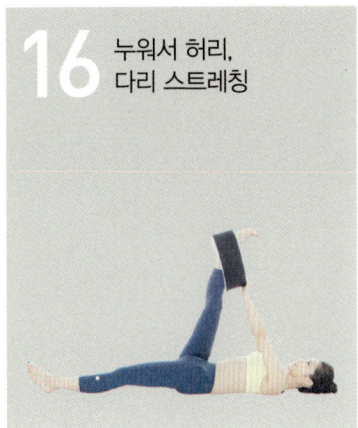

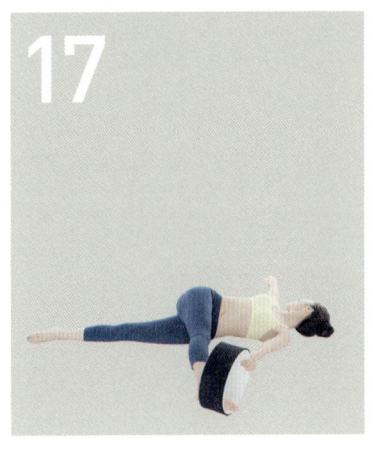
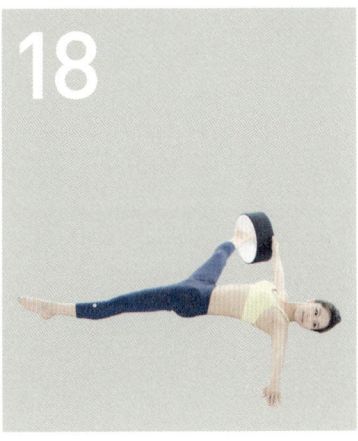

10　**사이드 플랭크** 오른손과 무릎으로 바닥을 짚고, 왼쪽 발목은 써클에 올려두고 왼손을 머리 위로 뻗어준다. 몸의 옆라인을 시원하게 스트레칭한다.

13-1, 13-2　**활자세** 엎드린 자세에서 써클을 발등으로 지탱하고 손으로 잡아준다. 호흡을 모두 내쉬고 마시는 호흡에 상체와 하체를 들어 팽팽한 활시위 모양으로 만든다. 이때 허리에 무리가 가지 않도록 엉덩이와 복부의 힘을 단단히 조이는 것이 중요하다. 허리와 엉덩이 근육을 발달시켜 준다.

14-1　**쟁기자세** 무릎을 접고 누운 자세에서 써클을 엉덩이 옆에 둔다.

14-2　다리를 머리 위로 뻗어 완전히 넘겨주고 써클을 등뒤로 잡아준다. 이 때 목이 강하게 눌리지 않도록 복부의 힘으로 엉덩이를 들어올린다.

CHAPTER 2

15분 써클요가
이 지

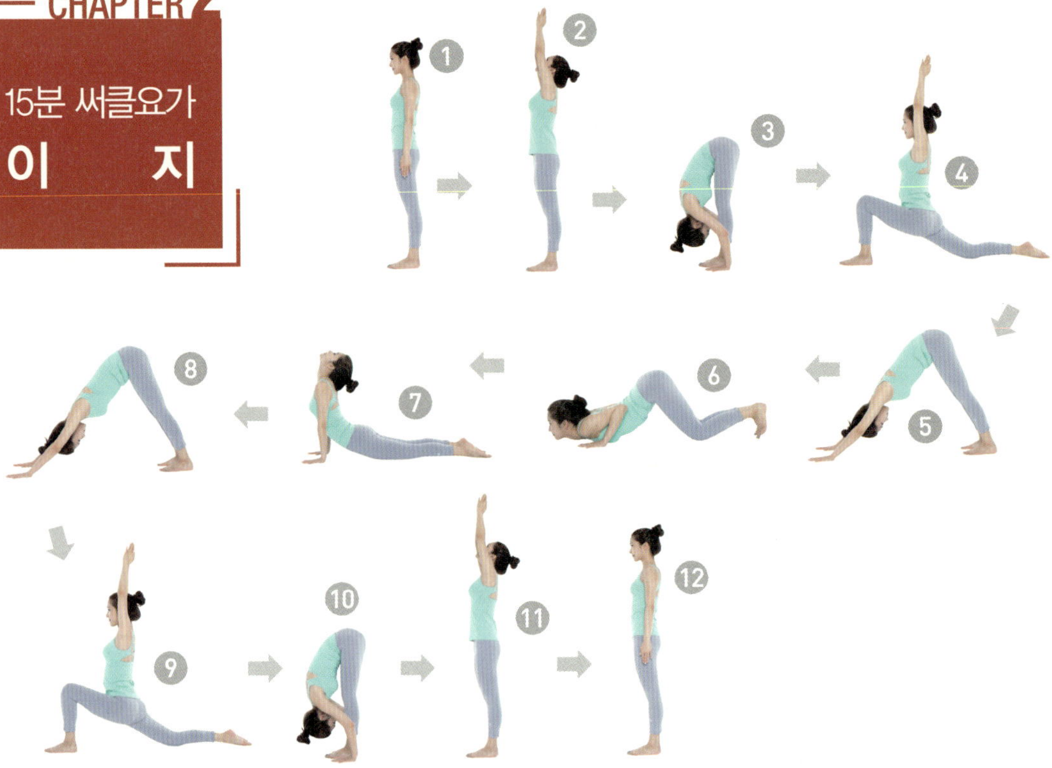

• 수리야나마스까라 한 세트(28~29p 참조)를 실시한 후 다음 동작에 들어간다.

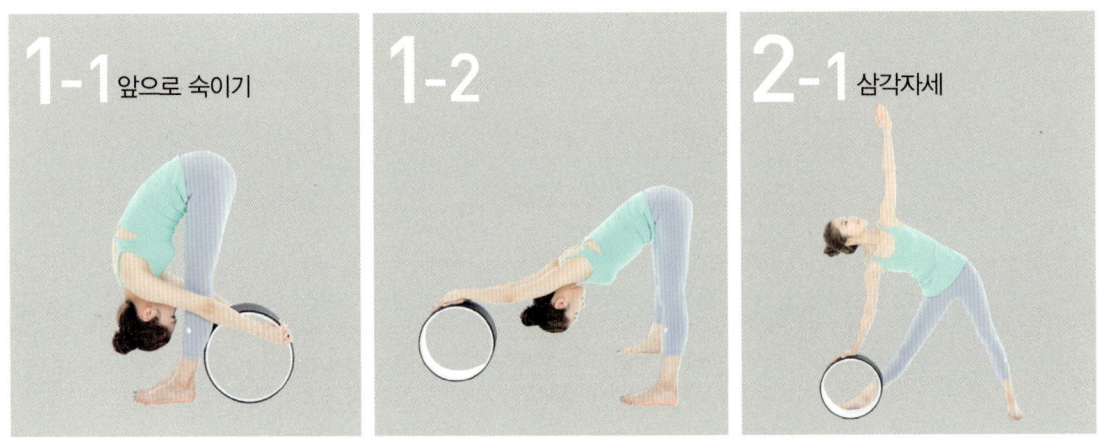

1-1 앞으로 숙이기

1-2

2-1 삼각자세

CHAPTER 2

15분 써클요가_이지

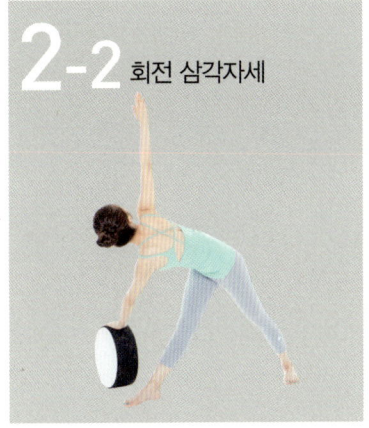

2-2 회전 삼각자세

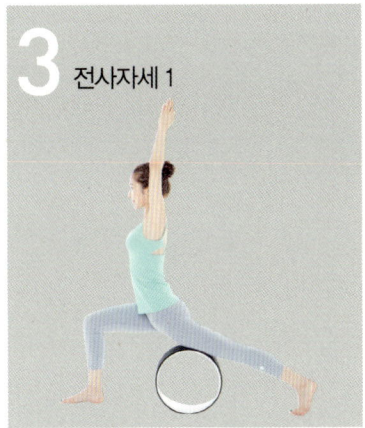

3 전사자세 1

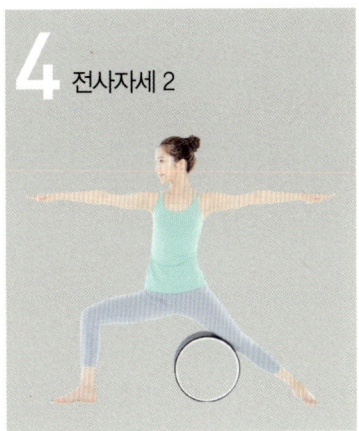

4 전사자세 2

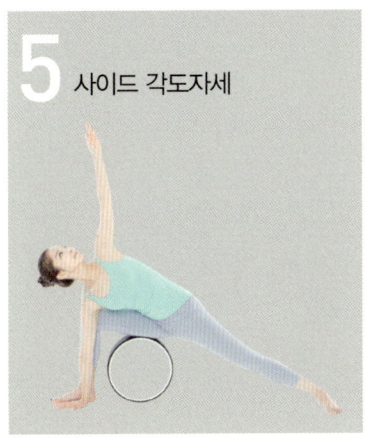

5 사이드 각도자세

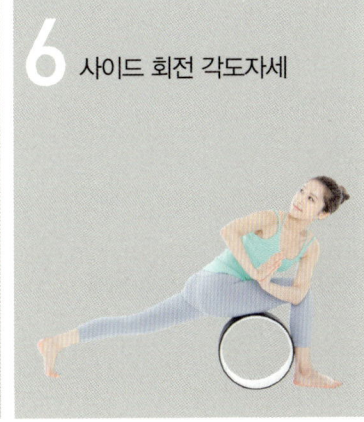

6 사이드 회전 각도자세

베이직 써클요가로 요가동작을 기초로 만들어진 시퀀스다. 평소에 이 정도의 시퀀스를 수련한다면 건강을 유지하는 데 충분히 도움이 된다. (동작당 15~30초 유지)

1-1 **앞으로 숙이기** 다리를 모으고 상체를 앞으로 숙인다음 종아리 뒤의 써클을 잡아 더욱 깊이 내려간다.

3 **전사자세 1** 써클을 뒤쪽에 두고 바르게 선 자세에서 왼쪽다리를 뒤로 멀리 뻗어 써클 위에 위치한다. 내쉬는 호흡에 양 팔을 위로 뻗고 오른쪽 무릎을 굽혀 직각을 만들어준다.

4 **전사자세 2** 전사자세 1번에서 왼발을 정면을 향해 돌리고 팔을 양 옆으로 뻗고 시선은 오른쪽을 바라본다. 상체와 골반은 정면을 바라보도록 정렬한다. 척추와 골반의 균형을 맞춰준다. 반대편으로 전사자세 1번과 2번을 실시한다.

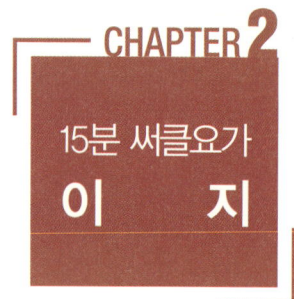

CHAPTER 2

15분 써클요가
이 지

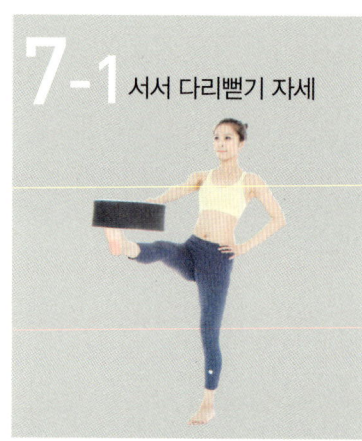

7-1 서서 다리뻗기 자세

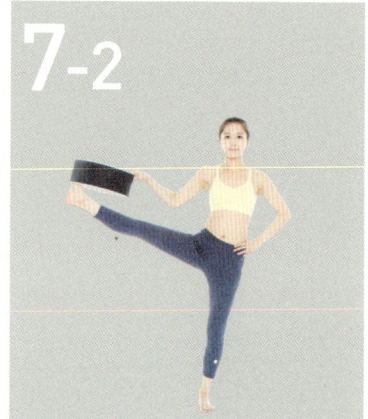

7-2

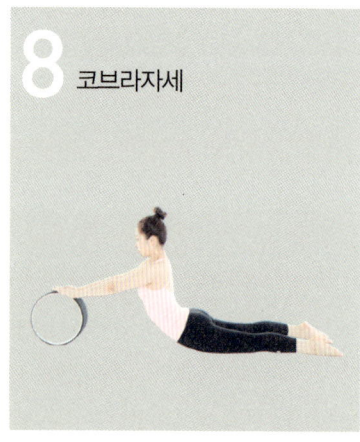

8 코브라자세

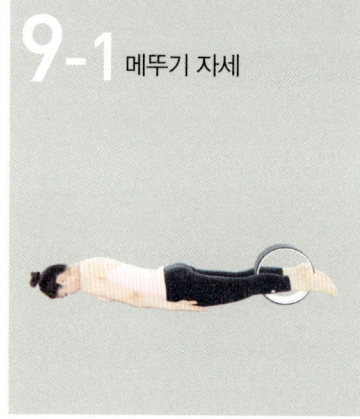

9-1 메뚜기 자세

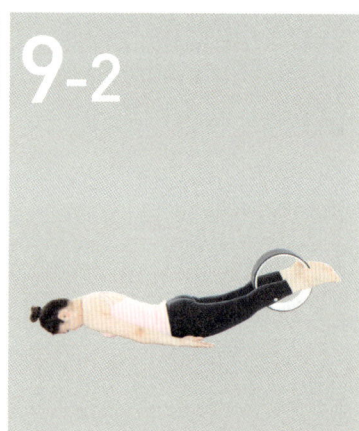

9-2

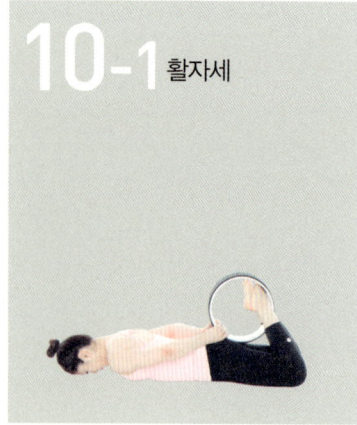

10-1 활자세

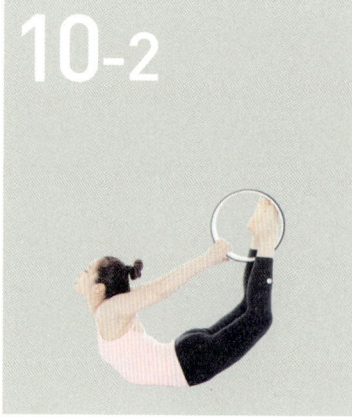

10-2

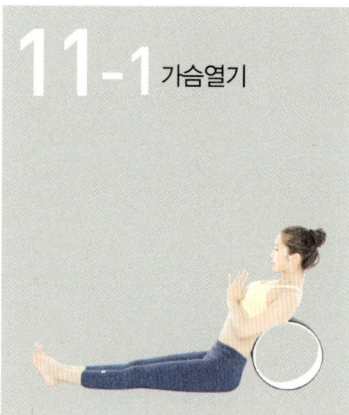

11-1 가슴열기

CHAPTER **2**

15분 써클요가_**이지**

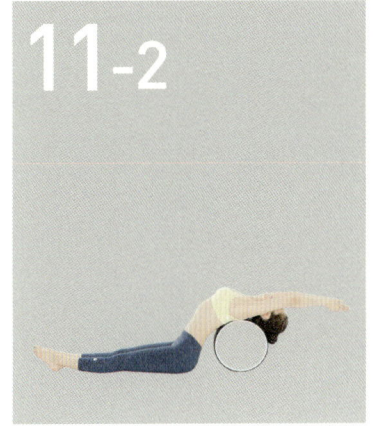

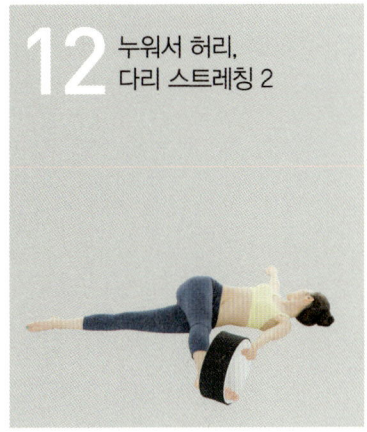 12 누워서 허리, 다리 스트레칭 2

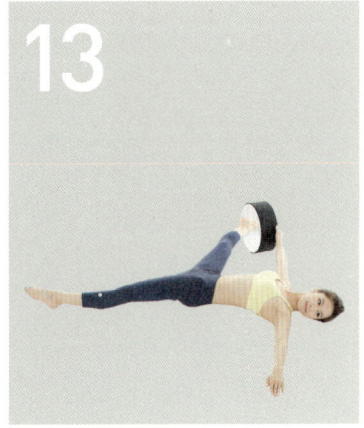

7-1 **서서 다리뻗기 자세** 선 자세에서 오른발에 써클을 걸고 앞으로 뻗어준다.

7-2 5번 호흡 후 천천히 오른쪽으로 완전히 돌려준다. 무게 중심이 흔들리지 않도록 주의한다. 주의력을 길러주고 발의 아치 모양을 살려준다.

8 **코브라자세** 엎드린 자세에서 어깨 옆에 손을 짚고 마시는 호흡에 천천히 상체를 일으킨다. 써클을 잡고 허리가 꺾이지 않도록 주의하며 상체를 더 일으켜본다. 이 때 발끝을 멀리 밀며 허벅지와 엉덩이를 강하게 조여준다.

10-1 **활자세** 엎드린 자세에서 써클을 발등으로 지탱하고 손으로 잡아준다.

10-2 호흡을 모두 내쉬고 마시는 호흡에 상체와 하체를 들어 팽팽한 활시위 모양으로 만든다. 이때 허리에 무리가 가지 않도록 엉덩이와 복부의 힘을 단단히 조이는 것이 중요하다. 허리와 엉덩이 근육을 발달시켜 준다.

12 **누워서 허리, 다리 스트레칭 2** 오른쪽 다리에 써클을 걸어 왼쪽으로 보내주고 시선은 반대편을 바라본다.

13 써클을 건 다리를 그대로 반대편으로 보내 반대 손으로 잡고 다리를 스트레칭 한다.

CHAPTER 2
15분 써클요가 다이어트

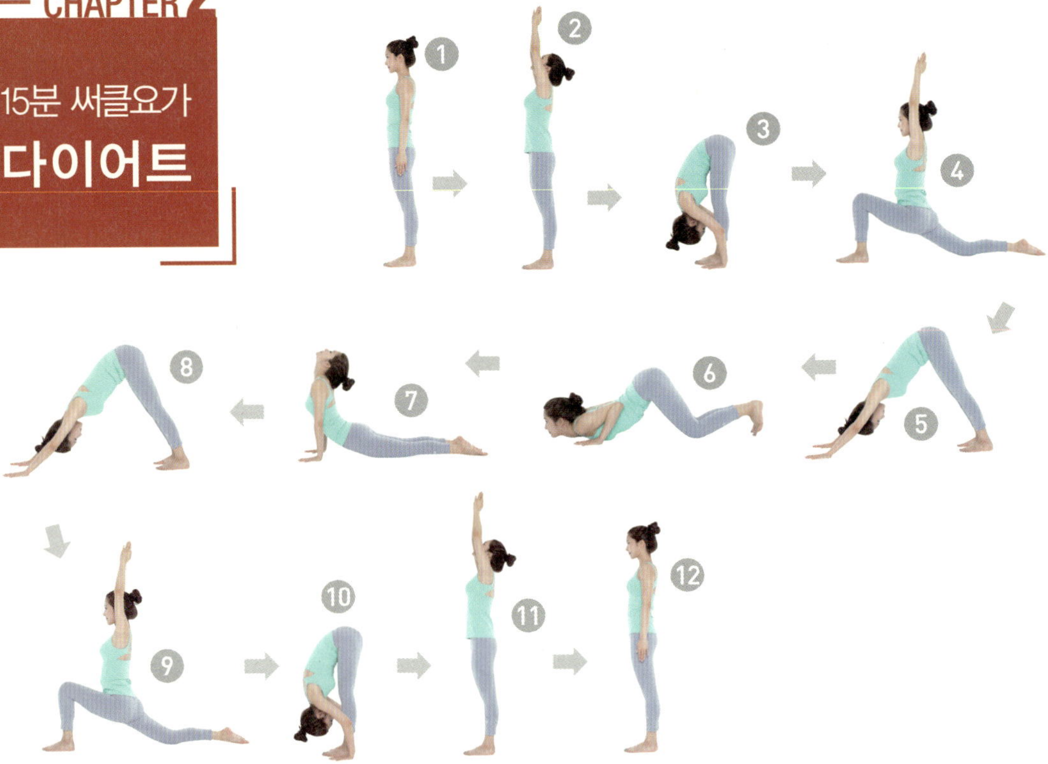

- 수리야나마스까라 한 세트(28~29p 참조)이며 이를 2번 반복하고 다음 동작을 실시한다.

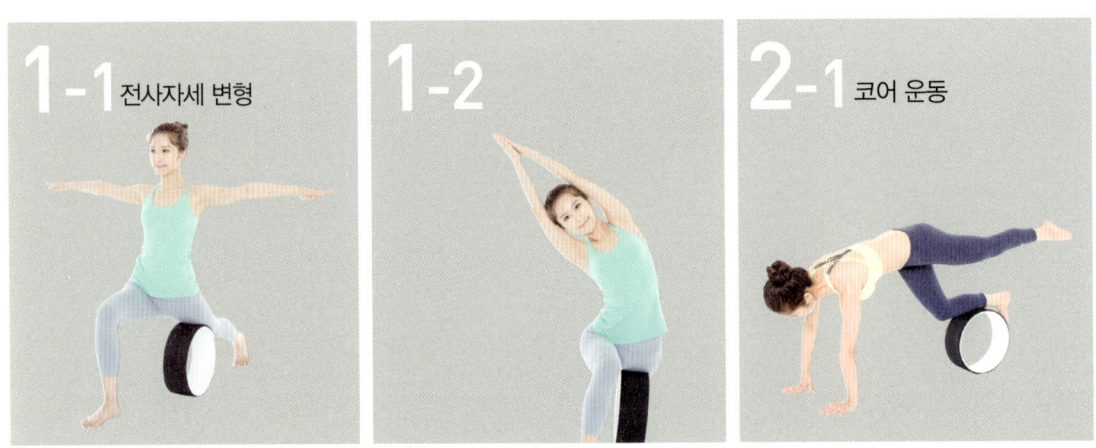

1-1 전사자세 변형

1-2

2-1 코어 운동

CHAPTER **2**

15분 써클요가_**다이어트**

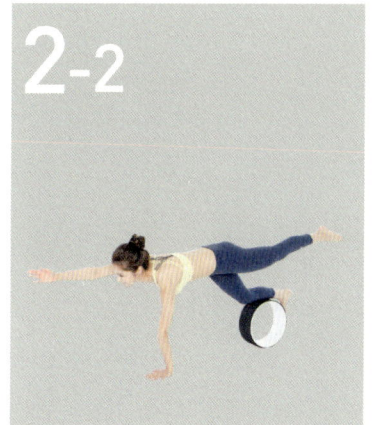

2-2

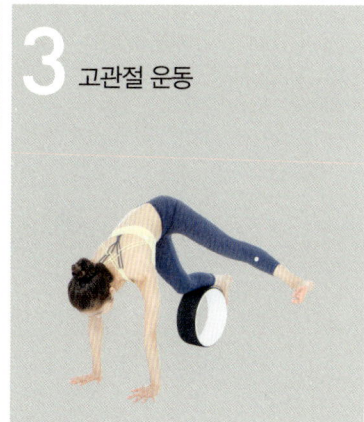

3 고관절 운동

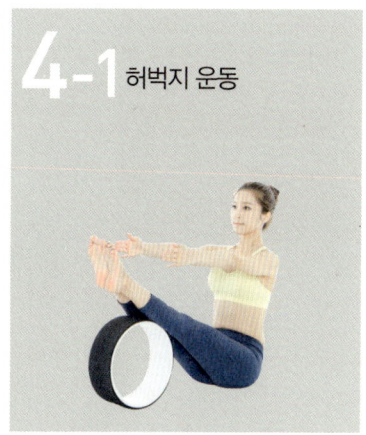

4-1 허벅지 운동

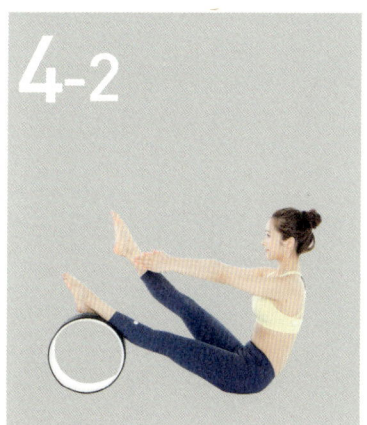

4-2

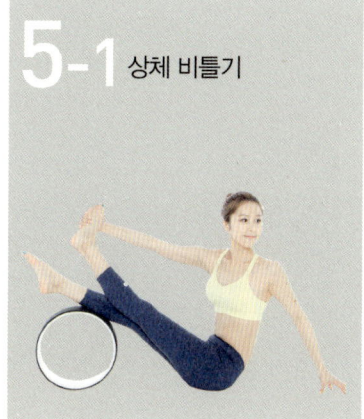

5-1 상체 비틀기

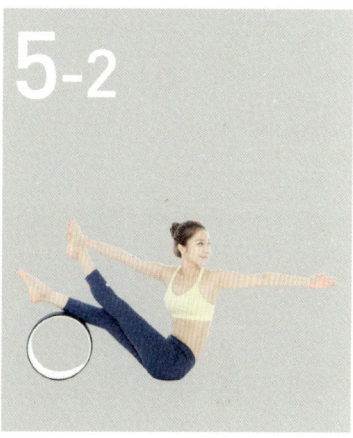

5-2

짧은 시간 안에 1시간의 다이어트 운동 효과를 볼 수 있는 시퀀스. 섹시백, 11자 복근, 애플 힙을 만드는 데 중점을 뒀다. 좀 더 강한 효과를 원하면 횟수를 늘리거나 셋트를 늘리는 방법이 있다. (동작당 15~30초 유지)

1-1 **전사자세 1** 써클을 뒤쪽에 두고 바르게 선 자세에서 왼쪽 다리를 뒤로 멀리 뻗어 써클 위에 위치한다. 내쉬는 호흡에 양 팔을 옆으로 뻗고 오른쪽 무릎을 굽혀 직각을 만들어준다.

1-2 마시는 호흡에 양손을 머리 위로 모으고 내쉬는 호흡에 오른쪽으로 천천히 젖혀 준다. 옆구리 스트레칭과 강화의 효과가 있다.

4-1 **허벅지 운동** 써클 위에 종아리를 올린 다음 내쉬는 호흡에 오른쪽 다리를 위로 들어 올린다.

4-2 양쪽 다리 번갈아가며 빠르게 50회 실시한다. 우리 몸에서 큰 근육인 햄스트링을 자극해 몸의 열감을 높여준다.

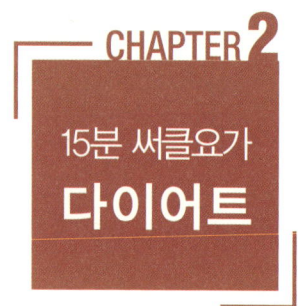

CHAPTER 2
15분 써클요가 다이어트

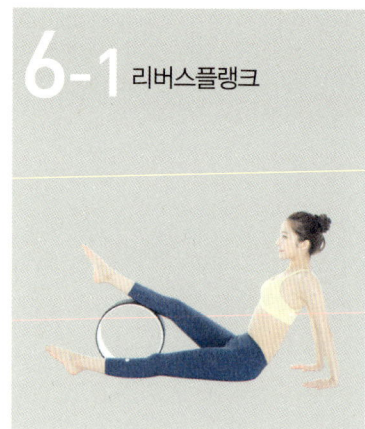

6-1 리버스플랭크

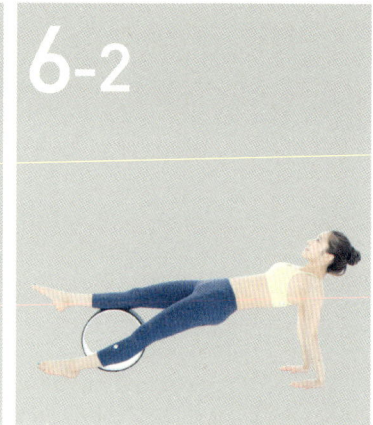

6-2

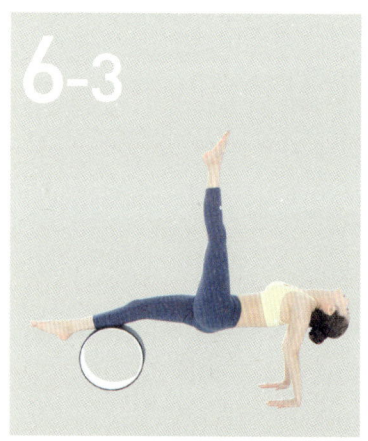

6-3

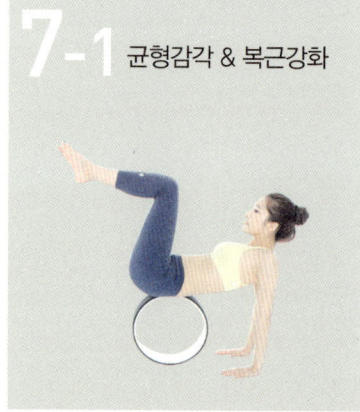

7-1 균형감각 & 복근강화

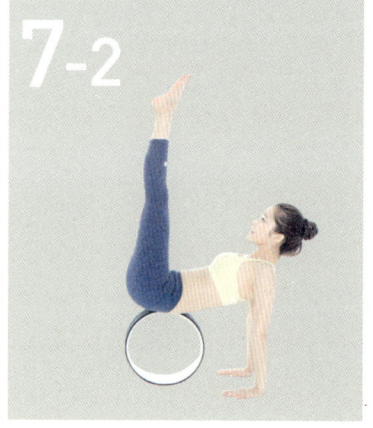

7-2

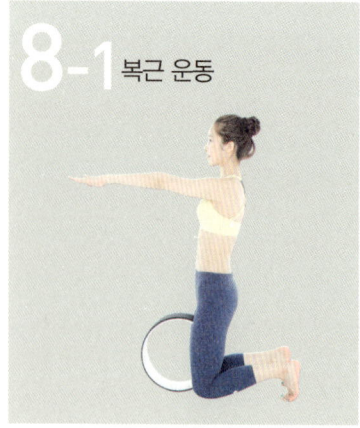

8-1 복근 운동

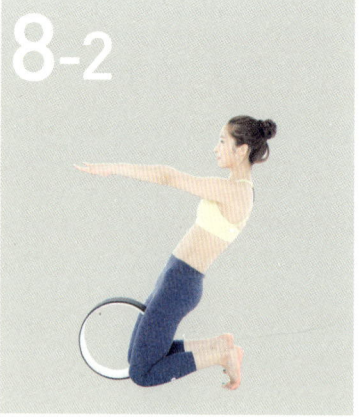

8-2

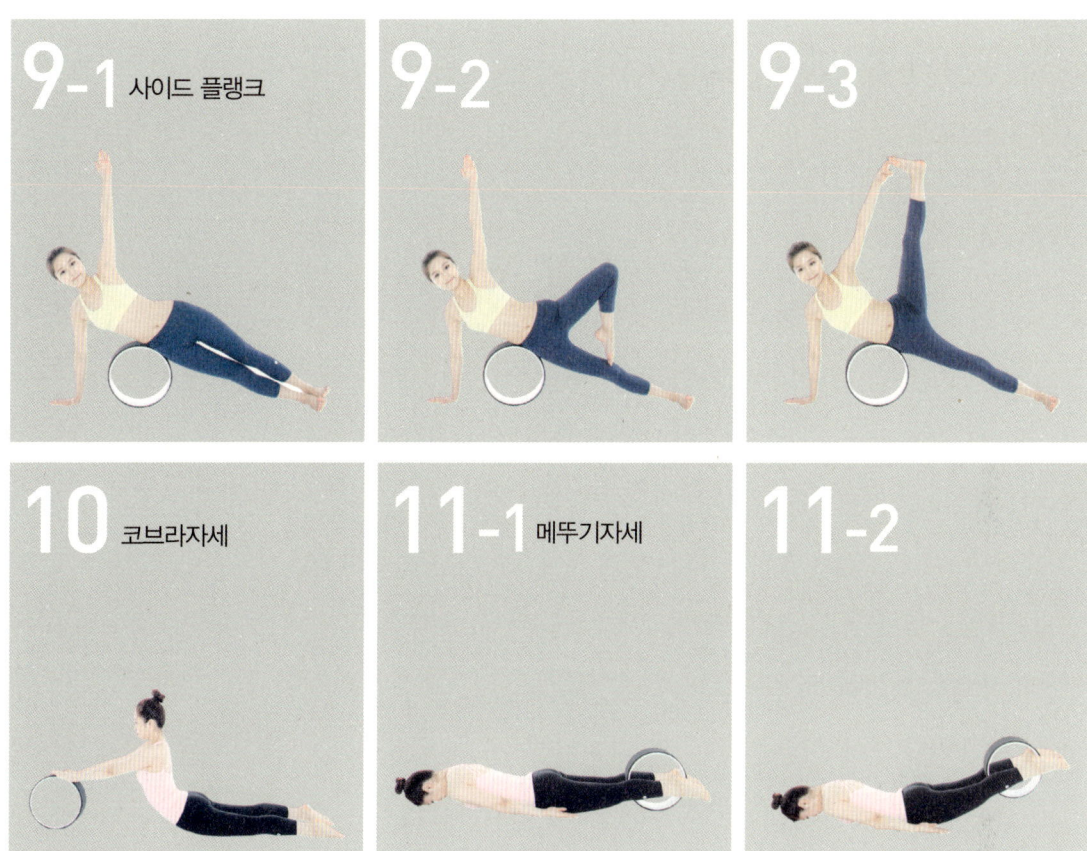

6-1, 6-2 **리버스플랭크** 두 손을 등 뒤로 짚고 오른쪽 다리를 써클 위에 올린다음 내쉬는 호흡에 엉덩이를 들어 몸이 일직선이 되도록 한다. 어깨근력을 늘려주고 몸의 앞면을 스트레칭 할 수 있다.

6-3 숙련자는 왼쪽 다리를 천장 쪽으로 뻗어 균형감각을 늘릴 수 있다.

7-1, 7-2 **균형감각 & 복근강화** 천골 아래에 써클을 두고 손은 바닥을 짚은 다음 두 다리를 직각으로 들어올린다. 내쉬는 호흡에 천장 위로 뻗어준다. 써클 위에서 균형을 잡으며 속근육 강화의 효과를 볼 수 있다.

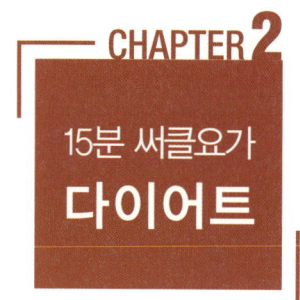

CHAPTER 2
15분 써클요가
다이어트

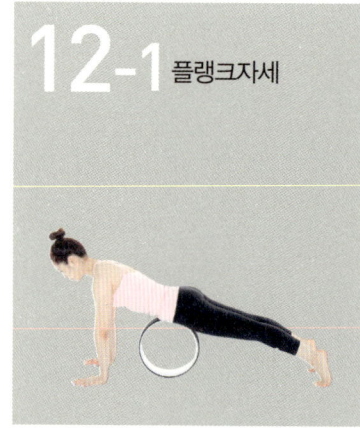

12-1 플랭크자세

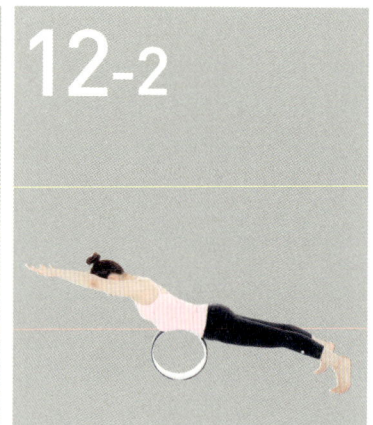

12-2

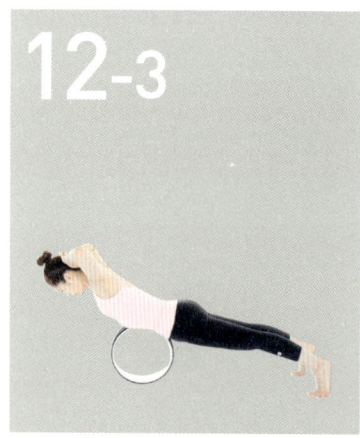

12-3

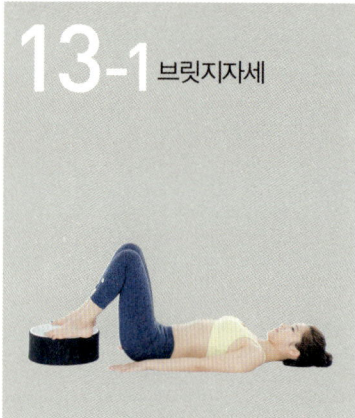

13-1 브릿지자세

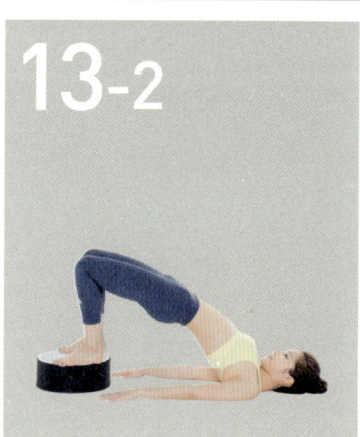

13-2

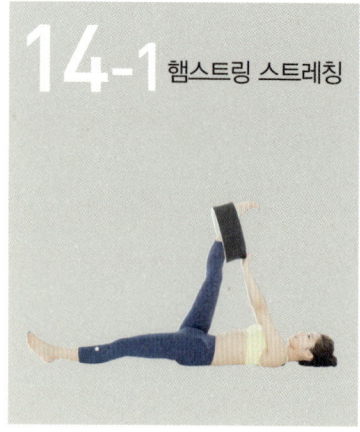

14-1 햄스트링 스트레칭

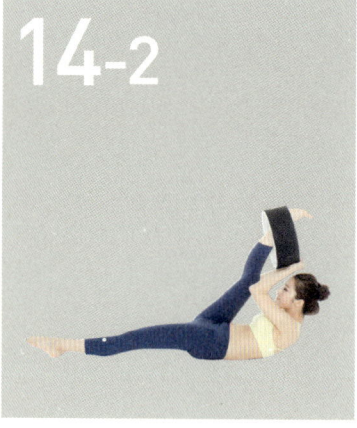

14-2

CHAPTER 2
15분 써클요가_**다이어트**

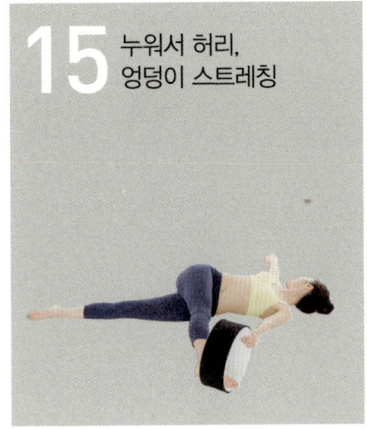

15 누워서 허리, 엉덩이 스트레칭

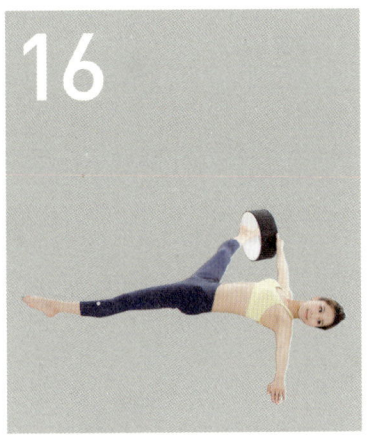

16

12-1 플랭크자세 전신운동과 특히 복근운동에 효과적인 플랭크 변형자세다. 써클을 배 아래에 두고 바닥을 짚는다.

12-2 다음 두 손을 머리 위로 길게 뻗어준다. 복부와 하체의 힘으로 버틴다.

12-3 숙련자는 머리 뒤에서 깍지를 낀다. 1분 유지 후 돌아온다.

13-1 브릿지자세 힙업에 효과적이다. 바닥에 누워 써클 위에 양 발을 올려둔다.

13-2 내쉬는 호흡에 엉덩이의 힘으로 엉덩이를 높게 들어올린다. 다리는 안쪽으로 조이고 엉덩이도 계속 조여준다. 1분 유지 후 돌아온다.

14-1 햄스트링 스트레칭 누운 자세에서 오른다리를 들어올려 써클을 걸어준다.

14-2 내쉬는 호흡에 다리를 몸 쪽으로 끌어당기고 머리와 가까워지도록 한다. 10호흡 유지 후 반대쪽도 반복한다.

15 누워서 허리, 엉덩이 스트레칭 오른쪽 다리에 써클을 걸어 왼쪽으로 보내주고 시선은 반대편을 바라본다. 척추를 시원하게 비틀어준다.

16 써클을 건 다리를 그대로 반대편으로 보내 허벅지 뒤쪽을 스트레칭 해준다.

CHAPTER 2
15분 써클요가
밸런스

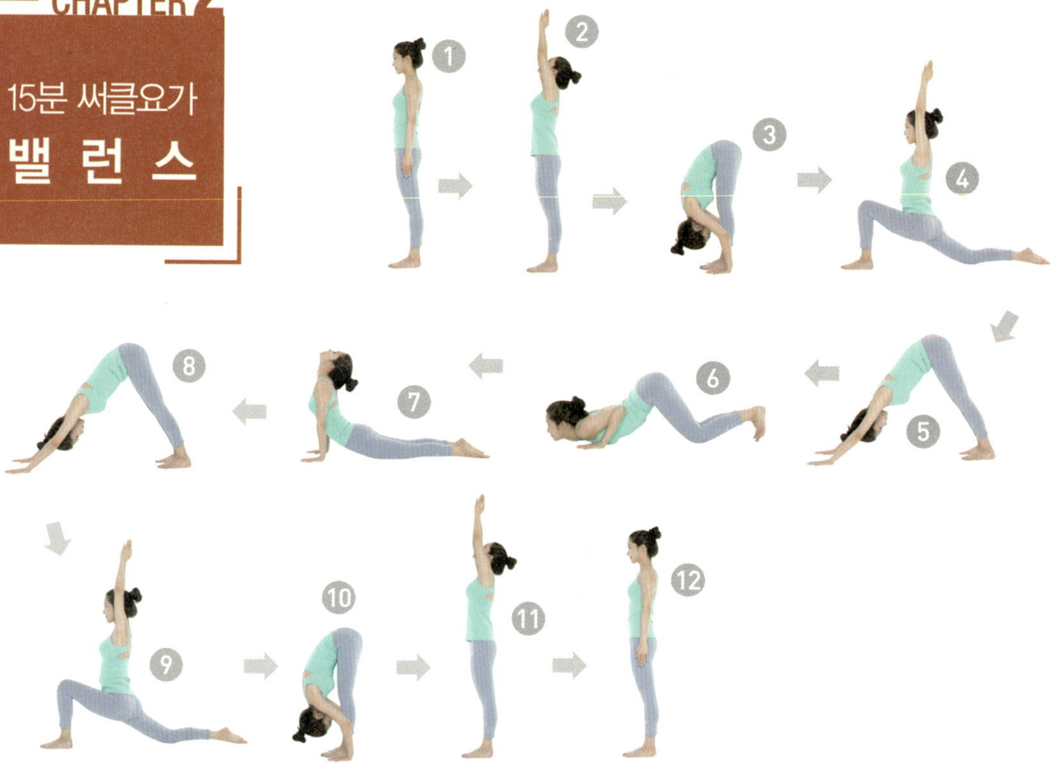

• 수리야나마스까라 한 세트(28~29p 참조)이며 이를 2번 반복하고 다음 동작을 실시한다.

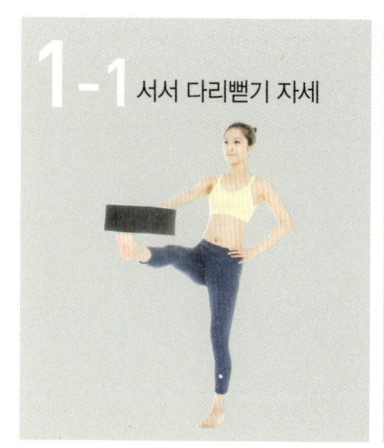

1-1 서서 다리뻗기 자세

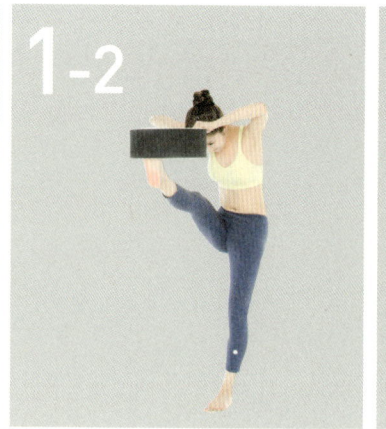

1-2

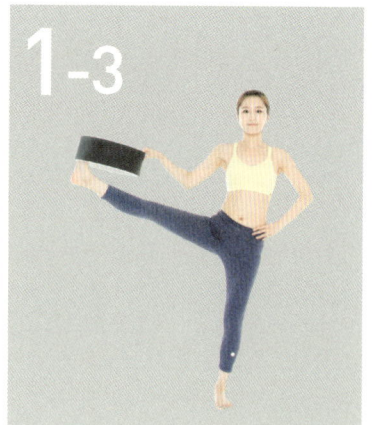

1-3

CHAPTER **2**

15분 써클요가_ **밸런스**

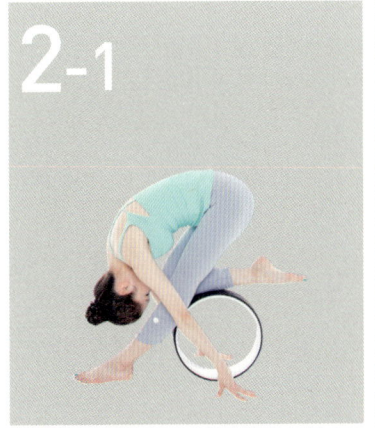

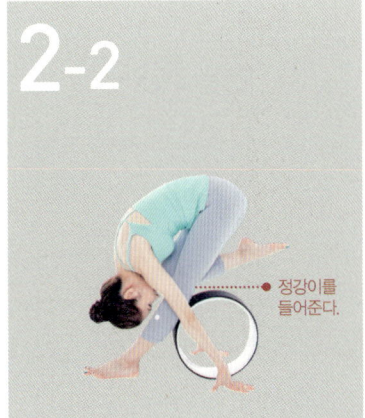

정강이를 들어준다.

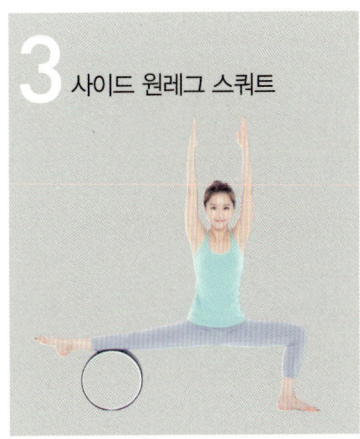

3 사이드 원레그 스쿼트

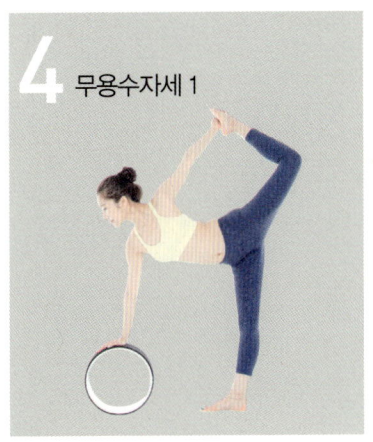

4 무용수자세 1

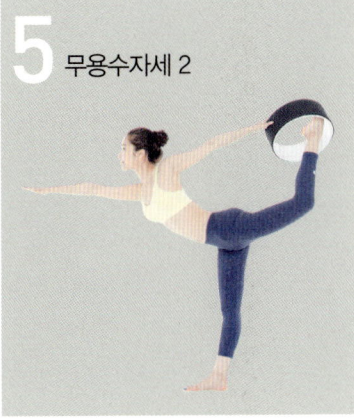

5 무용수자세 2

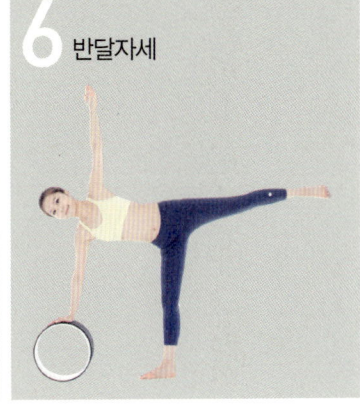

6 반달자세

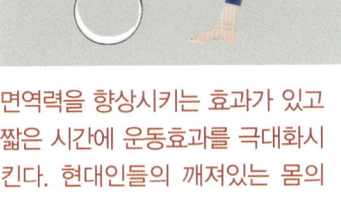

면역력을 향상시키는 효과가 있고 짧은 시간에 운동효과를 극대화시킨다. 현대인들의 깨져있는 몸의 중심을 찾아가는 시퀀스.

1–1 **서서 다리뻗기 자세** 선 자세에서 오른발에 써클을 걸고 앞으로 뻗어준다.

1–2 5번 호흡 후 양손으로 써클을 잡고 위로 끌어올려 써클과 이마가 닿도록 한다.

1–3 5번 호흡 후 천천히 오른쪽으로 완전히 돌려준다. 무게 중심이 흔들리지 않도록 주의한다. 주의력을 길러주고 발의 아치 모양을 살려준다.

3 **사이드 원레그 스쿼트** 두 손은 머리 위로 뻗고, 오른쪽 다리는 써클 위로 뻗어주고, 왼쪽 무릎을 직각으로 굽혀 내려간다.

5 **반달자세** 오른발 앞에 써클을 둔다. 오른손으로 써클을 짚고 내쉬는 호흡에 오른발로 중심을 싣고 왼 다리를 골반높이로 올려 몸이 일직선이 되도록 한다.

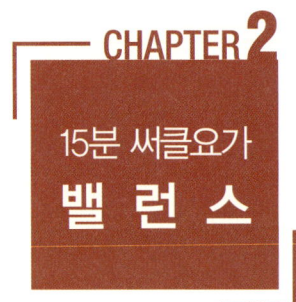

CHAPTER 2
15분 써클요가
밸런스

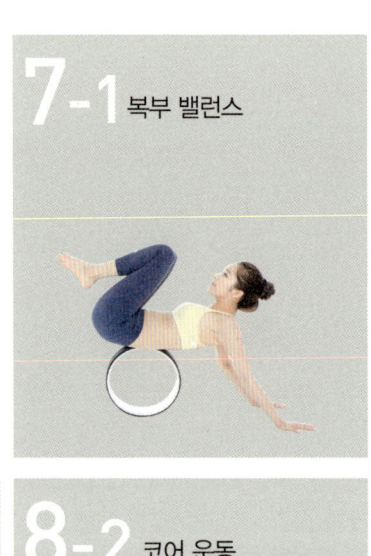

7-1 복부 밸런스

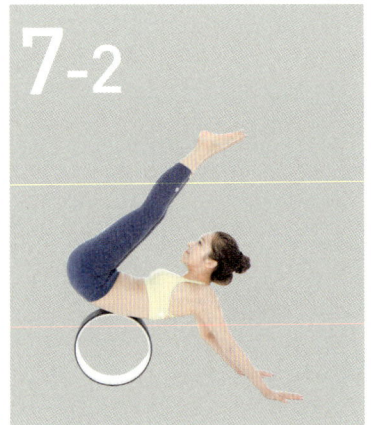

7-2

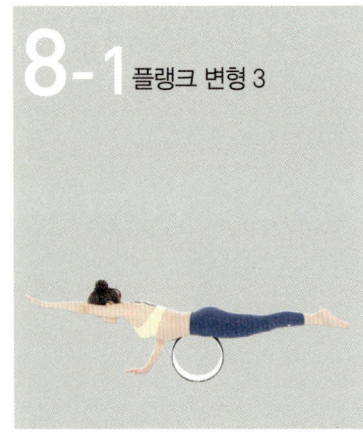

8-1 플랭크 변형 3

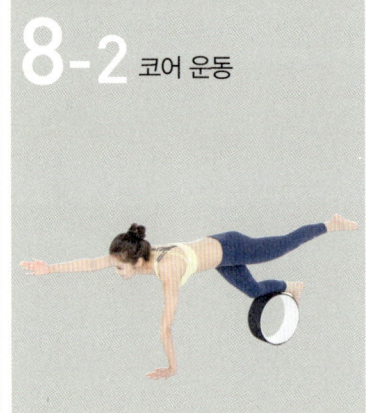

8-2 코어 운동

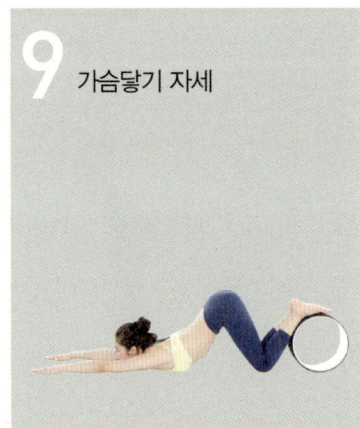

9 가슴닿기 자세

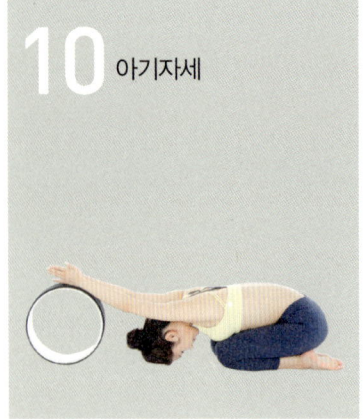

10 아기자세

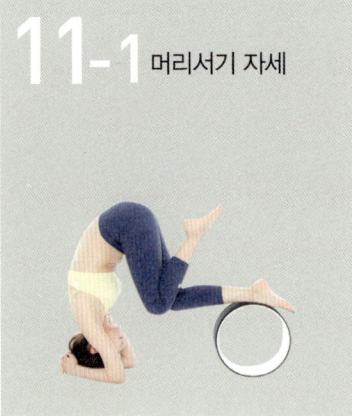

11-1 머리서기 자세

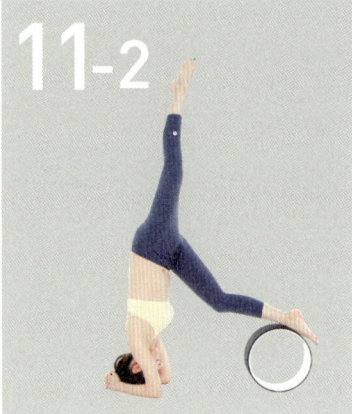

11-2

CHAPTER **2**

15분 써클요가_ **밸런스**

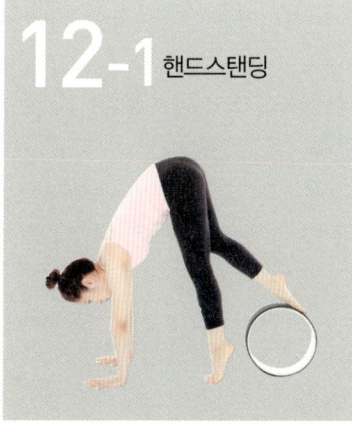

12-1 핸드스탠딩

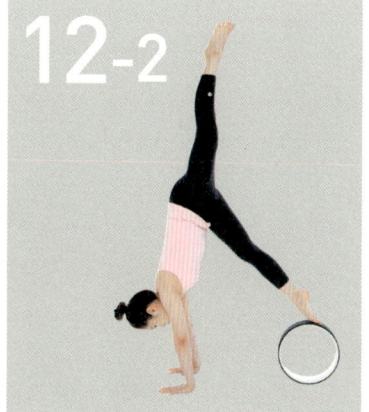

12-2

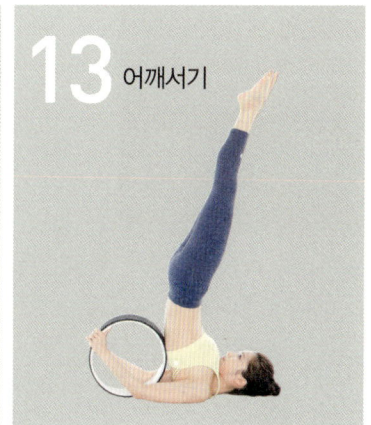

13 어깨서기

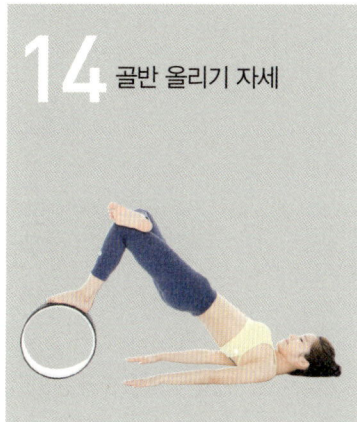

14 골반 올리기 자세

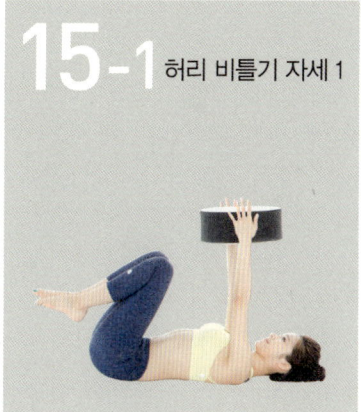

15-1 허리 비틀기 자세 1

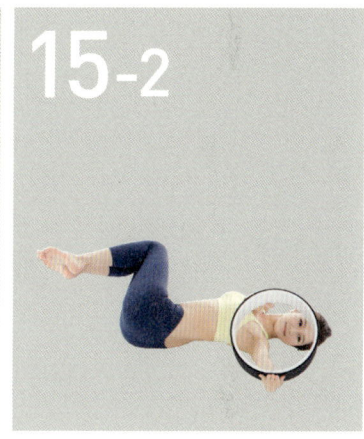

15-2

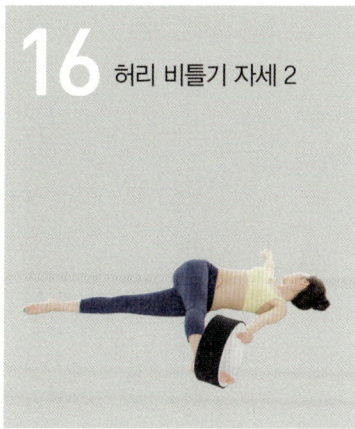

16 허리 비틀기 자세 2

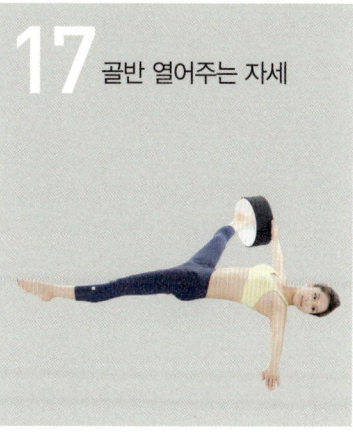

17 골반 열어주는 자세

11-1, 11-2 머리서기 자세 손 깍지를 껴 팔꿈치는 어깨넓이로 벌려 바닥에 지지한 다음 오른쪽 무릎을 접어 발등을 써클 위로 올린다. 팔꿈치가 벌어지지 않도록 한다. 손 깍지 사이로 정수리가 닿도록 한다. 왼쪽 다리를 천장 위로 뻗어준다. 천천히 돌아오며 반대쪽도 반복한다. 혈압이 높거나 디스크가 있으면 자제한다.

13 어깨서기 머리 위로 넘어간 다리를 하나씩 들어올려 천장 쪽으로 곧게 뻗어준다. 혈액순환에 매우 좋다.

CHAPTER 2
15분 써클요가
파 워

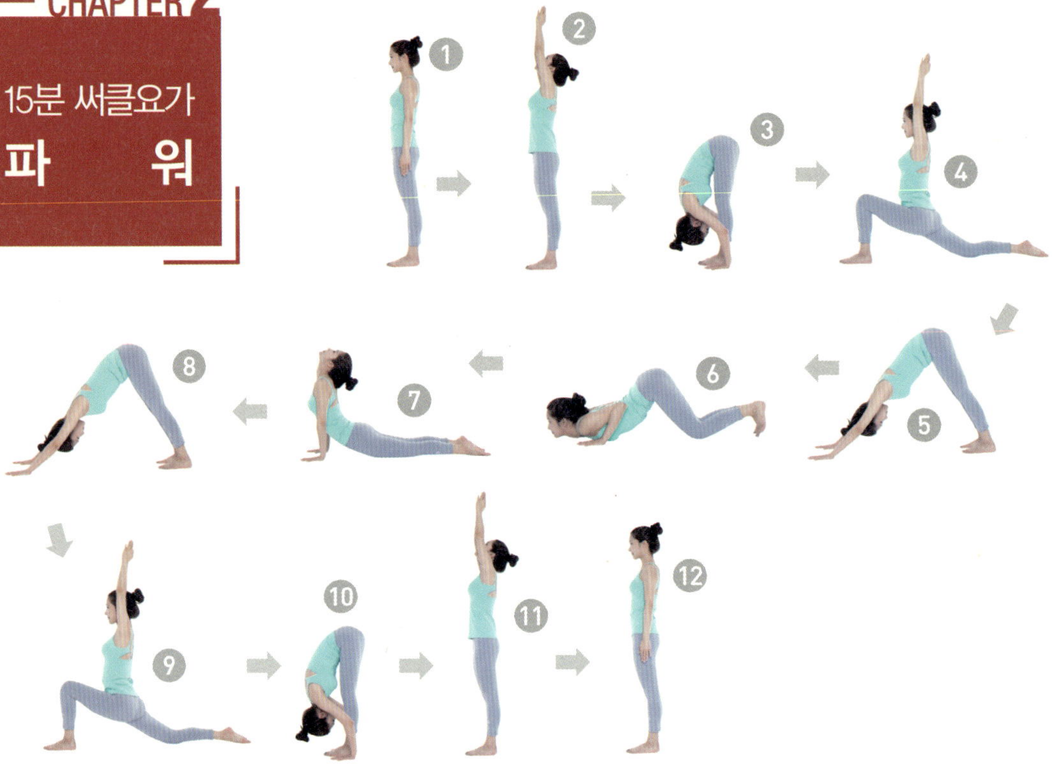

- 수리야나마스까라 한 세트(28~29p 참조)이며 이를 2번 반복하고 다음 동작을 실시한다.

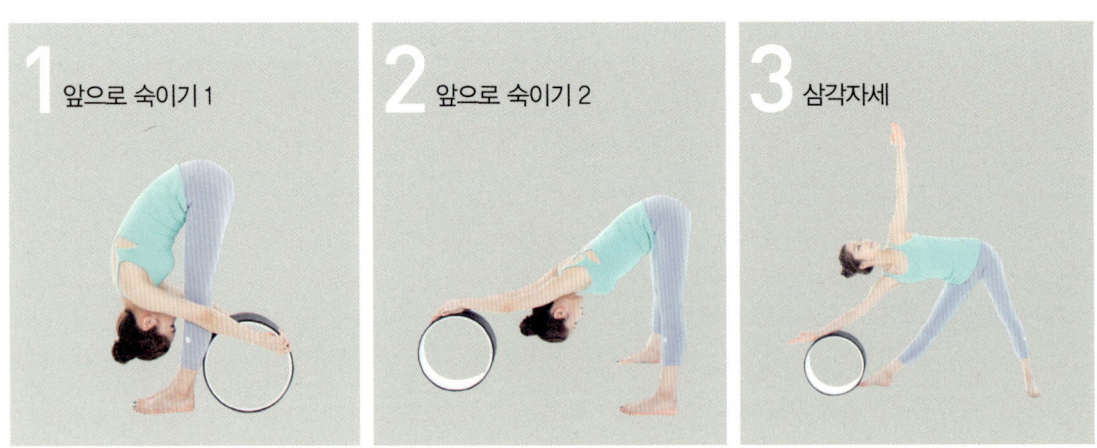

1 앞으로 숙이기 1

2 앞으로 숙이기 2

3 삼각자세

CHAPTER 2

15분 써클요가_ **파워**

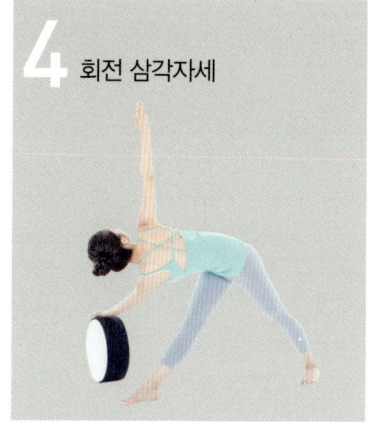
4 회전 삼각자세

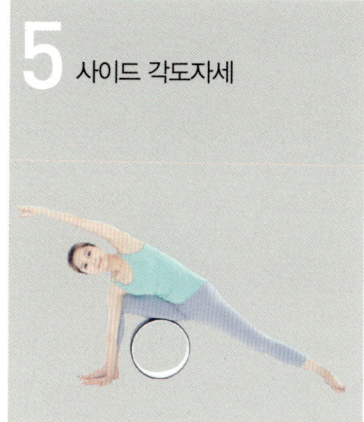
5 사이드 각도자세

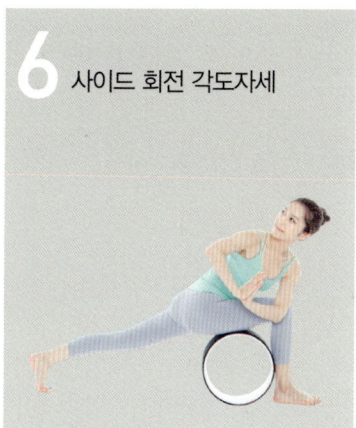
6 사이드 회전 각도자세

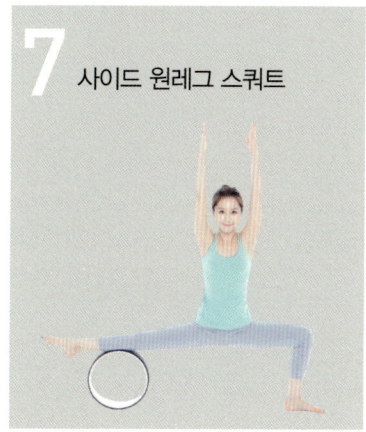
7 사이드 원레그 스쿼트

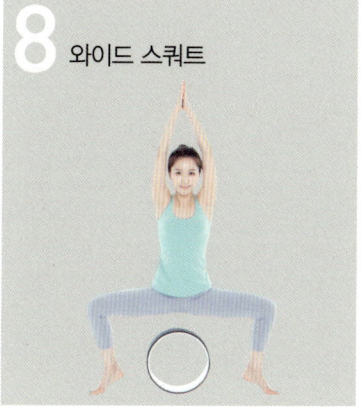
8 와이드 스쿼트

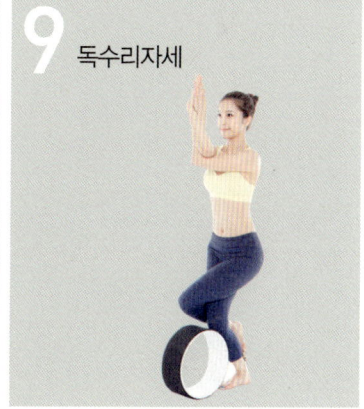
9 독수리자세

전체적인 근력 사용 위주의 운동법이며 유산소, 유연성을 보완해줄 수 있는 강화 운동 위주의 시퀀스다. (동작당 30초 유지)

5 **사이드 각도자세** 다리간격을 넓게 벌리고 선 자세에서 오른 무릎을 직각으로 굽히며 오른손을 발 앞으로 짚는다. 왼손과 시선은 천장을 향한다. 숙련자는 바닥을 짚은 손을 들어 양팔을 양 귀 옆으로 뻗어주는데 이 때 상체가 무너지지 않고 척추의 힘으로 버틴다. 허벅지와 허리 힘을 길러준다.

6 **사이드 회전 각도자세** 사이드 각도자세에서 상체를 들어 뒤편으로 돌린 다음 합장한 팔을 허벅지 깊숙이 걸어준다. 혈액순환을 도와준다.

9 **독수리자세** 바르게 선 자세에서 써클을 발 앞에두고 양팔을 어깨높이에서 뻗어준다. 초보자는 써클에 닿을 때까지만 무릎을 굽히고, 숙련자는 왼다리를 오른다리 위로 꼬아주며 왼팔이 아래 오른팔을 위로 꼬아준다. 한발로 중심을 잡아본다. 집중력을 길러준다.

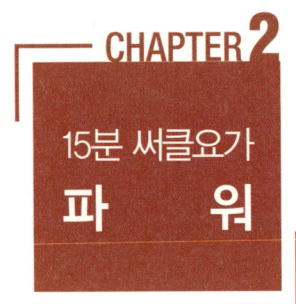

CHAPTER 2
15분 써클요가
파 워

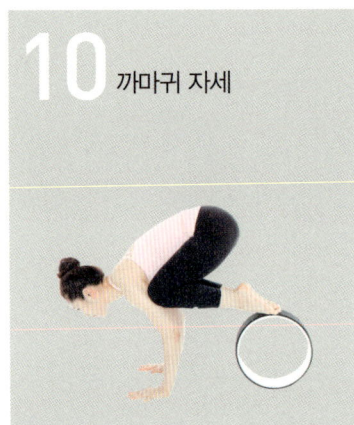

10 까마귀 자세

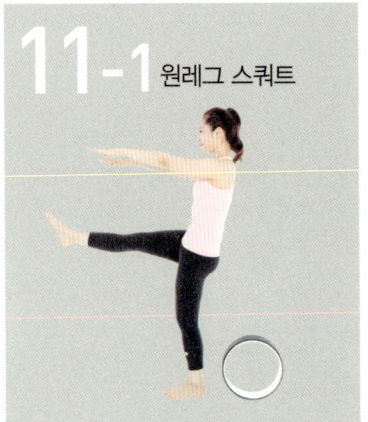

11-1 원레그 스쿼트

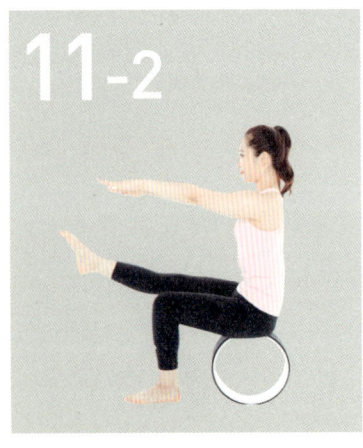

11-2

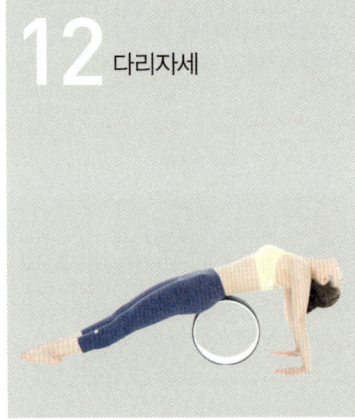

12 다리자세

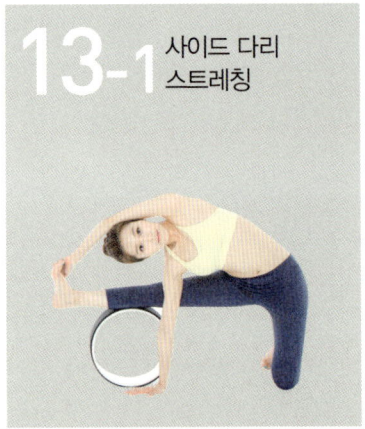

13-1 사이드 다리 스트레칭

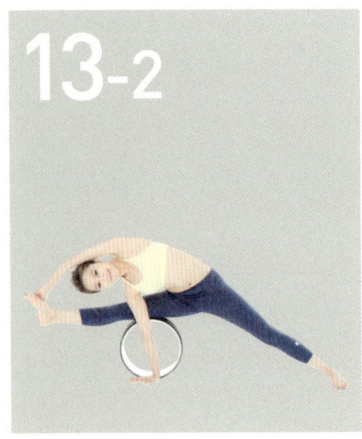

13-2

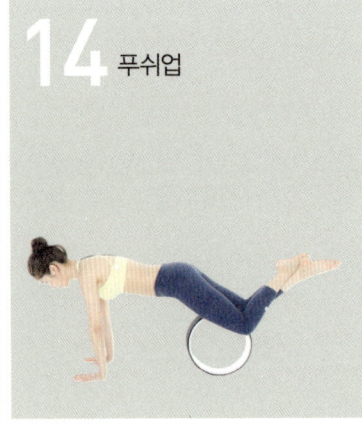

14 푸쉬업

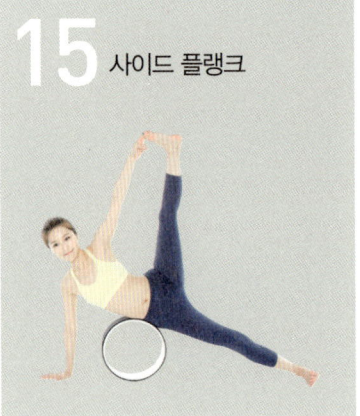

15 사이드 플랭크

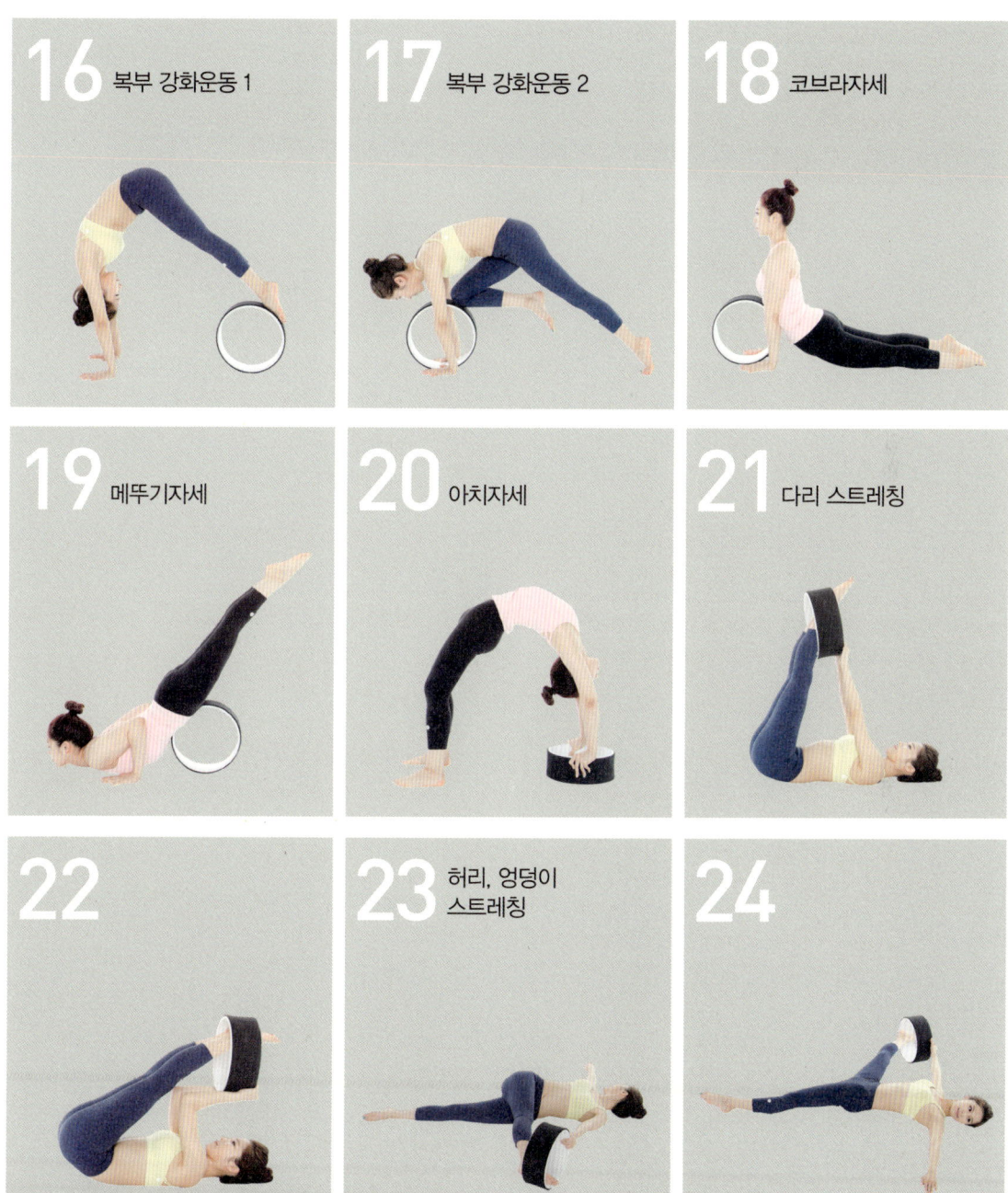

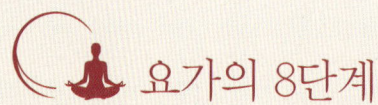 요가의 8단계

현인 파탄잘리는 요가수트라 경전에서 **라자요가의 8단계**를 통해 몸과 마음의 정화를 단계적으로 발전시켰다. 궁극적인 깨달음으로 인도하는 요가 수행체계의 하나다.

① **사마디**(Samadhi) 초의식의절정

② **디야나**(Dhyana) 명상의 단계

③ **디야나**(Dharana) 마음을 한 곳에 집중하는 법

④ **프라트야하라**(Pratyahara) 밖으로 향한 감각을 내면으로 돌리는 것

⑤ **프라나야마**(Pranayamas) 규칙적인 호흡법

⑥ **아사나**(Asanas) 자세

⑦ **니야마**(Niyamas) 내적 깨끗함을 지켜주는 규범
　- 순수성, 만족감, 절제, 경전에 대한 공부와 성스러운 현존의 자각과 함께 생활하는 것이다.

⑧ **야마**(Niyamas) 하지 말아야 할 다섯 가지 규범
　- 자연을 파괴하지 말고 폭력적이지 않아야 한다.
　- 진리에 입각한 생각과 행동을 한다.
　- 도둑질을 하지 않는다.
　- 소유욕을 가지지 말며 검소한 생활을 한다.
　- 모든 것을 브라마(하느님)의 입장으로 본다.

| 요가의 8단계 피라미드

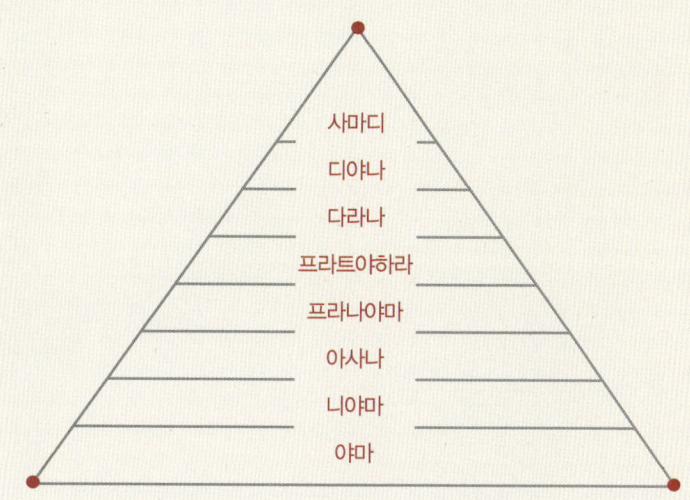

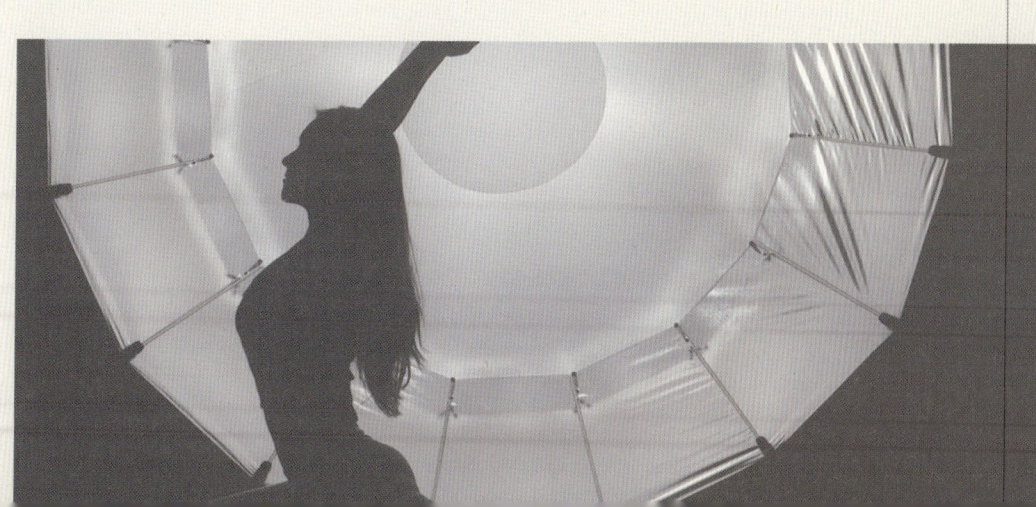

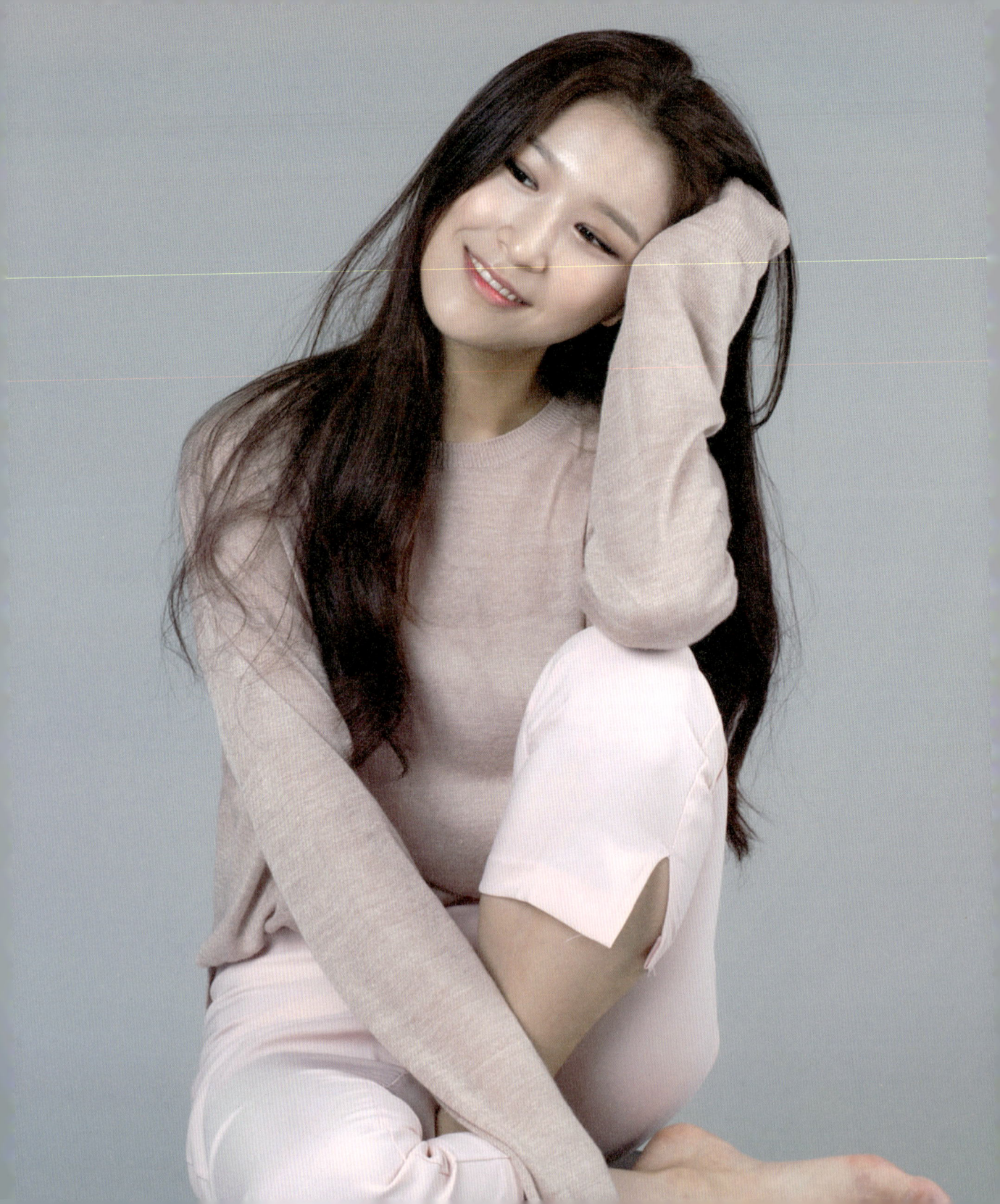

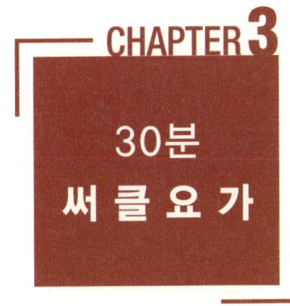

30분 연예인 몸매 써클요가

CHAPTER 3
30분 써클요가
연예인 몸매

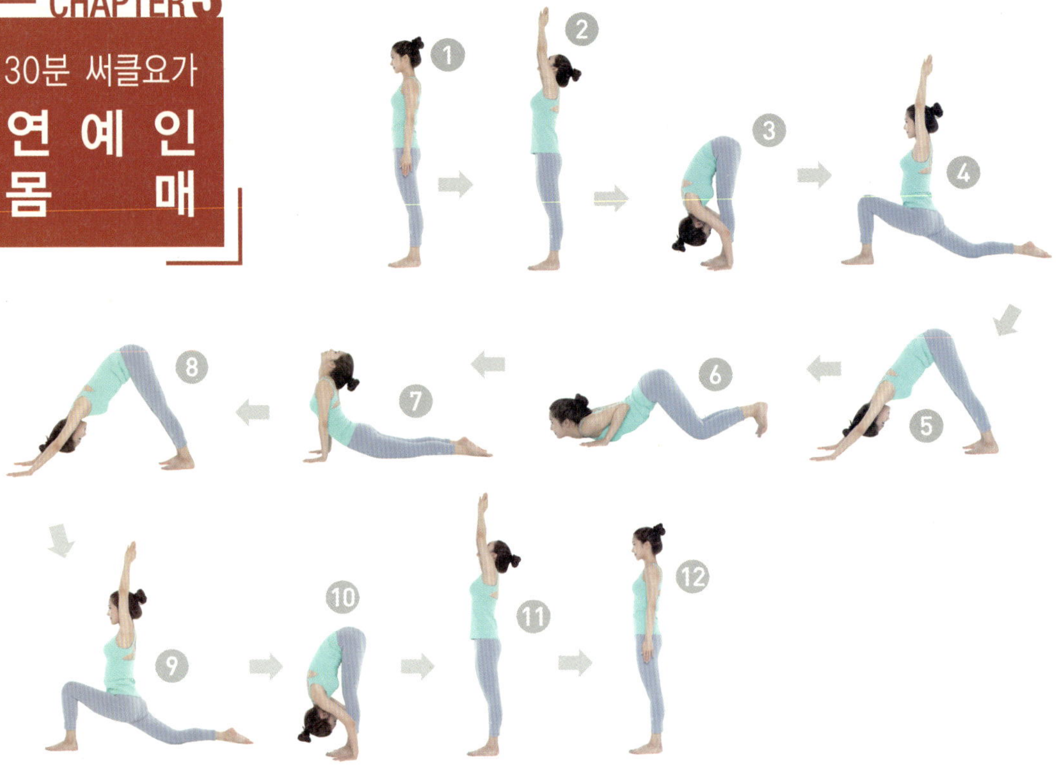

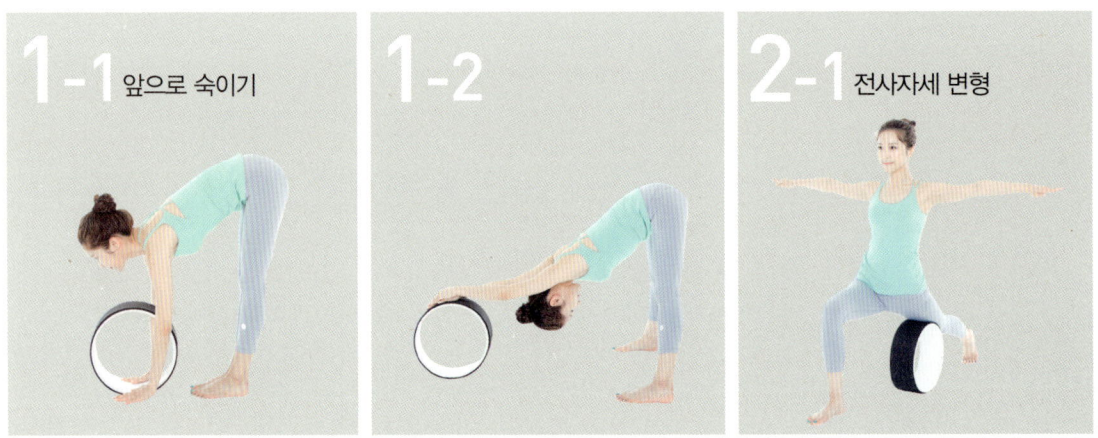

• 수리야나마스까라 한 세트(28~29p 참조)이며 이를 6번 반복하고 다음 동작을 실시한다.

1-1 앞으로 숙이기

1-2

2-1 전사자세 변형

CHAPTER 3

30분 써클요가_연예인몸매

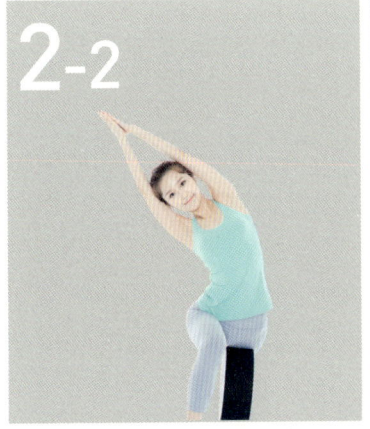
2-2

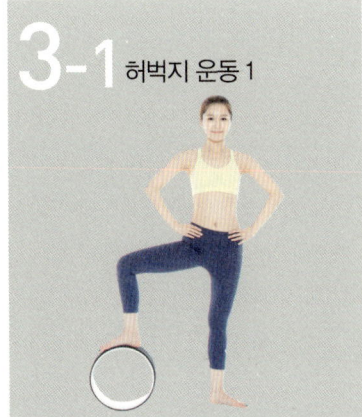
3-1 허벅지 운동 1

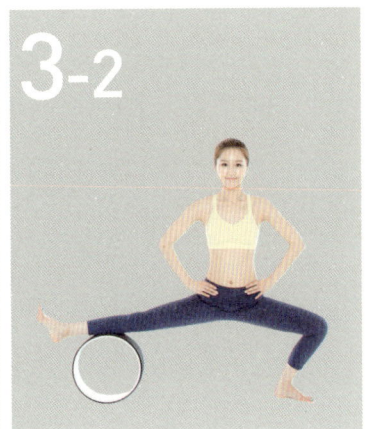
3-2

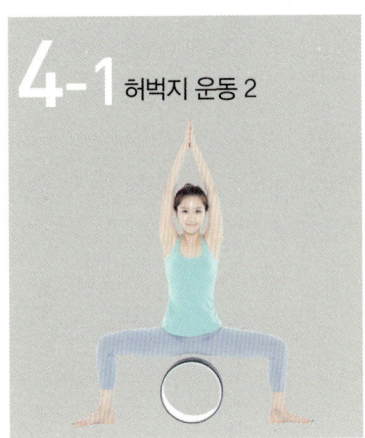
4-1 허벅지 운동 2

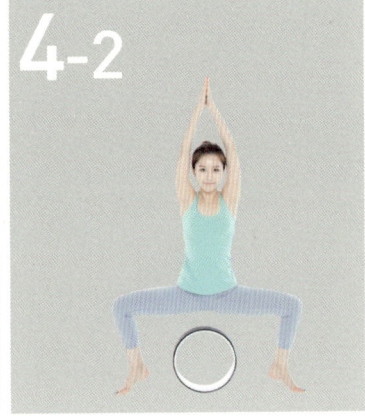
4-2

근력 증진과 지방연소를 도와주는 동작들로 구성된 30분 집중 다이어트 시퀀스다. 힙업, 다리근력, 옆구리 라인정리, 11자 복근을 만들어준다.

1-1 **앞으로 숙이기** 다리를 어깨너비 두 배로 벌린 다음 상체를 숙여 써클을 잡아준다.

1-2 호흡을 내쉬며 써클을 앞으로 밀어 상체와 다리를 길게 늘려준다.

4-1 **허벅지 운동 2** 써클을 중앙에 두고 양쪽 무릎이 직각, 양 발끝이 바깥쪽을 향하도록 하고 머리 위로 합장한다.

4-2 내쉬는 호흡에 발꿈치를 들었다가 내리기를 20회 반복하고 마지막은 20초간 유지한다. 종아리와 허벅지 근육, 족저근막을 자극한다.

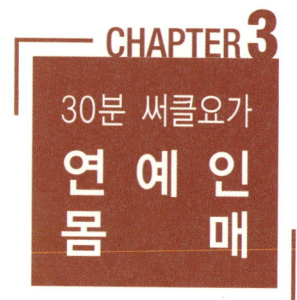

CHAPTER 3
30분 써클요가
연예인 몸매

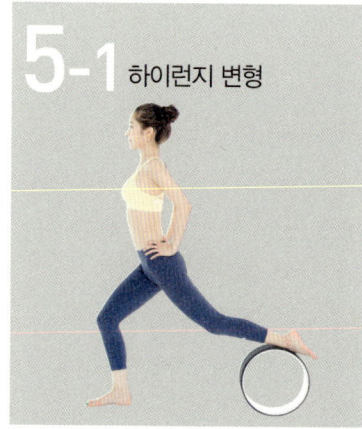

5-1 하이런지 변형

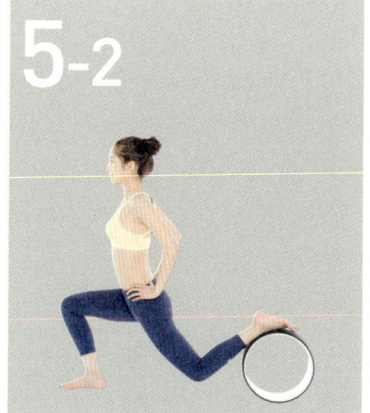

5-2

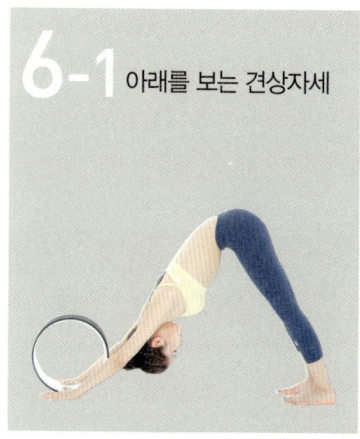

6-1 아래를 보는 견상자세

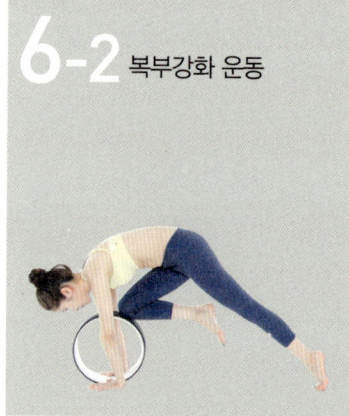

6-2 복부강화 운동

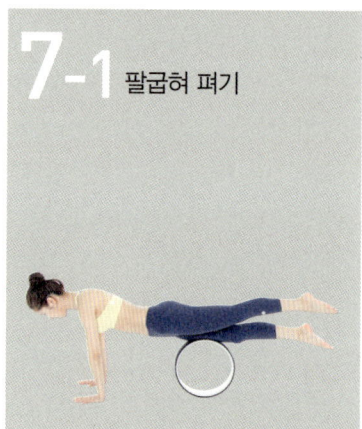

7-1 팔굽혀 펴기

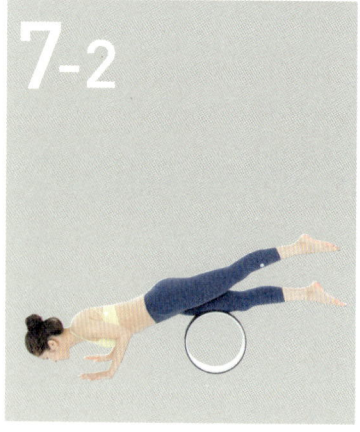

7-2

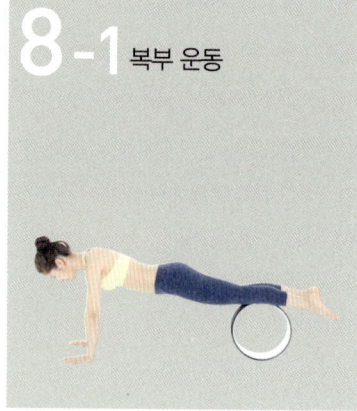

8-1 복부 운동

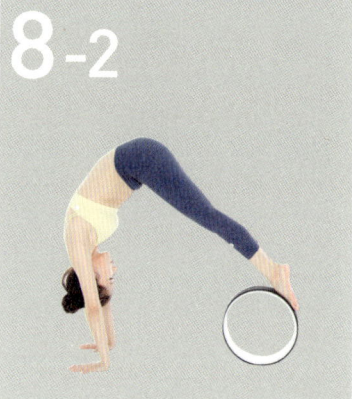

8-2

CHAPTER 3

30분 써클요가_연예인몸매

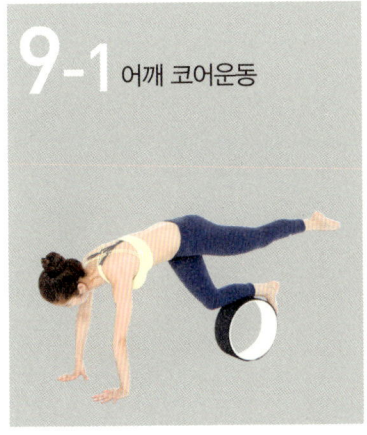

9-1 어깨 코어운동

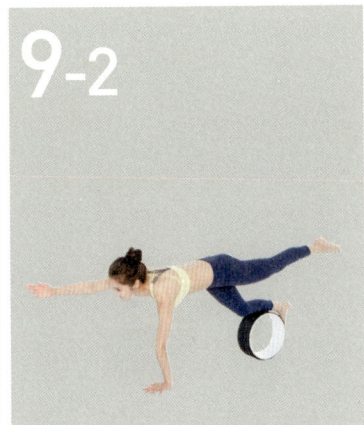

9-2

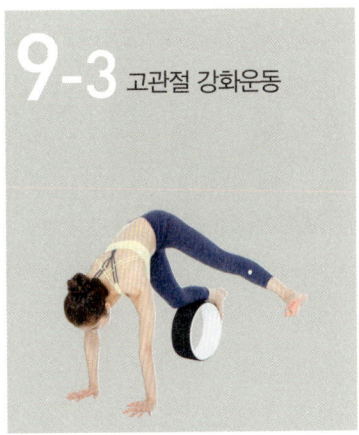

9-3 고관절 강화운동

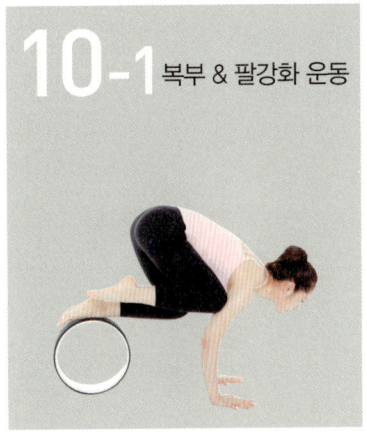

10-1 복부 & 팔강화 운동

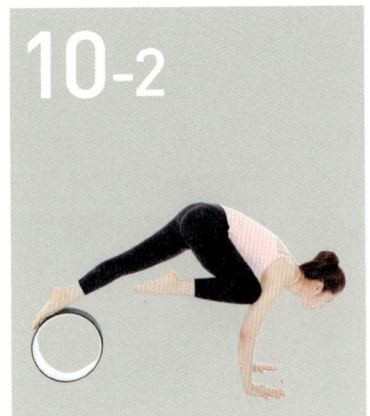

10-2

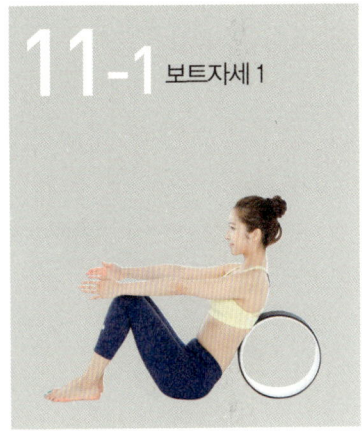

11-1 보트자세 1

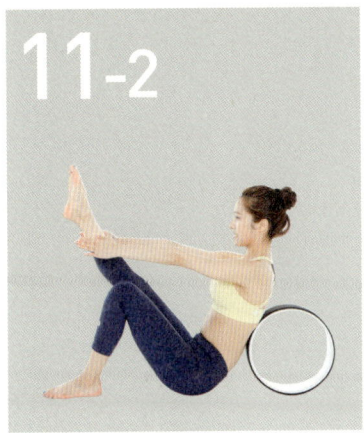

11-2

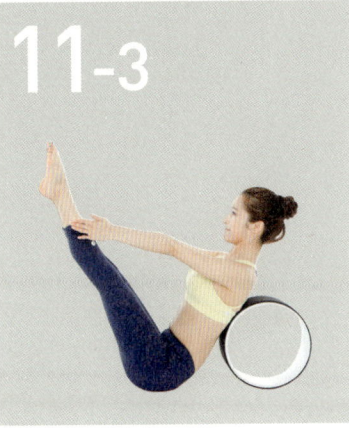

11-3

6-1 아래를 보는 견상자세 양 손 사이에 써클을 끼우고, 엉덩이를 천장 쪽으로 끌어올리며 상체와 하체 뒷면을 길게 늘려준다.

6-2 복부 강화운동 내쉬는 호흡에 등을 둥글게 말며 오른쪽 무릎을 써클 가까이로 끌어온다. 한쪽 방향에 10회씩 양쪽으로 실시한다. 최대한 가까이로 끌어와 복근에 자극을 준다.

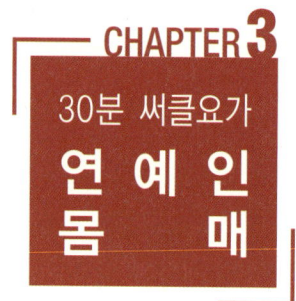

CHAPTER 3
30분 써클요가
연예인 몸매

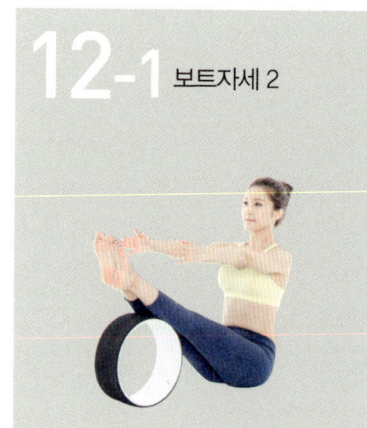

12-1 보트자세 2

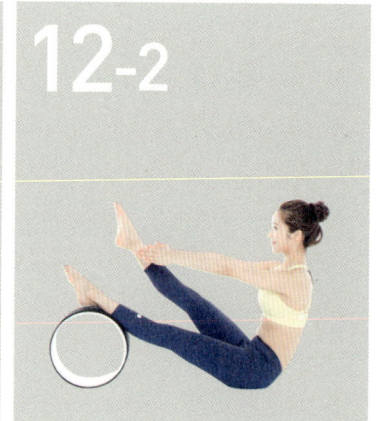

12-2

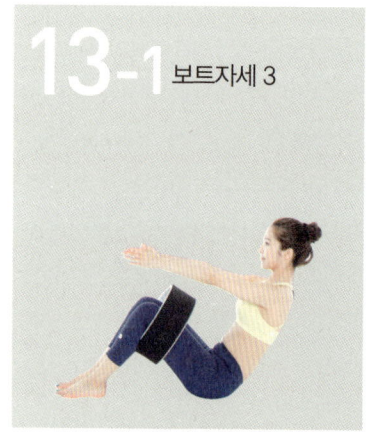

13-1 보트자세 3

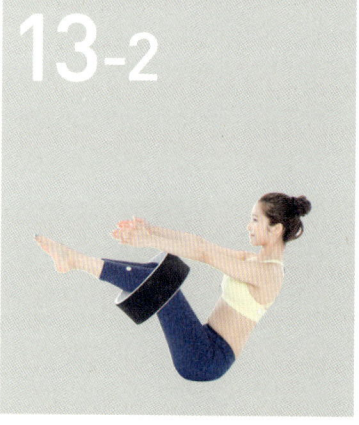

13-2

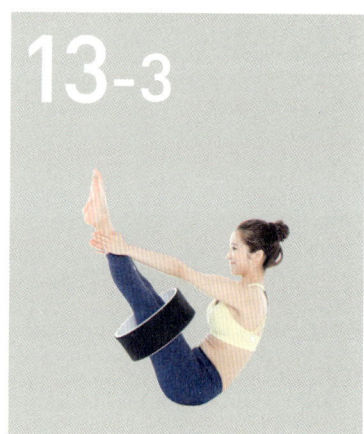

13-3

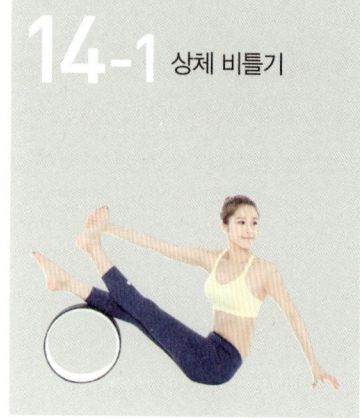

14-1 상체 비틀기

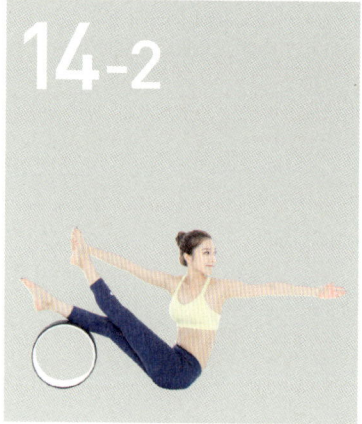

14-2

CHAPTER 3

30분 써클요가_ 연예인몸매

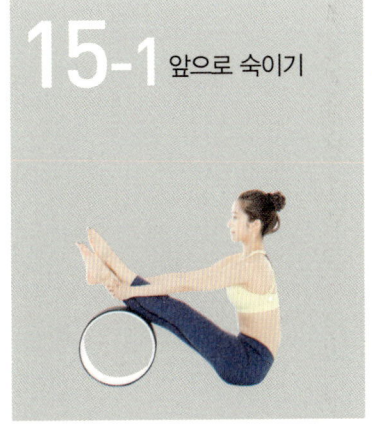
15-1 앞으로 숙이기

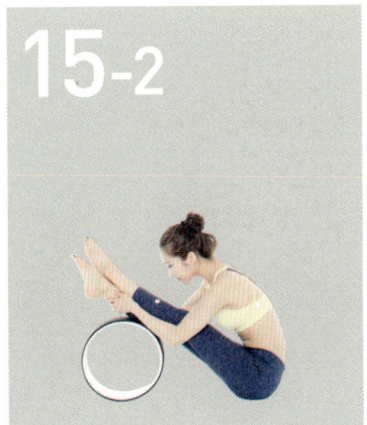
15-2

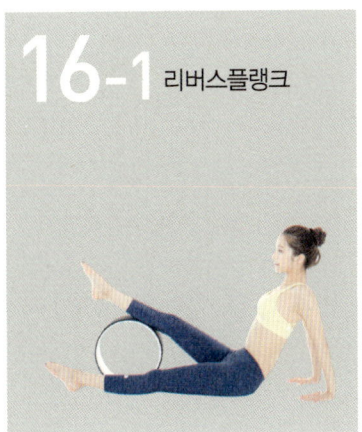
16-1 리버스플랭크

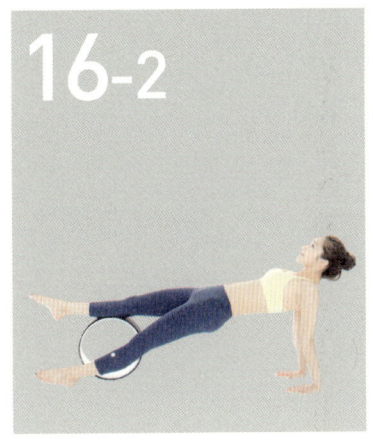
16-2

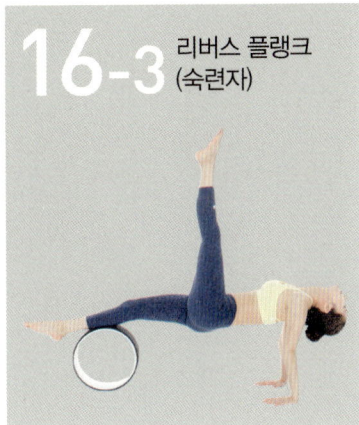
16-3 리버스 플랭크 (숙련자)

- **12-1, 12-2 보트자세 2** 써클 위에 종아리를 올린 다음 내쉬는 호흡에 오른쪽 다리를 위로 들어 올린다. 양쪽 다리를 번갈아가며 빠르게 50회 실시한다. 우리 몸에서 큰 근육인 햄스트링을 자극해 몸의 열감을 높여준다.

- **14-1 상체 비틀기** 써클 위에 오른쪽 다리를 얹고 왼손은 등 뒤 바닥 오른손으로는 왼 발바닥을 잡아준다.

- **14-2** 호흡을 내쉬며 다리를 더 뻗어주고 왼팔을 등 뒤로 뻗어준다. 20초 유지 후 반대쪽도 실시한다. 허리라인을 아름답게 해준다.

- **15-1, 15-2 앞으로 숙이기** 써클을 이용한 전굴자세다. 써클에 발목을 교차하여 올린 후 내쉬는 호흡에 상체를 길게 늘려 가슴과 다리가 가까워지도록 내려간다. 20초간 유지 후 천천히 돌아온다.

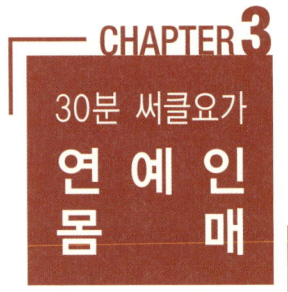

CHAPTER 3
30분 써클요가
연예인 몸매

17-1 균형감각 강화   **17**-2

18-1 복근 운동   **18**-2   **18**-3

19-1 복근 운동   **19**-2   **20**-1 사이드 플랭크

CHAPTER 3
30분 써클요가_**연예인몸매**

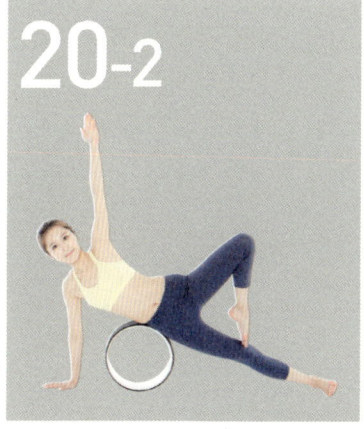
20-2

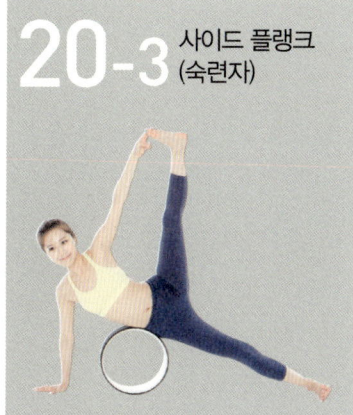
20-3 사이드 플랭크 (숙련자)

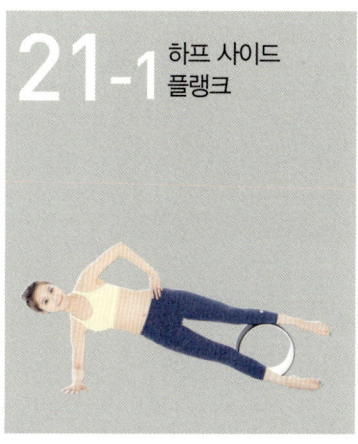
21-1 하프 사이드 플랭크

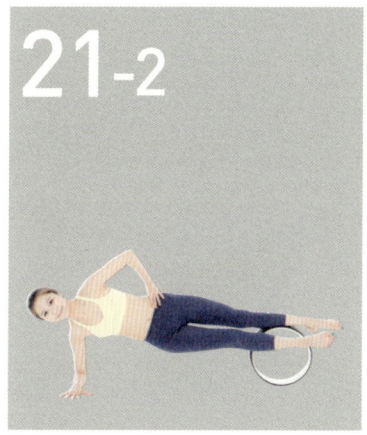
21-2

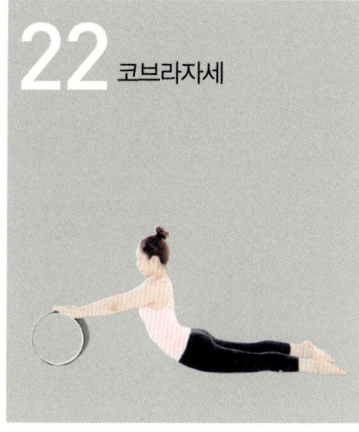
22 코브라자세

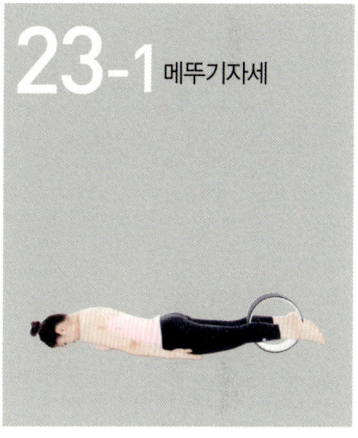
23-1 메뚜기자세

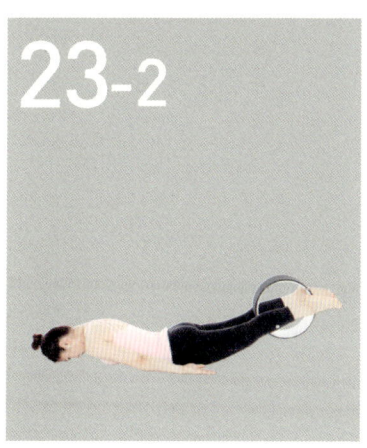
23-2

17-1 균형감각 강화 천골 아래에 써클을 두고 손은 바닥을 짚은 다음 두 다리를 직각으로 들어올린다.

17-2 내쉬는 호흡에 양팔을 앞으로 뻗어준 후 30초간 버틴다. 내전근 강화와 하복부 운동에 효과적이다.

20-1, 20-2 사이드 플랭크 엉덩이 근육과 허리라인을 만들어 주는 자세다. 엎드린 자세에서 오른손은 바닥을 짚고 써클을 배 아래에 둔 다음 왼쪽으로 몸을 돌려 몸을 일직선으로 만든다. 왼손은 천장으로 뻗고 왼 무릎을 접어 버틴다.

20-3 숙련자는 왼발을 천장으로 뻗어 왼손으로 잡아본다.

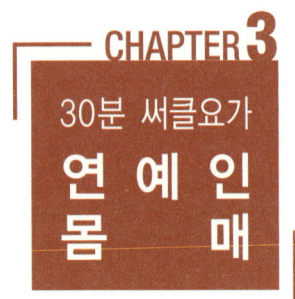

CHAPTER 3
30분 써클요가
연예인 몸매

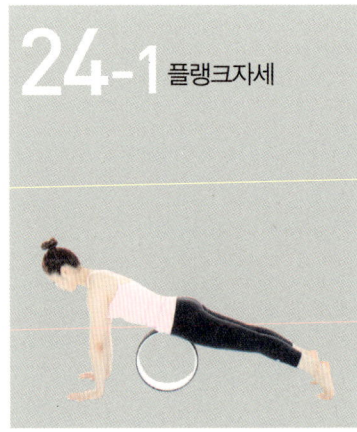

24-1 플랭크자세

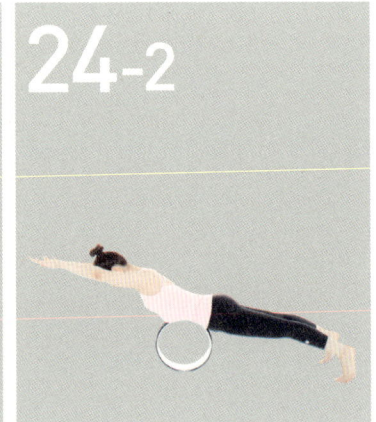

24-2

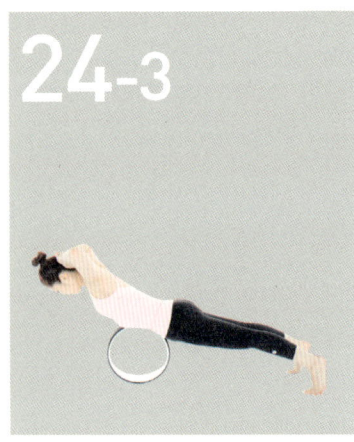

24-3

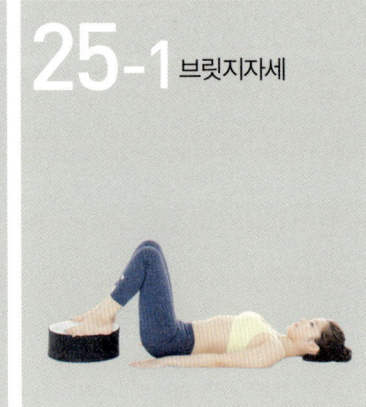

25-1 브릿지자세

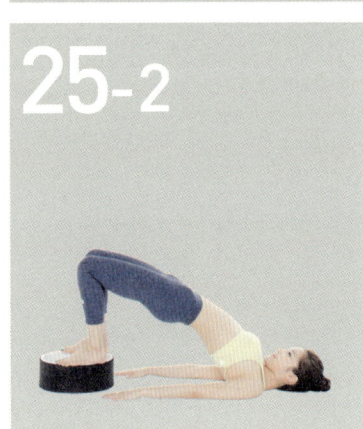

25-2

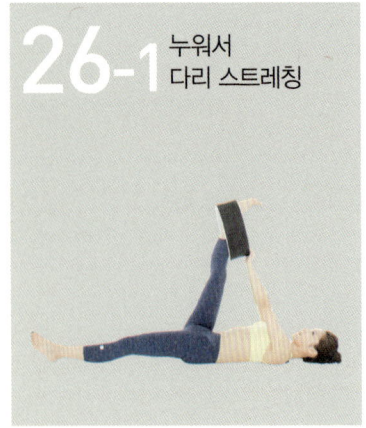

26-1 누워서 다리 스트레칭

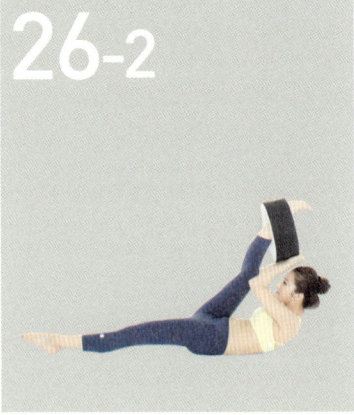

26-2

CHAPTER 3

30분 써클요가_연예인몸매

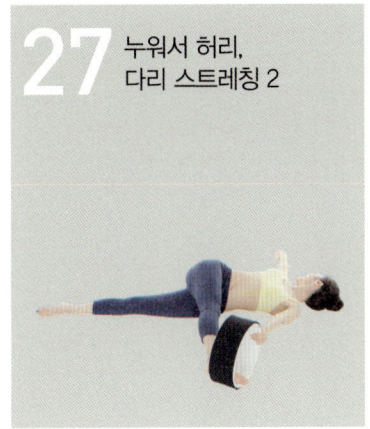

27 누워서 허리, 다리 스트레칭 2

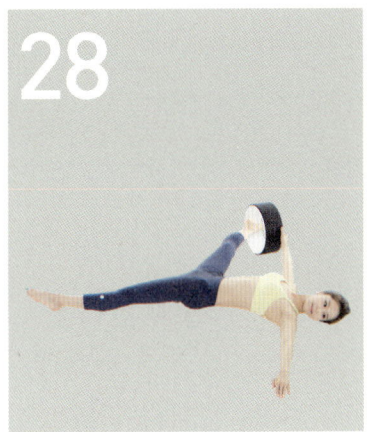

28

24-1 플랭크자세 전신운동과 특히 복근운동에 효과적인 플랭크 변형자세다. 써클을 배 아래에 두고 바닥을 짚는다.

24-2 다음 두 손을 머리 위로 길게 뻗어준다. 복부와 하체의 힘으로 버틴다.

24-3 숙련자는 머리뒤에서 깍지를 낀다. 1분 유지 후 돌아온다.

25-1 브릿지자세 힙업에 효과적이다. 바닥에 누워 써클 위에 양발을 올려둔다.

25-2 내쉬는 호흡에 엉덩이의 힘으로 높게 들어올린다. 다리는 안쪽으로 조이고 엉덩이도 계속 조여준다. 1분 유지 후 돌아온다.

26-1 누워서 다리 스트레칭 누운 자세에서 오른다리를 들어올려 써클을 걸어준다.

26-2 내쉬는 호흡에 다리를 몸 쪽으로 끌어당기고 머리와 가까워지도록 한다. 10호흡 유지 후 반대쪽도 반복한다.

27 누워서 허리, 다리 스트레칭2 오른쪽 다리에 써클을 걸어 왼쪽으로 보내주고 시선은 반대편을 바라본다. 척추를 시원하게 비틀어준다.

28 써클을 건 다리를 그대로 반대편 손으로 잡고 스트레칭 해준다.

사트삼파티(Satsampati)
_여섯 개의 귀중한 요소

1. **사마**(Sama) 마음의 통제

2. **다마**(Dama) 감각의 통제

3. **우파라티**(Uparati) 절제, 자아의 철수

4. **티티크샤**(Titiksha) 인내

5. **사르다**(Sharda) 믿음

6. **사마다나**(Samadana) 마음의 균형, 마음의 집중

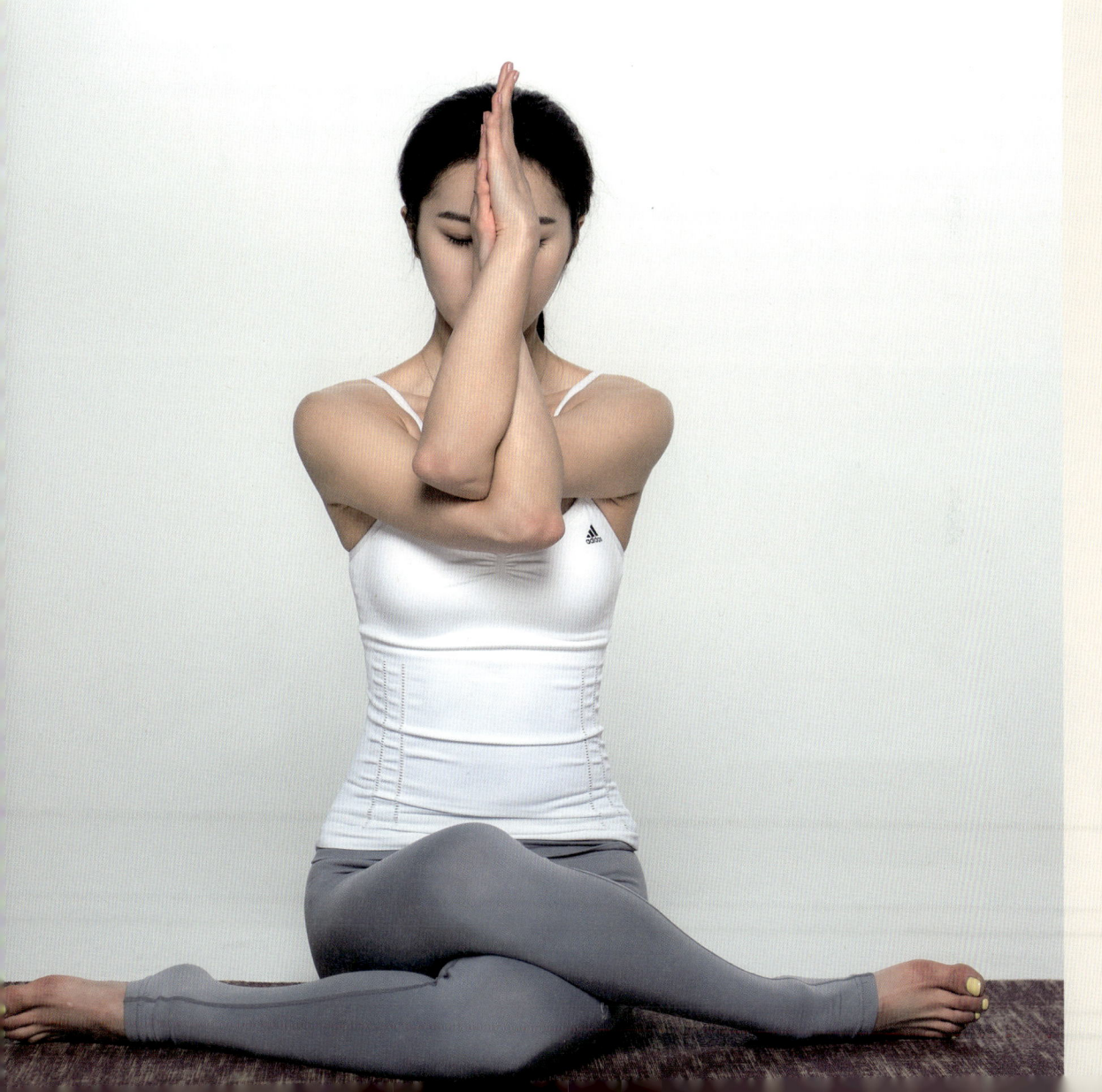

요가가 알려주는 새로운가

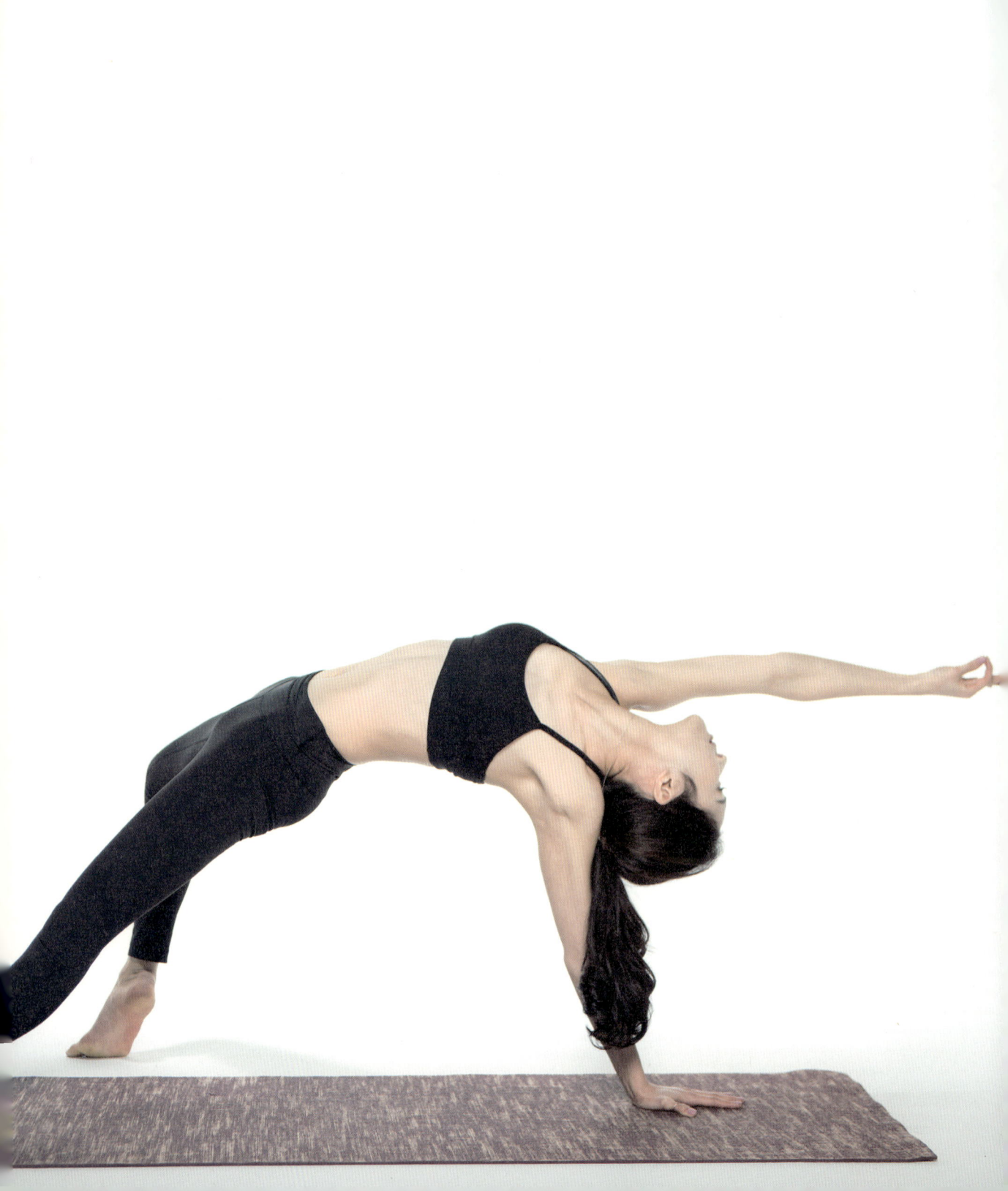

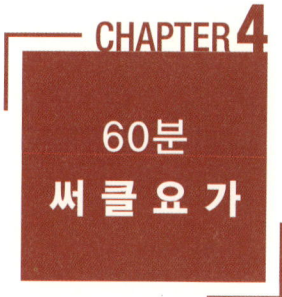

CHAPTER 4

60분
써클요가

60분 베이직 써클요가

CHAPTER 4
60분 써클요가
베이직

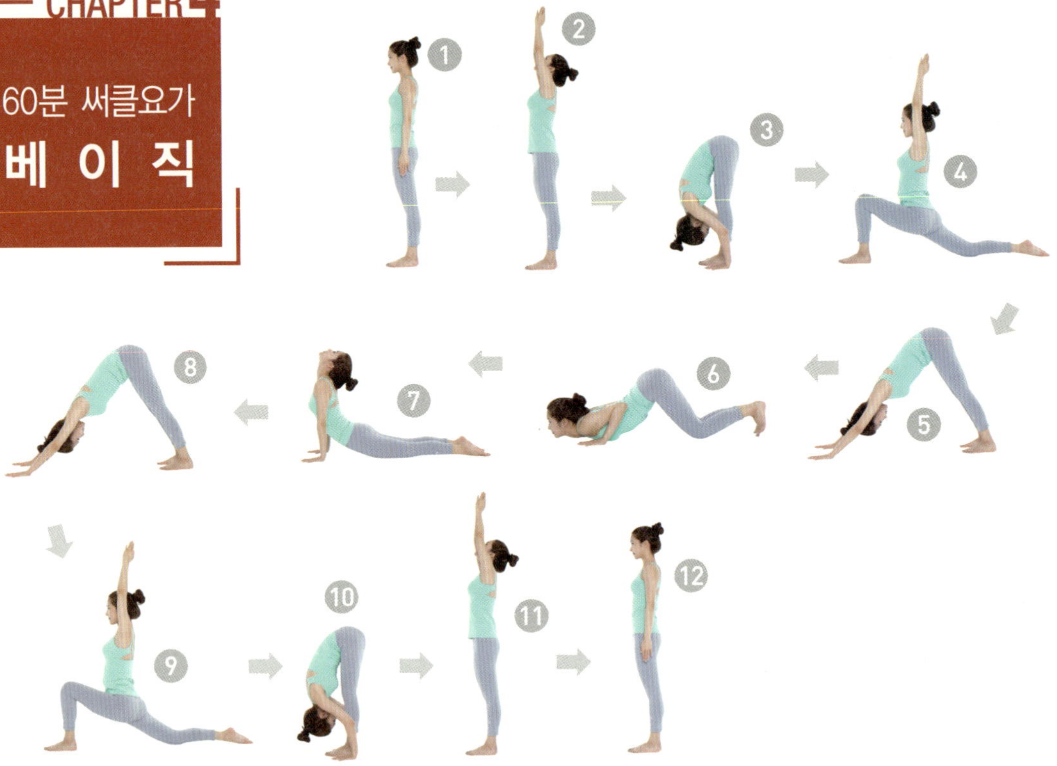

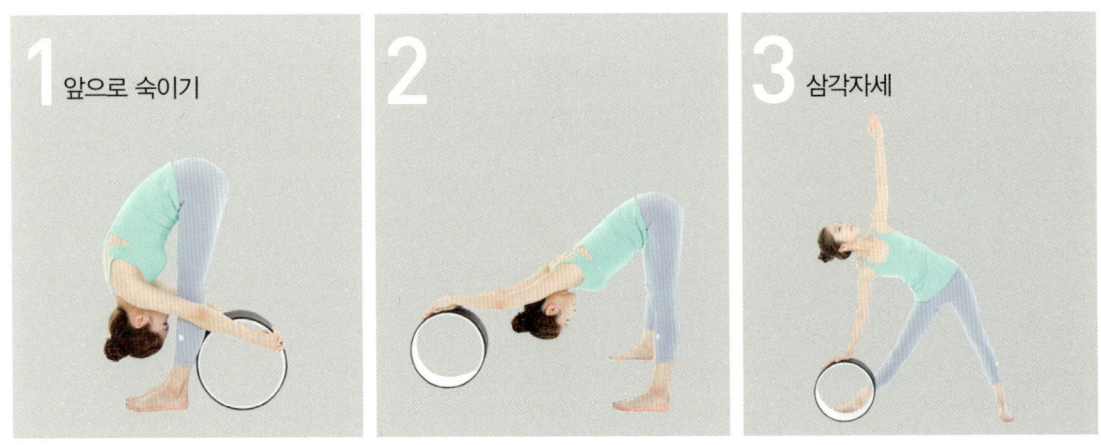

• 수리야나마스까라 한 세트(28~29p 참조)이며 이를 12번 반복하고 다음 동작을 실시한다.

1 앞으로 숙이기

2

3 삼각자세

CHAPTER 4

60분 써클요가_베이직

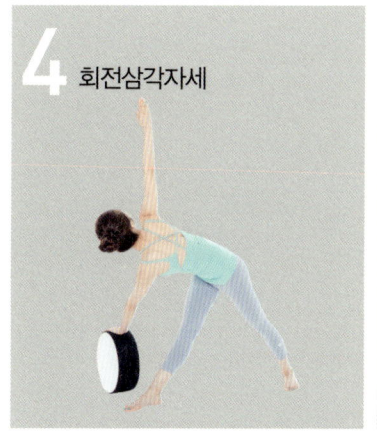

4 회전삼각자세

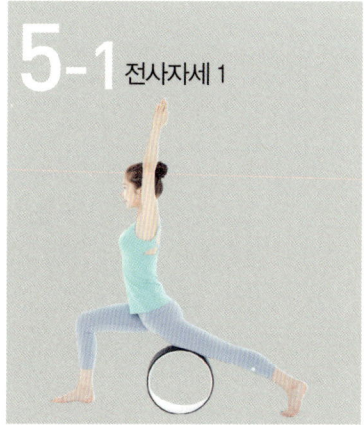

5-1 전사자세 1

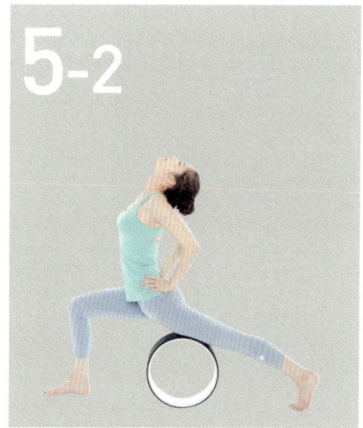

5-2

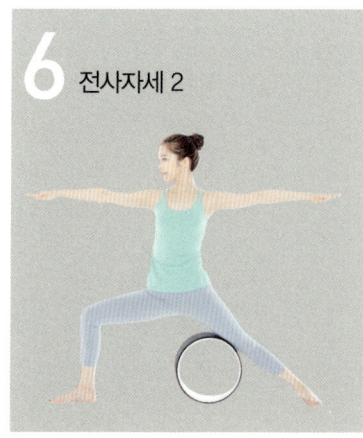

6 전사자세 2

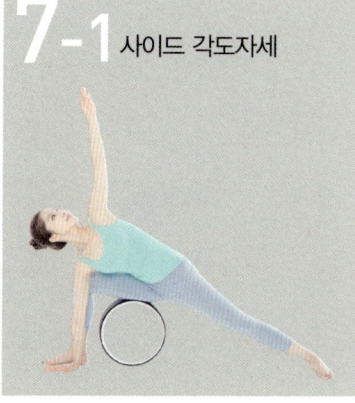

7-1 사이드 각도자세

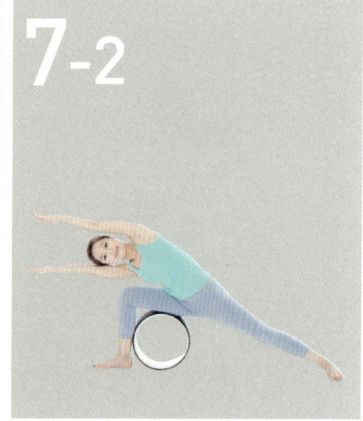

7-2

기본 동작에 변형동작이 추가돼 한 시간 동안 수련할 수 있는 베이직 써클요가 시퀀스.

1 **앞으로 숙이기** 다리를 어깨너비 두 배로 벌린 다음 상체를 숙여 써클을 잡아준다.

2 호흡을 내쉬며 써클을 앞으로 밀어 상체와 다리를 길게 늘려준다.

7-1 **사이드 각도자세** 다리간격을 넓게 벌리고 선 자세에서 오른 무릎을 직각으로 굽히며 오른손을 발 앞으로 짚는다. 왼손과 시선은 천장을 향한다.

7-2 숙련자는 바닥을 짚은 손을 들어 양팔을 양 귀 옆으로 뻗어주는데 이 때 상체가 무너지지 않고 척추의 힘으로 버틴다. 허벅지와 허리 힘을 길러준다.

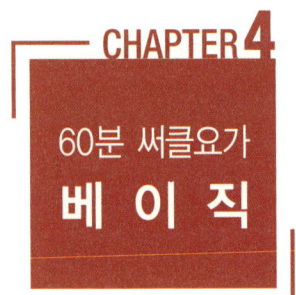

CHAPTER 4

60분 써클요가
베이직

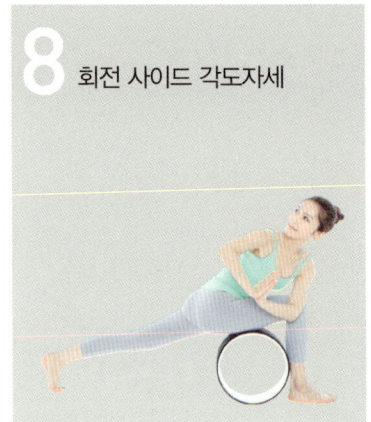

8 회전 사이드 각도자세

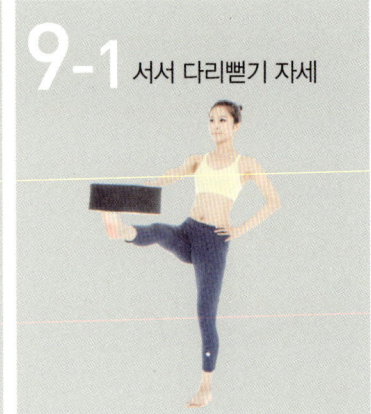

9-1 서서 다리뻗기 자세

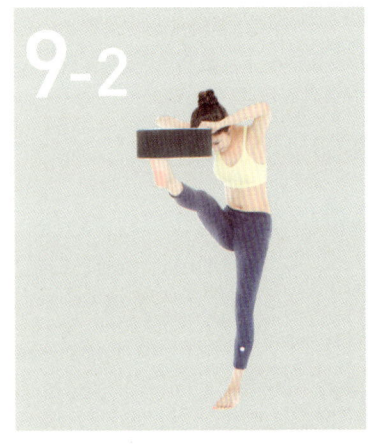

9-2

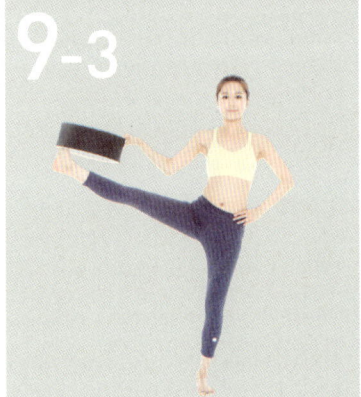

9-3

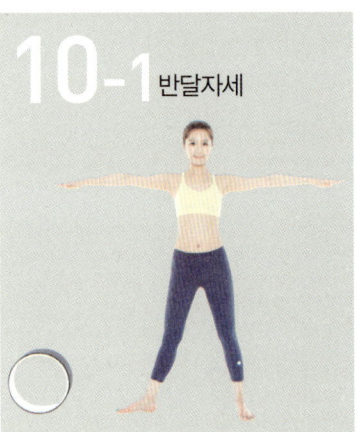

10-1 반달자세

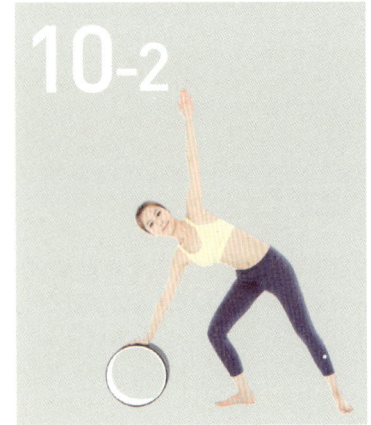

10-2

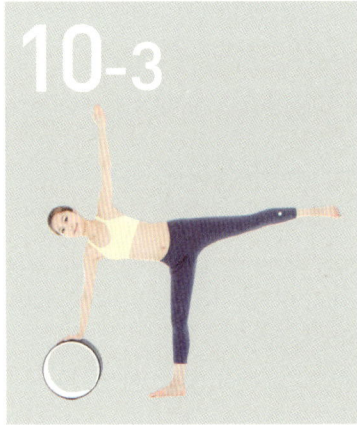

10-3

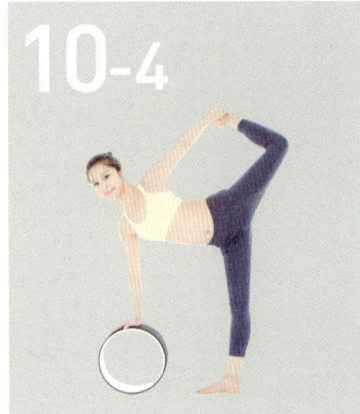

10-4

CHAPTER 4

60분 써클요가_베이직

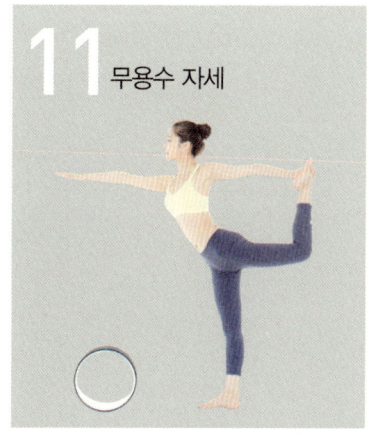

11 무용수 자세

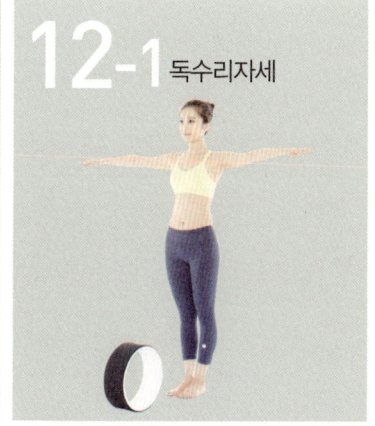

12-1 독수리자세

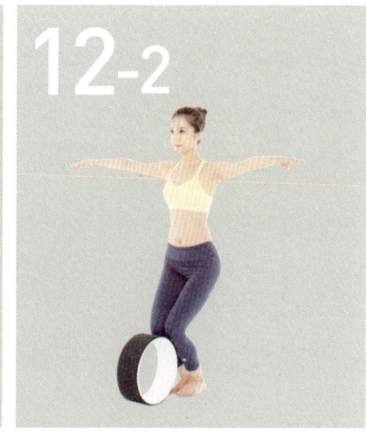

12-2

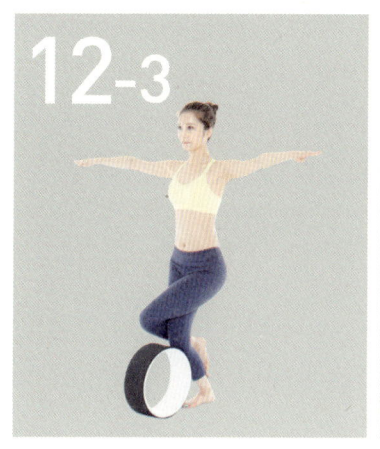

12-3

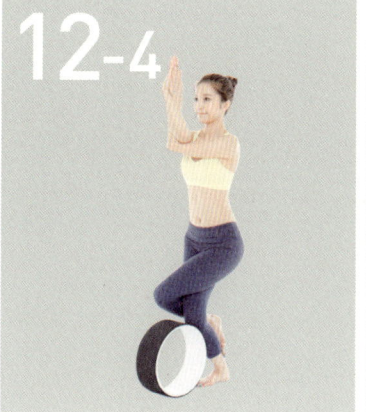

12-4

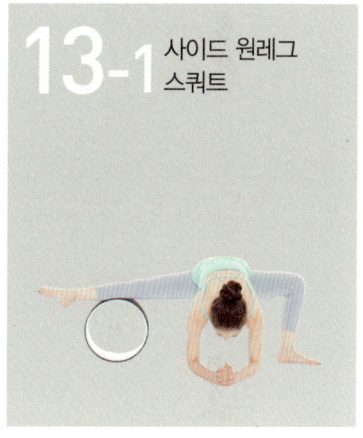

13-1 사이드 원레그 스쿼트

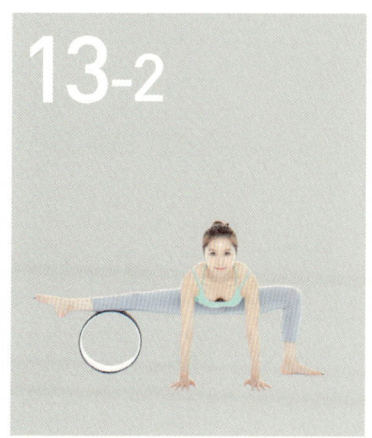

13-2

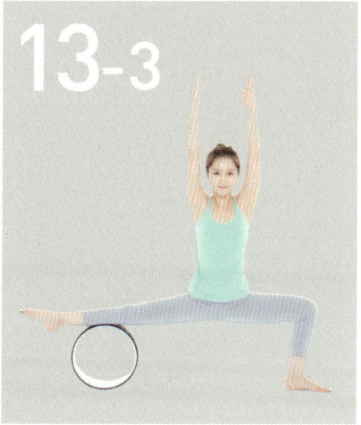

13-3

9-1 서서 다리뻗기 자세 선 자세에서 오른발에 써클을 걸고 앞으로 뻗어준다.

9-2 5번 호흡 후 양손으로 써클을 잡고 위로 끌어올려 써클과 이마가 닿도록 한다.

9-3 5번 호흡 후 천천히 오른쪽으로 완전히 돌려준다. 무게 중심이 흔들리지 않도록 주의한다. 주의력을 길러주고 발의 아치 모양을 살려준다.

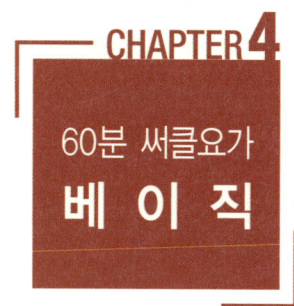

CHAPTER 4
60분 써클요가
베 이 직

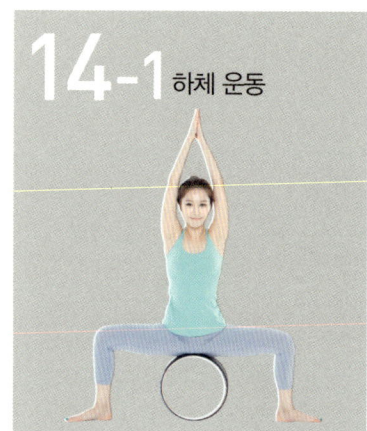

14-1 하체 운동

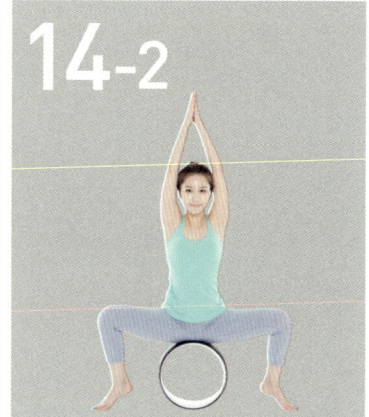

14-2

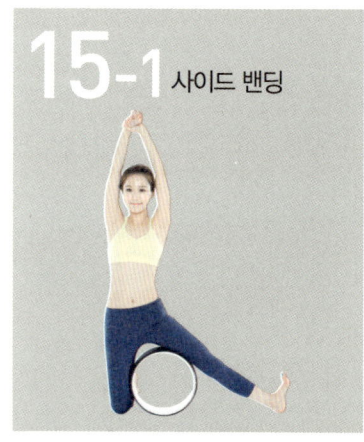

15-1 사이드 밴딩

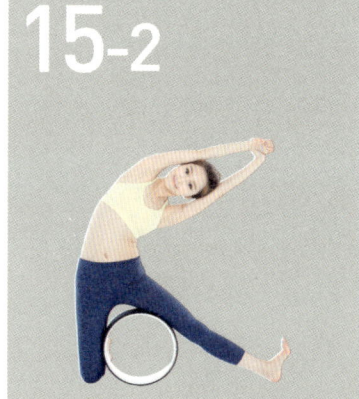

15-2

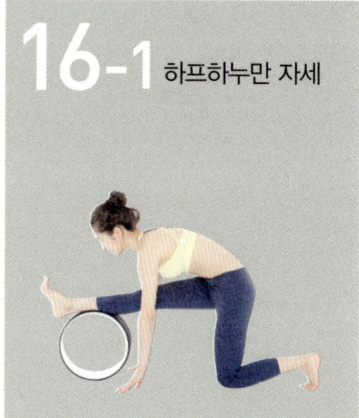

16-1 하프하누만 자세

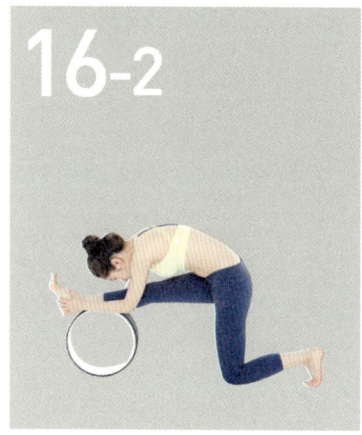

16-2

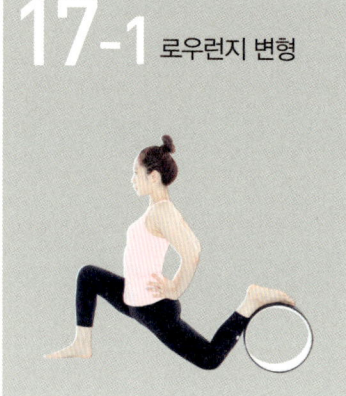

17-1 로우런지 변형

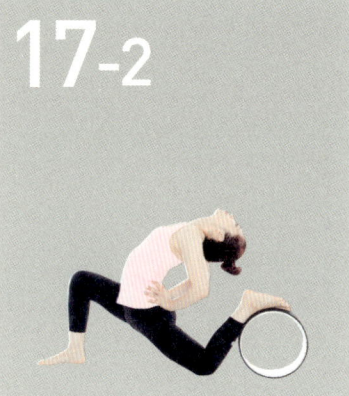

17-2

CHAPTER 4
60분 써클요가_ 베이직

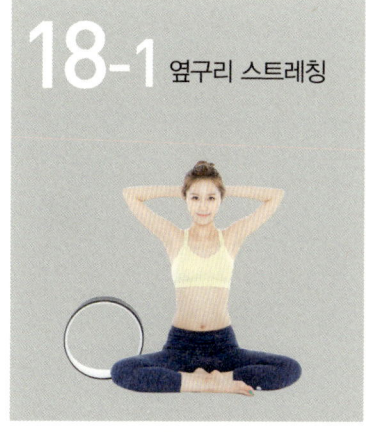
18-1 옆구리 스트레칭

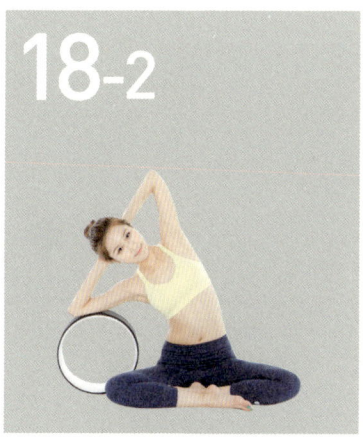
18-2

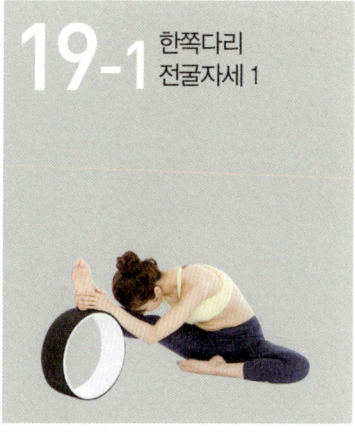
19-1 한쪽다리 전굴자세 1

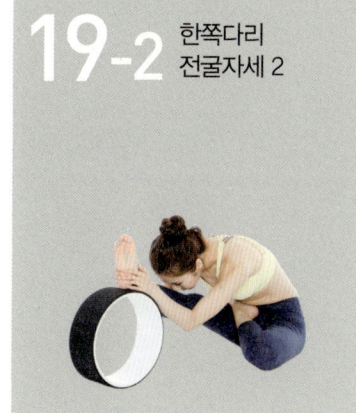
19-2 한쪽다리 전굴자세 2

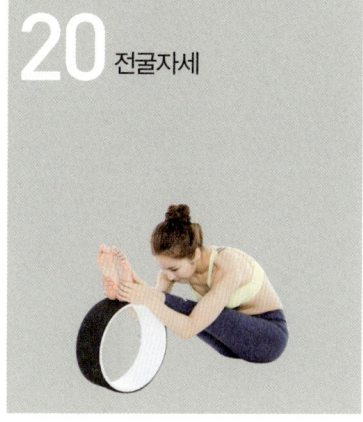
20 전굴자세

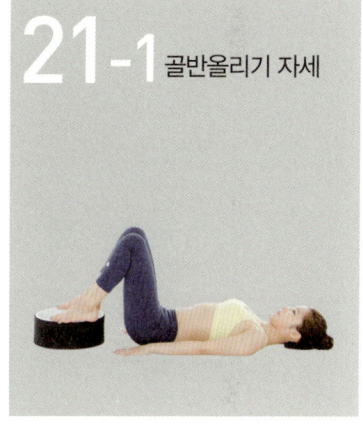
21-1 골반올리기 자세

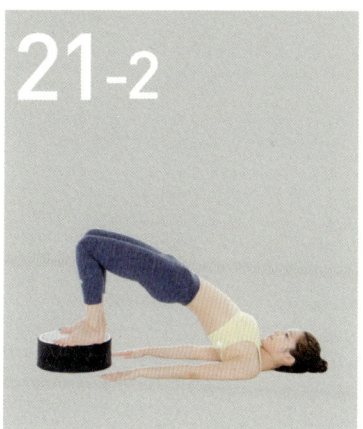
21-2

16-1 하프하누만 자세 두 무릎으로 앉은 상태에서 오른쪽 다리를 앞으로 뻗어 써클 위에 올려둔다.

16-2 내쉬는 호흡에 상체를 숙여 이마와 정강이가 가까워지도록 한다. 허벅지 뒤쪽을 강하게 자극한다.

19-1 한쪽다리 전굴자세 1 왼쪽다리는 안으로 깊숙이 접고, 오른쪽 다리는 써클 위에 올려놓은 내쉬는 호흡에 다음 앞으로 숙여준다. 호흡 10번 후 반대쪽도 실시.

19-2 한쪽다리 전굴자세 2 앞의 자세에서 바닥에 있던 발등을 오른쪽 허벅지 위쪽으로 올리고 자세를 만든다. 발등까지 스트레칭할 수 있다.

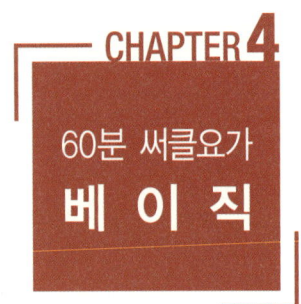

CHAPTER 4
60분 써클요가
베이직

22-1 보트자세　**22-2**

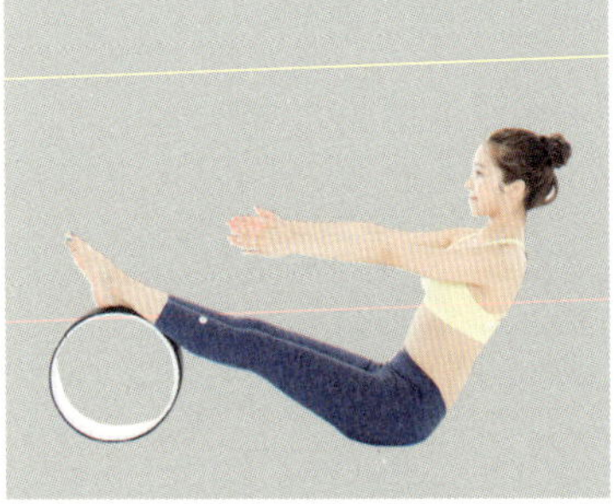

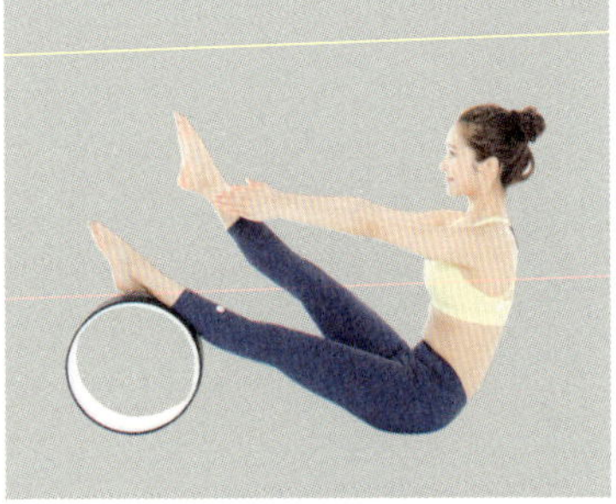

23-1 리버스플랭크 1 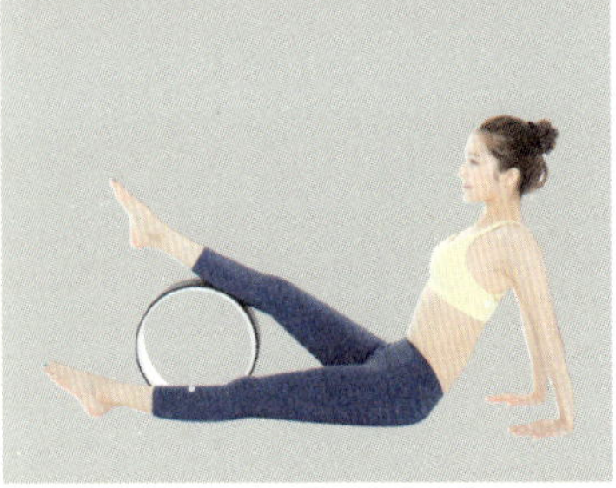　**23-2** 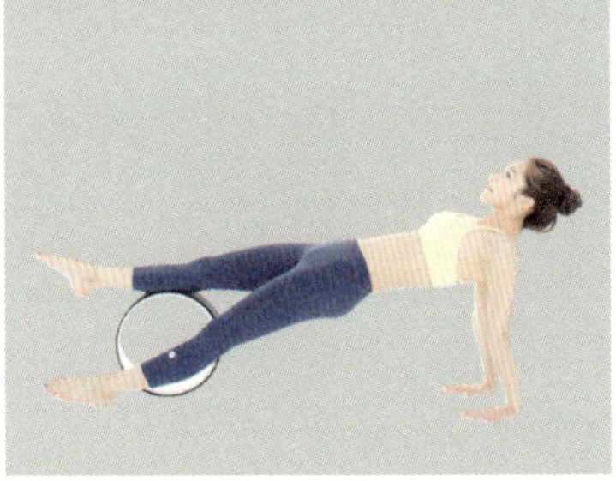　**24-1** 리버스플랭크 2

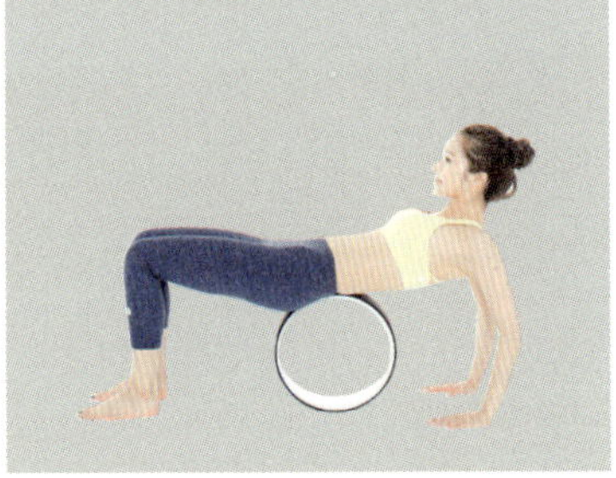

24-2 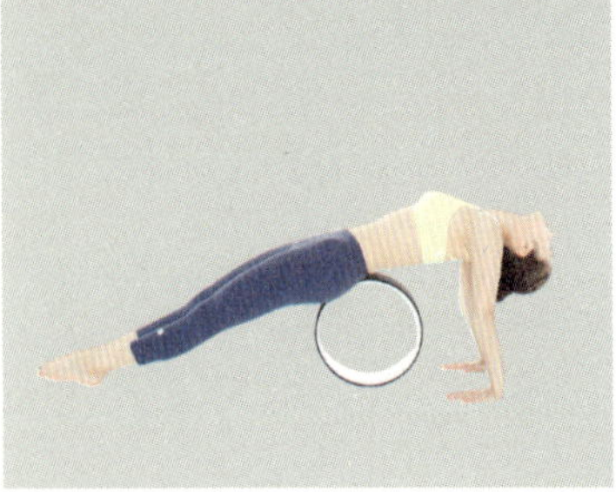　**25-1** 팔굽혀펴기 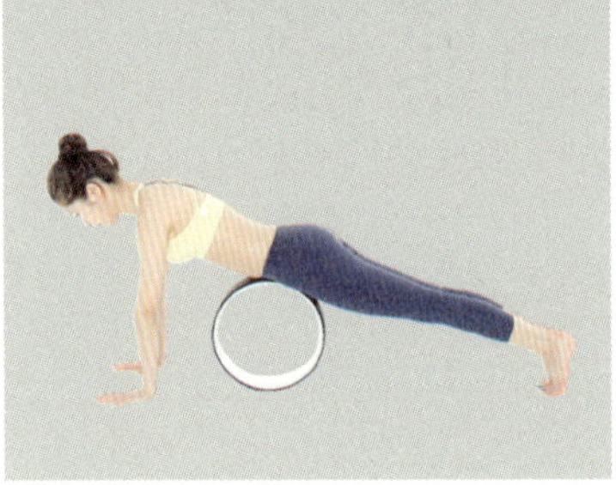　**25-2**

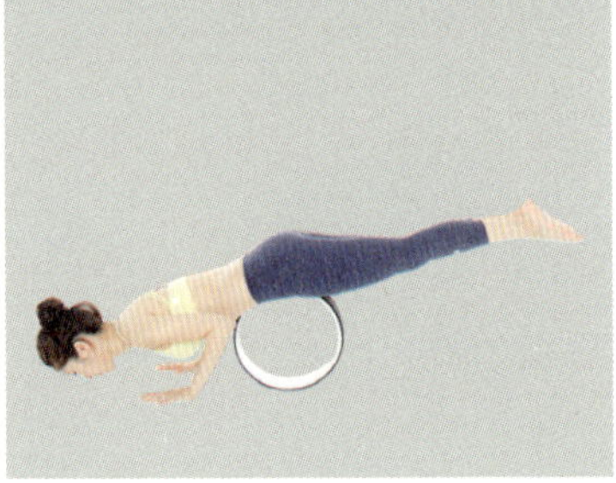

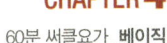

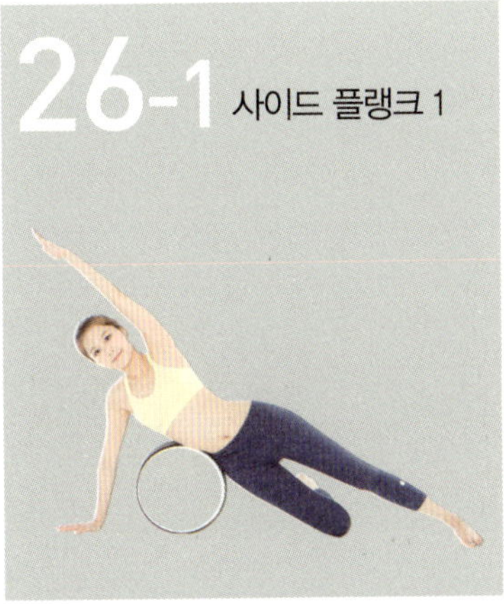

CHAPTER 4
60분 써클요가_베이직

26-1 사이드 플랭크 1 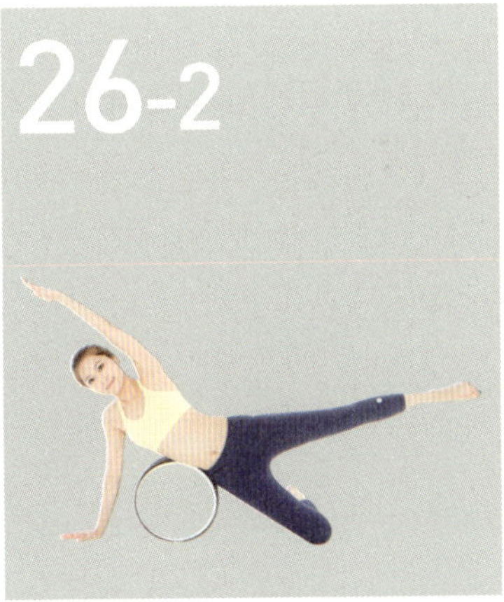　　**26-2** 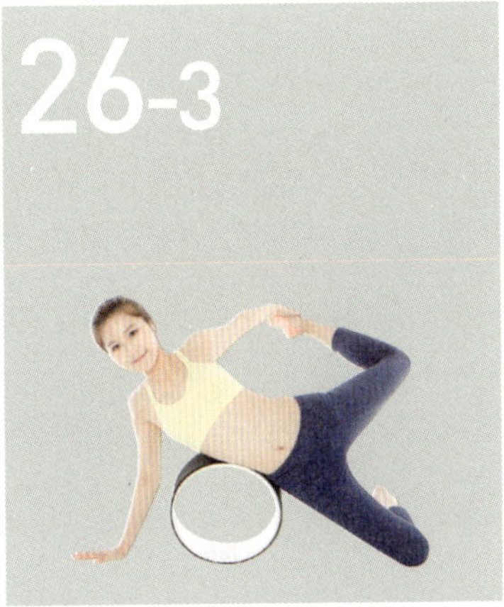　　**26-3**

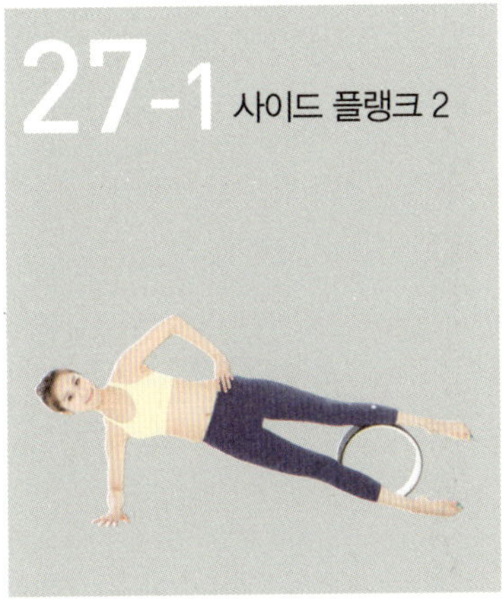

27-1 사이드 플랭크 2 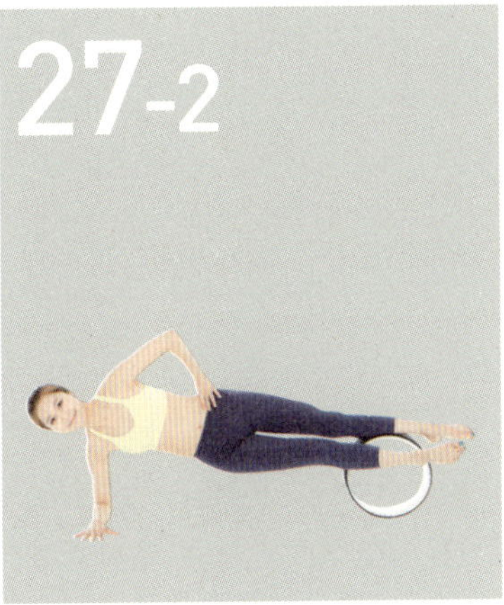　　**27-2** 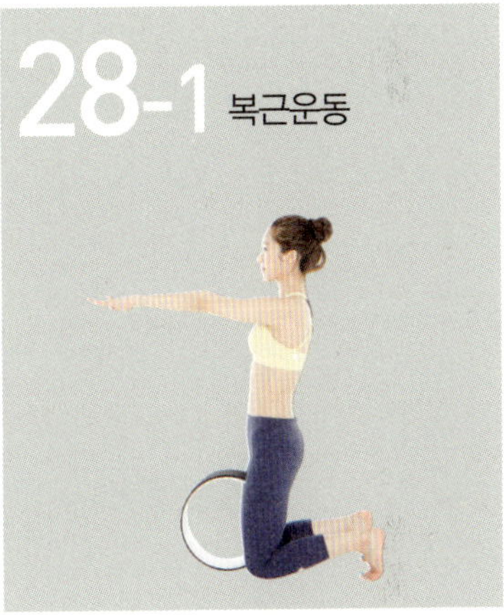　　**28-1** 복근운동

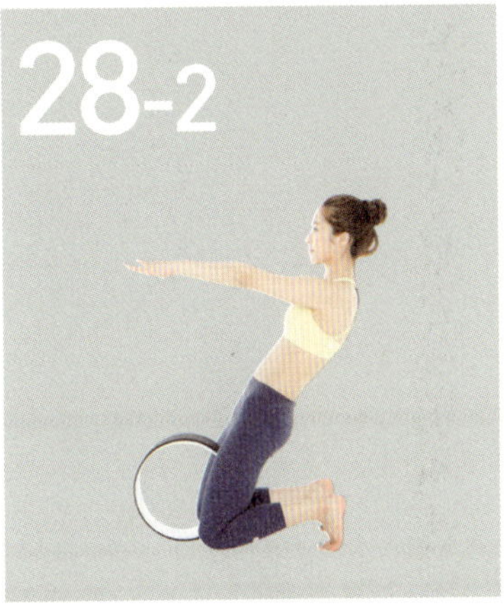

28-2 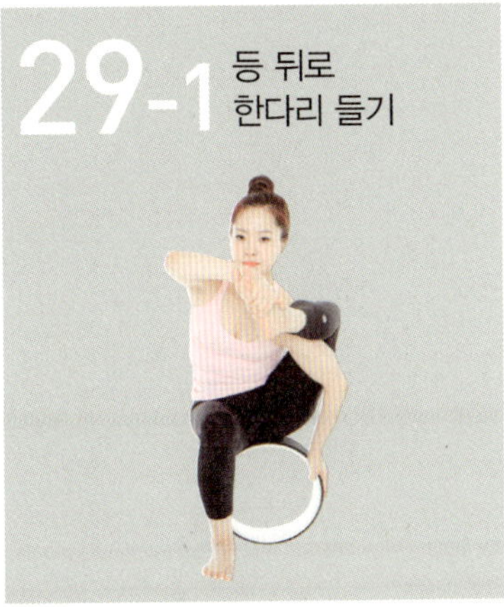　　**29-1** 등 뒤로 한다리 들기 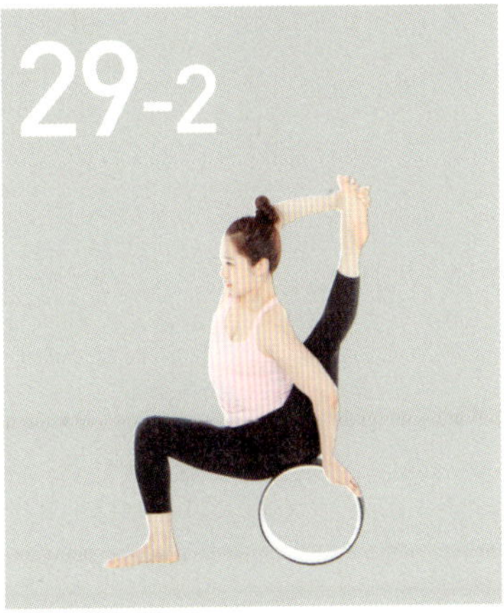　　**29-2**

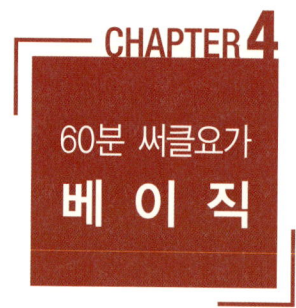

CHAPTER 4
60분 써클요가
베이직

30-1 코브라자세　　**30-2**

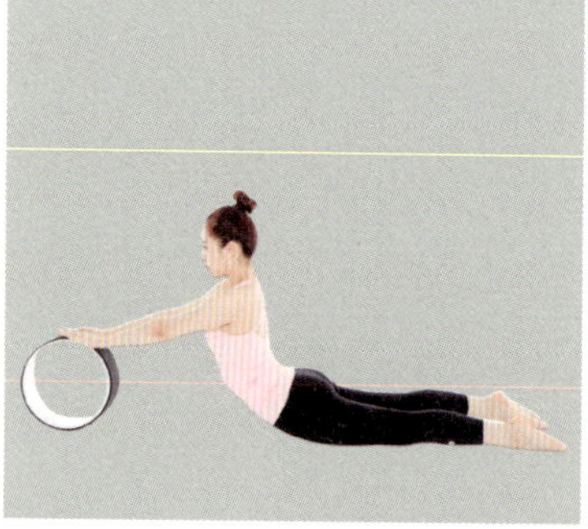

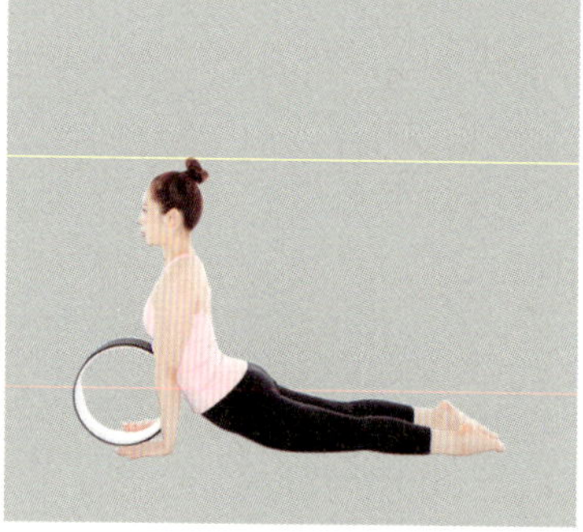

31-1 메뚜기자세 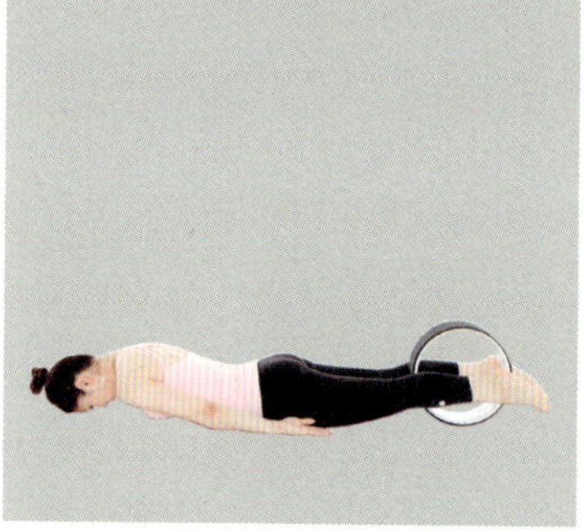　　**31-2** 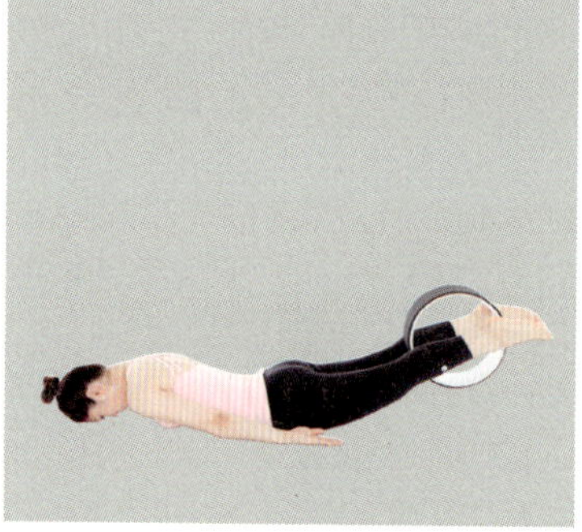　　**32-1** 활자세

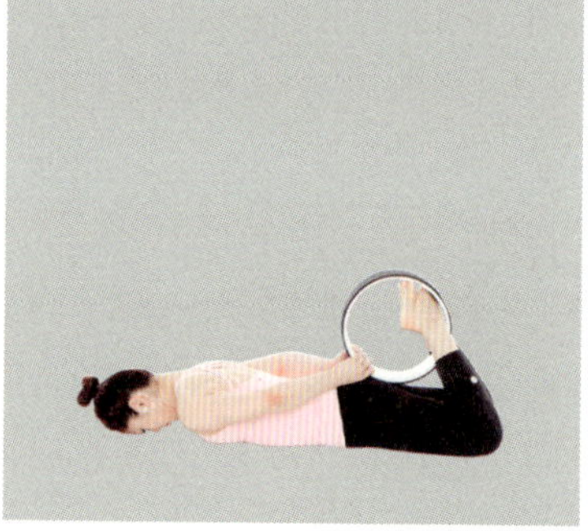

32-2 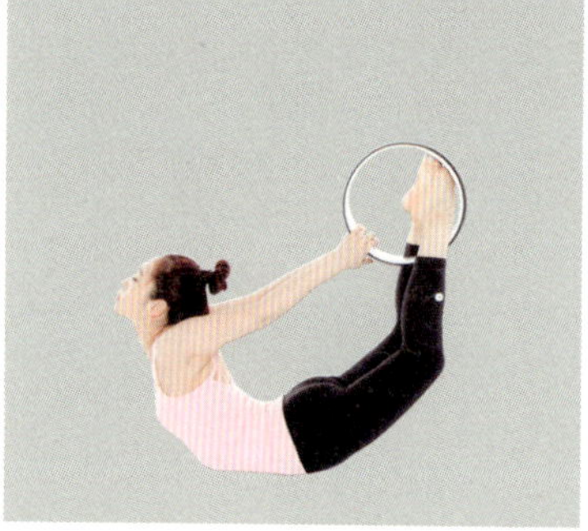　　**33-1** 쟁기자세 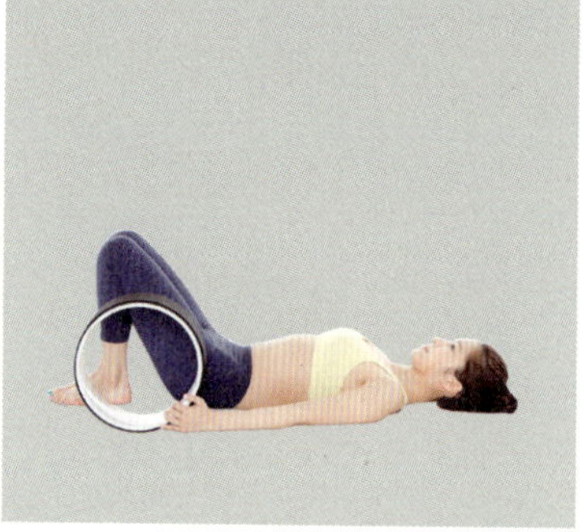　　**33-2**

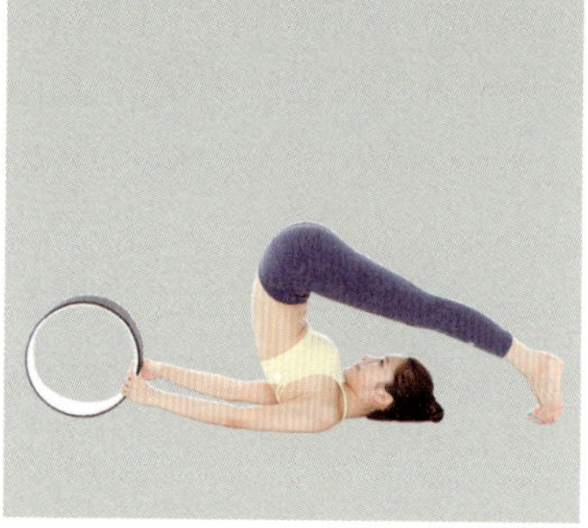

CHAPTER **4**

60분 써클요가_**베이직**

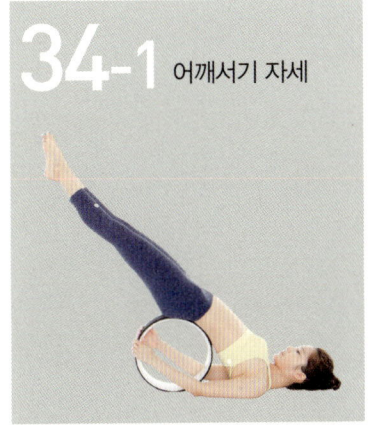
34-1 어깨서기 자세

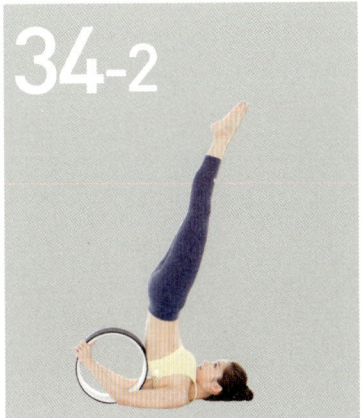
34-2

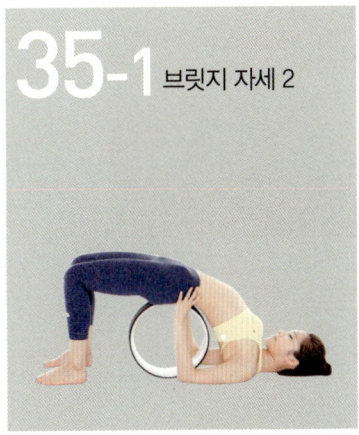
35-1 브릿지 자세 2

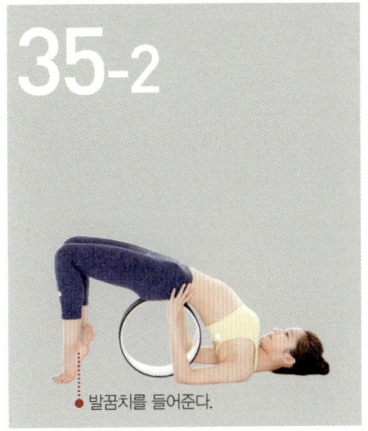
35-2
발꿈치를 들어준다.

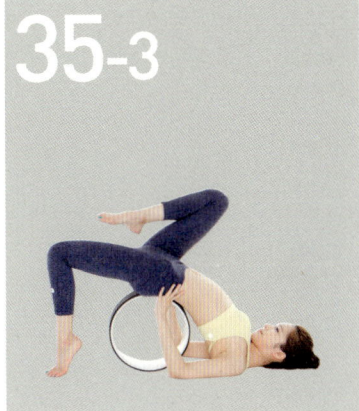
35-3

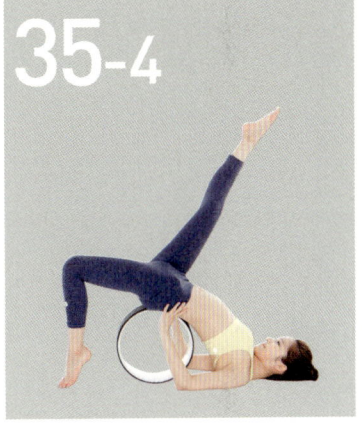
35-4

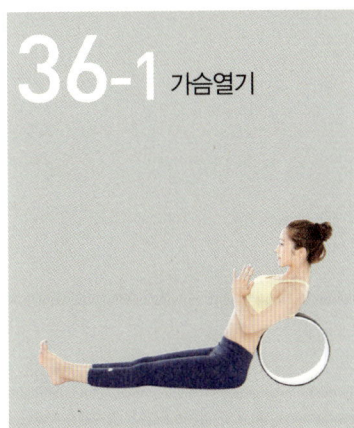
36-1 가슴열기

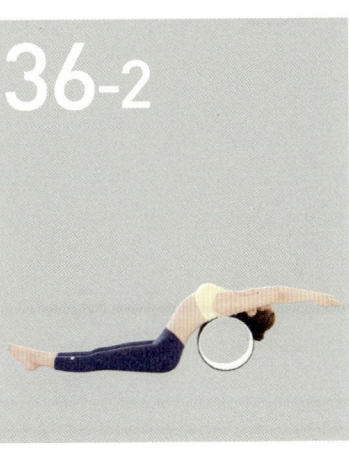
36-2

31-1 메뚜기자세 엎드린 자세에서 양손은 엉덩이 옆에 붙이고 발목 사이에 써클을 끼운다.

31-2 호흡을 내쉬고 마시는 호흡에 엉덩이와 다리를 조여 발끝을 들어올린다. 힙업에 효과가 있다.

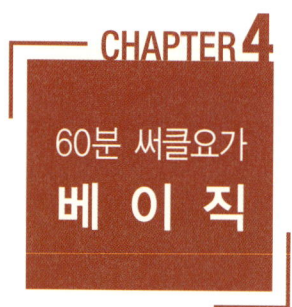

CHAPTER 4

60분 써클요가
베이직

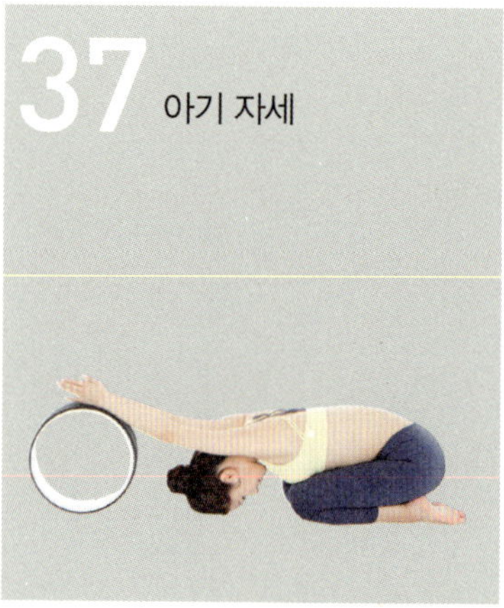

37 아기 자세	38-1 가슴 닿기 자세
38-2	39-1 머리서기 자세
39-2	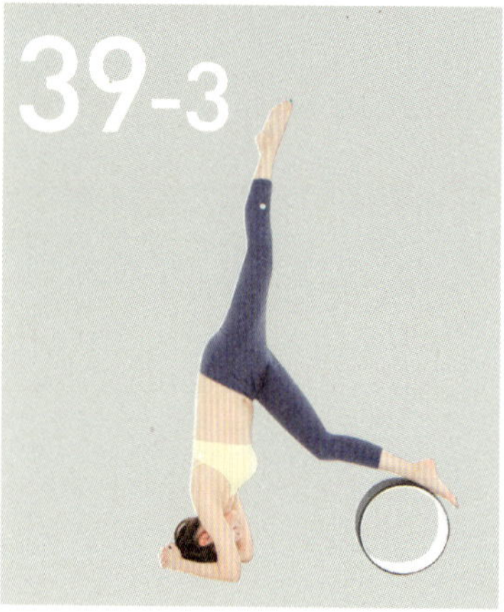
39-3	40-1 아치자세
40-2	

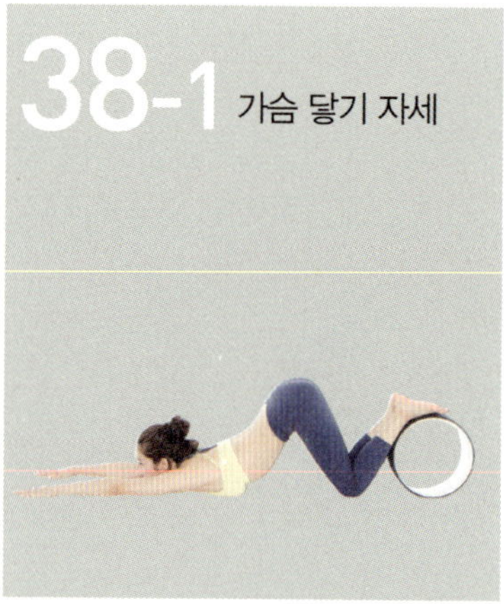

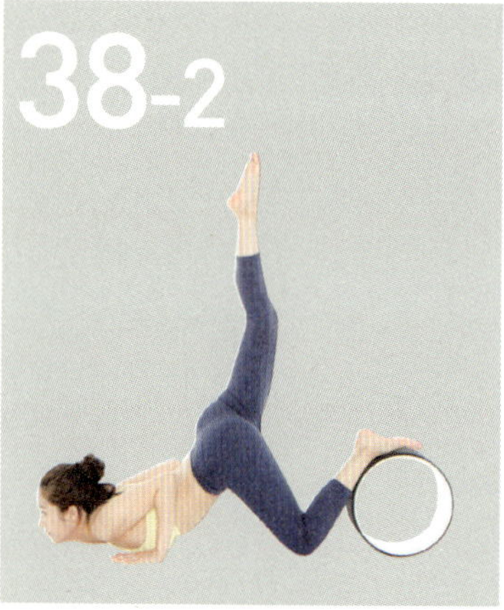

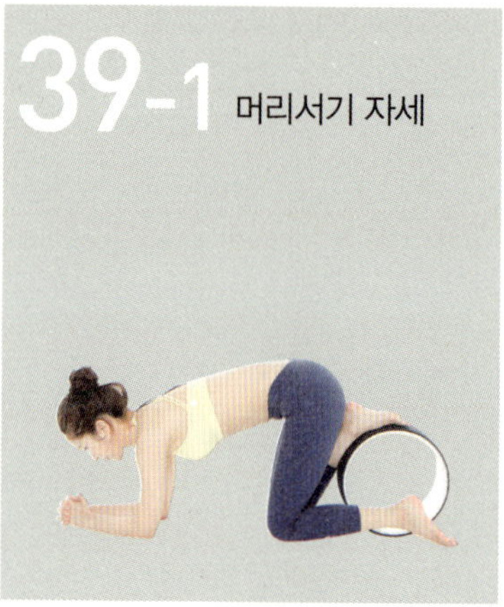

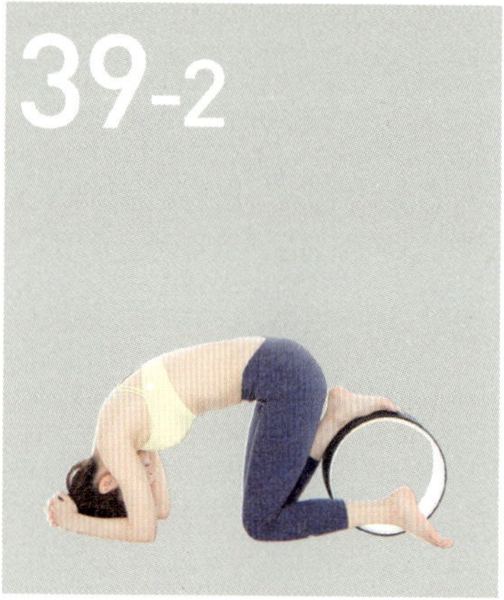

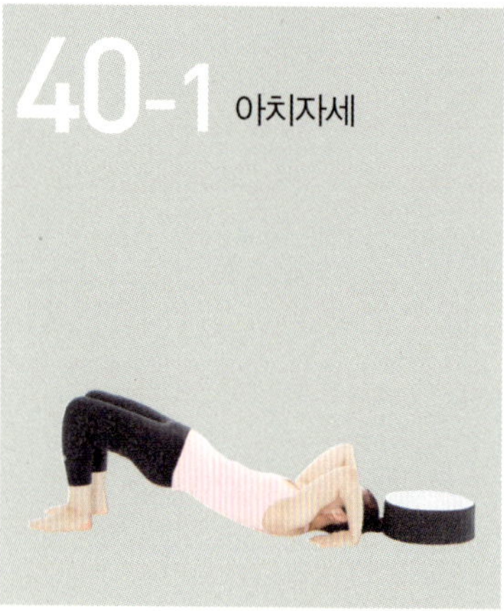

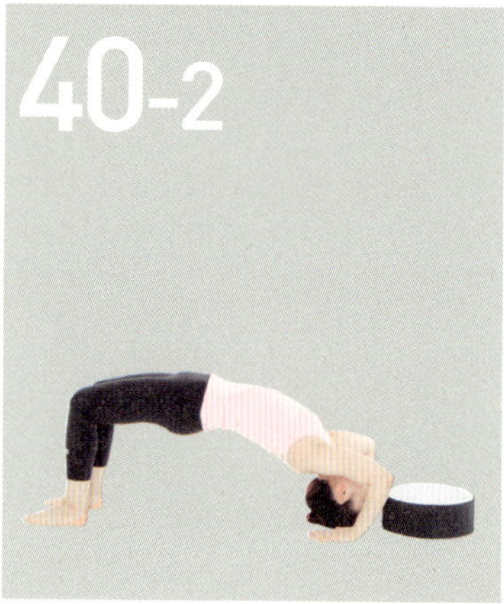

CHAPTER 4

60분 써클요가 _ 베이직

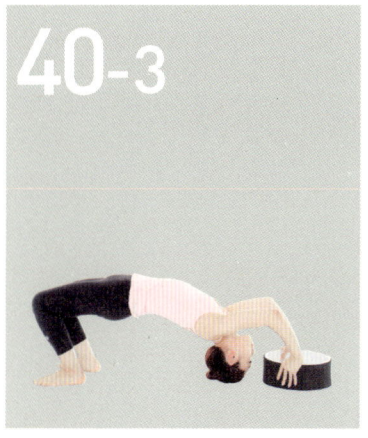

40-3

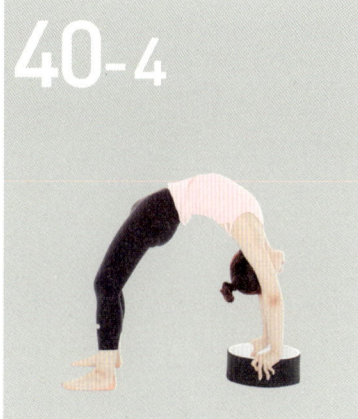

40-4

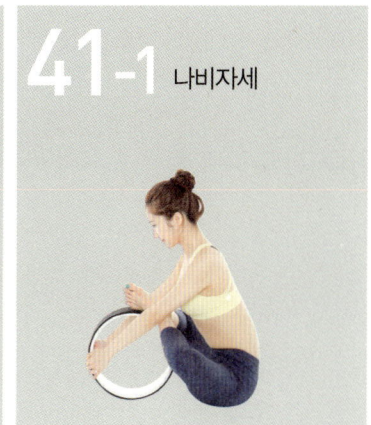

41-1 나비자세

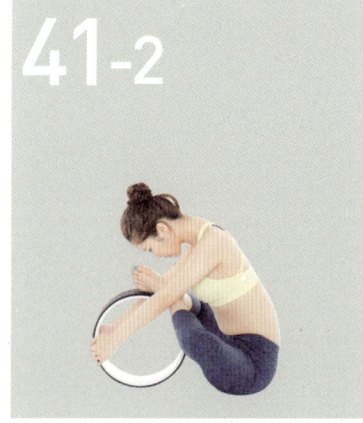

41-2

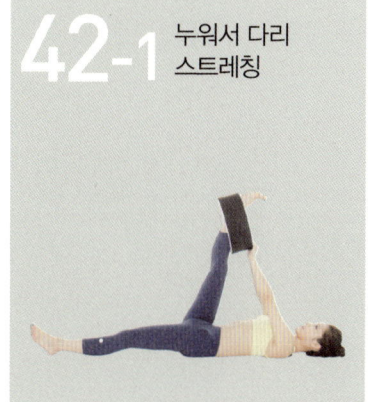

42-1 누워서 다리 스트레칭

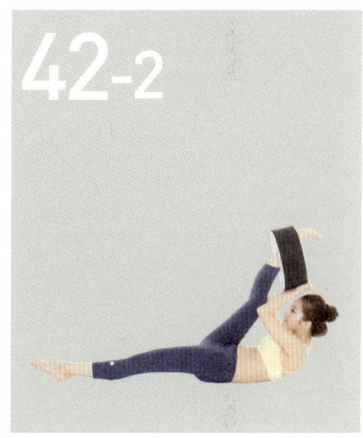

42-2

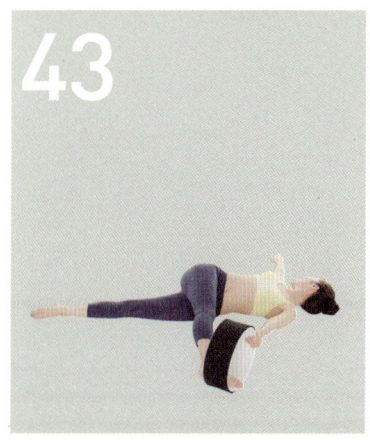

43

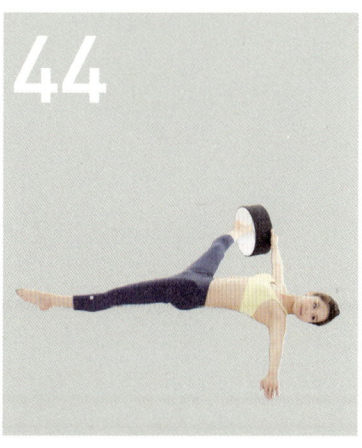

44

40-1, 40-2, 40-3, 40-4 아치자세
무릎을 세우고 누운 자세에서 양 손 끝이 어깨쪽으로 향하게 바닥을 짚는다. 그 다음 정수리가 바닥에 닿도록 한다. 써클을 밀면서 엉덩이와 가슴을 들어올려 아치자세를 만든다. 복부의 힘으로 들어올리는 것이 중요하다. 내려올때는 천천히 다시 정수리부터 바닥에 닿은 다음 뒷통수와 엉덩이를 내려준다.

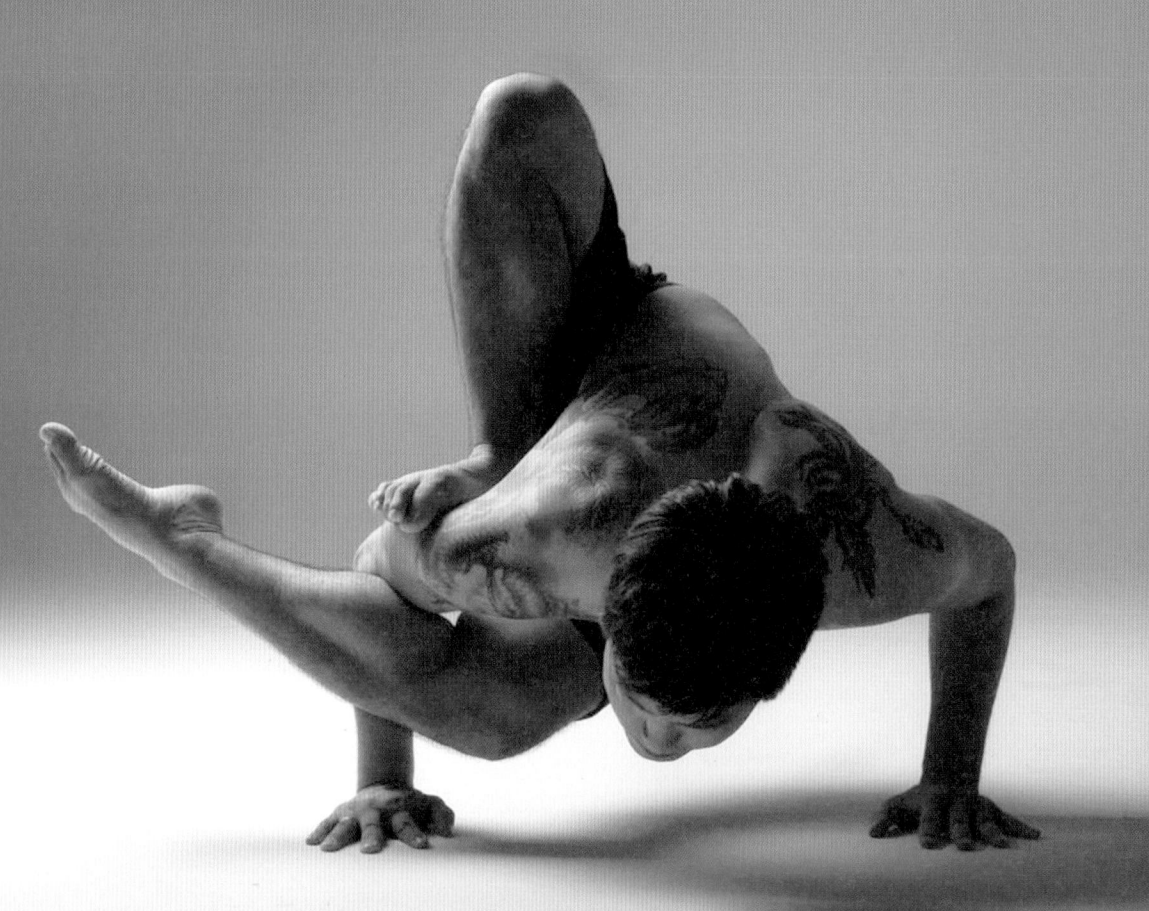

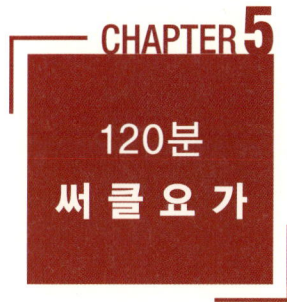

CHAPTER 5
120분 써클요가

120분 인텐시브 써클요가

CHAPTER 5

120분 써클요가

인텐시브

1
2
3
4
5
6
7
8
9
10
11
12

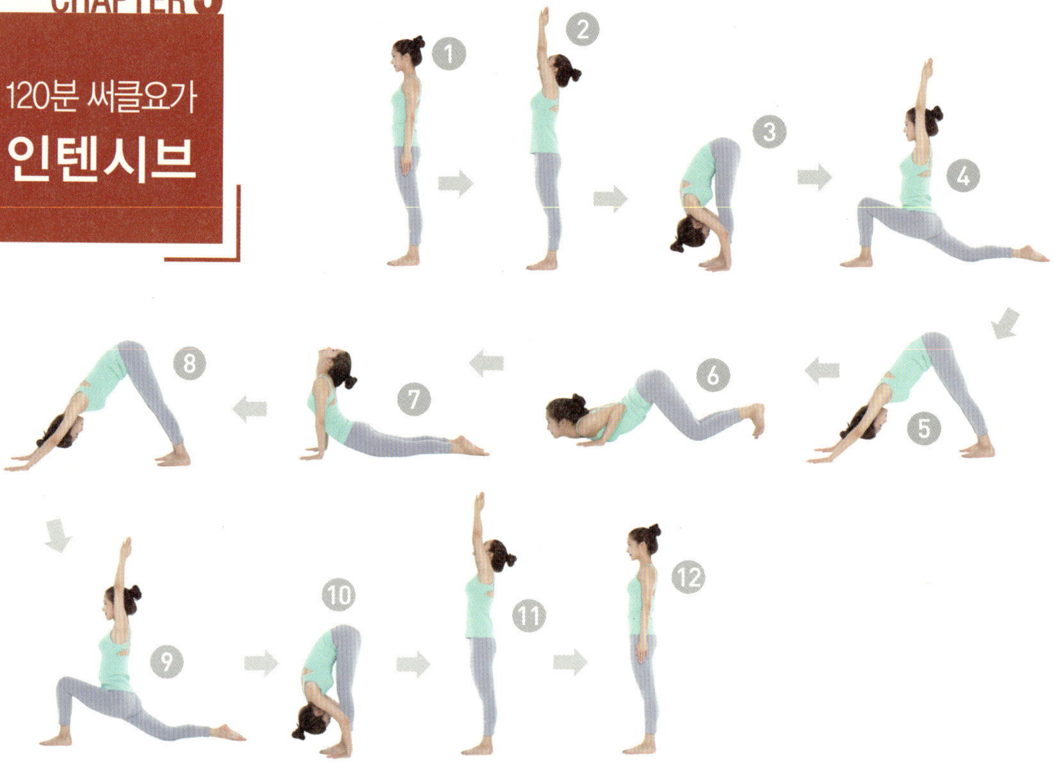

• 수리야나마스까라 한 세트(28~29p 참조)이며 이를 12번 반복하고 다음 동작을 실시한다.

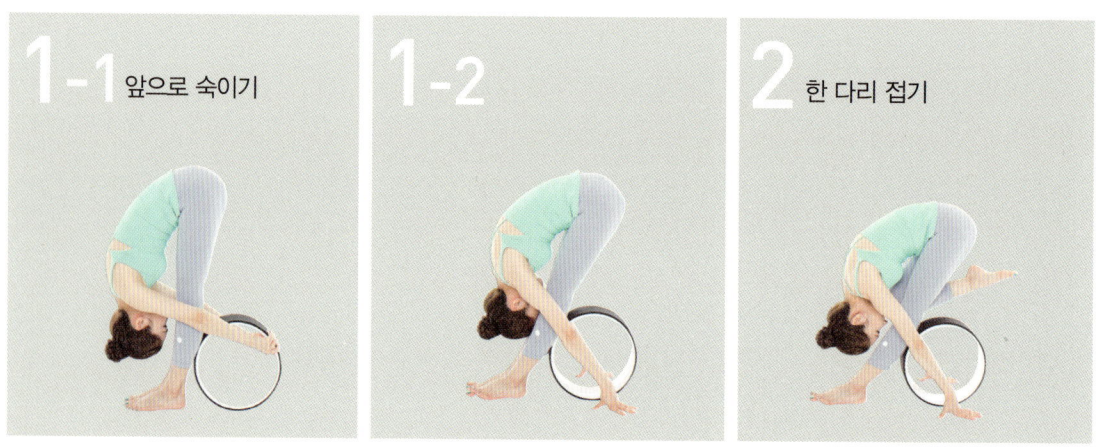

1-1 앞으로 숙이기

1-2

2 한 다리 접기

CHAPTER **5**

120분 써클요가_**인텐시브**

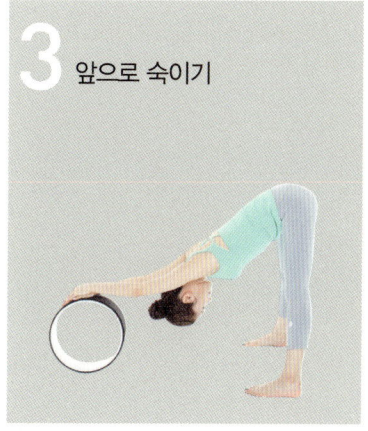

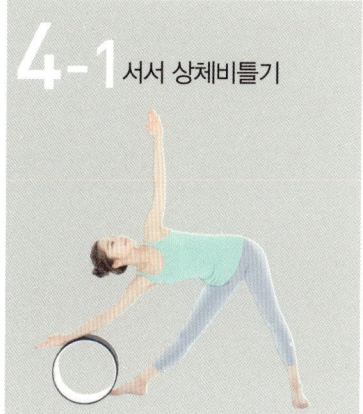

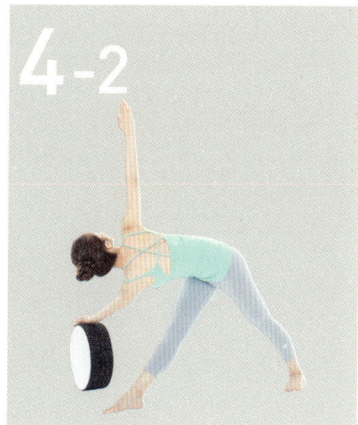

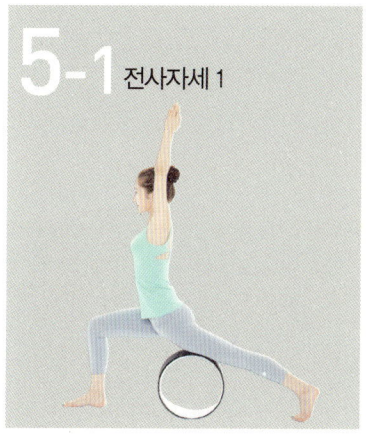

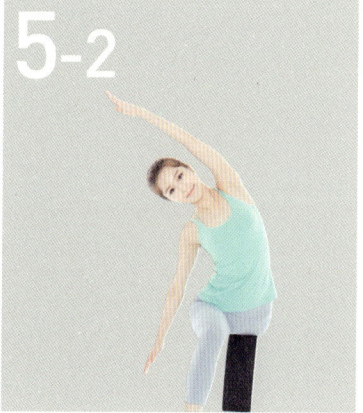

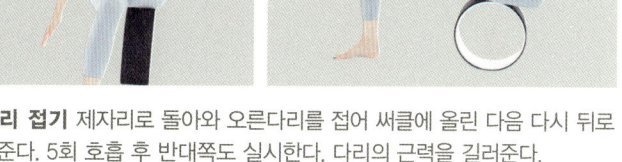

써클을 이용해 120분 동안 수련할 수 있는 고급 아사나로 구성된 시퀀스.

2   **한다리 접기** 제자리로 돌아와 오른다리를 접어 써클에 올린 다음 다시 뒤로 밀어준다. 5회 호흡 후 반대쪽도 실시한다. 다리의 근력을 길러준다.

4-1   **서서 상체비틀기** 오른발은 바깥쪽으로, 왼발은 정면을 바라보며 써클에 오른쪽 손등을 얹고 내쉬면서 써클을 밀며 상체를 기울여준다.

4-2   호흡을 마시며 정면으로 돌아오고 내쉬며 왼손을 써클에 얹고 상체를 숙이며 밀어준다. 상체비틀기는 소화기관을 자극해 변비를 해소한다.

6   **하이런지 변형** 허벅지 아래에 써클을 둔 하이런지 자세에서 왼 무릎을 접고 왼손을 뒤로 뻗어 발등을 잡아준다. 가능하면 팔꿈치를 접어 발등을 몸 쪽으로 지긋이 눌러준다. 허벅지 앞쪽을 강하게 스트레칭 할 수 있다.

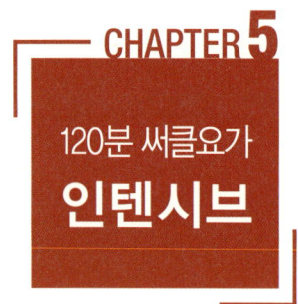

CHAPTER 5

120분 써클요가
인텐시브

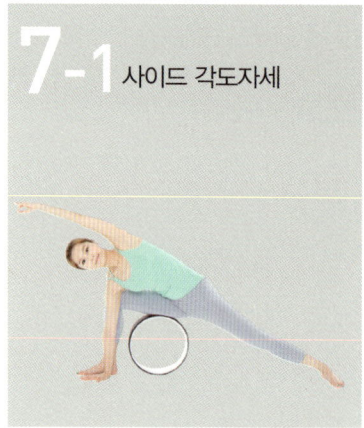

7-1 사이드 각도자세

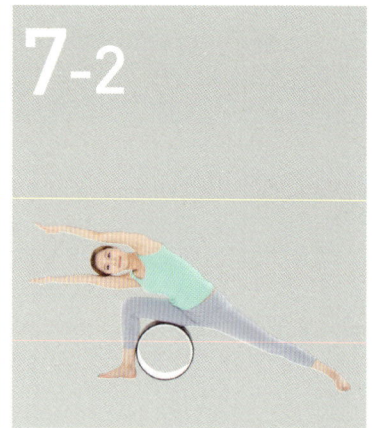

7-2

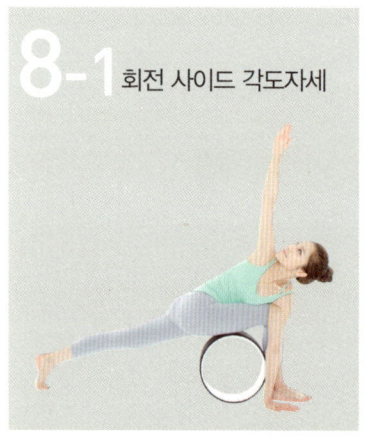

8-1 회전 사이드 각도자세

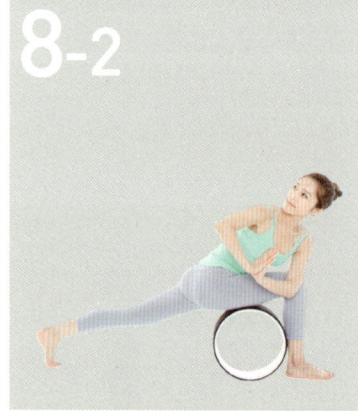

8-2

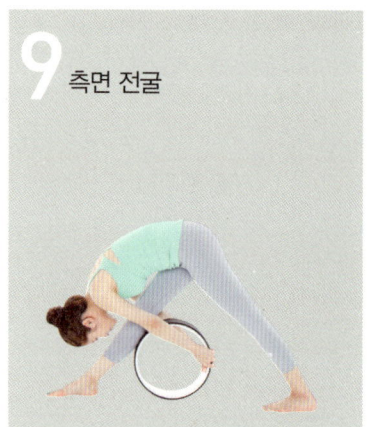

9 측면 전굴

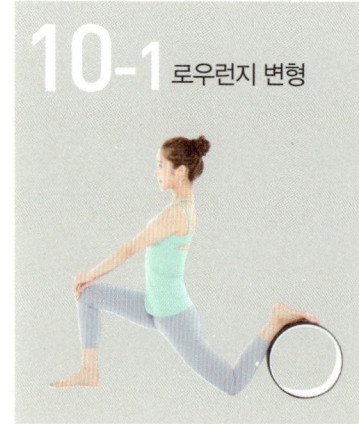

10-1 로우런지 변형

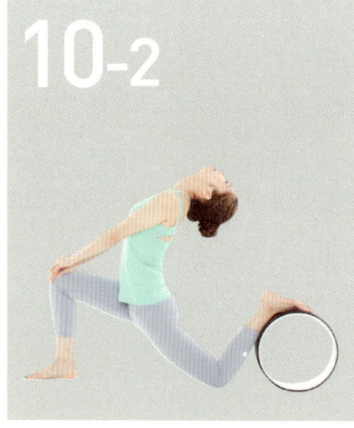

10-2

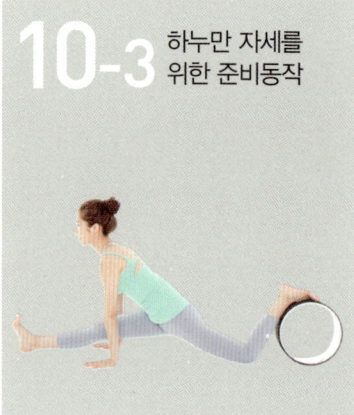

10-3 하누만 자세를 위한 준비동작

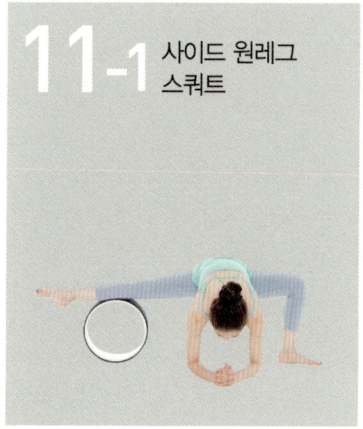

11-1 사이드 원레그 스쿼트

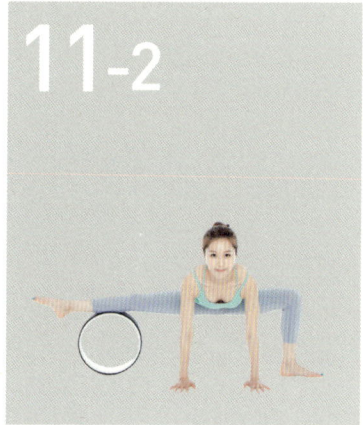

11-2

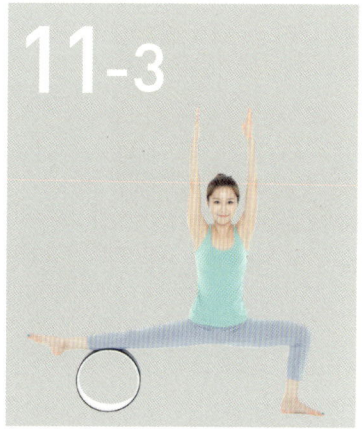

11-3

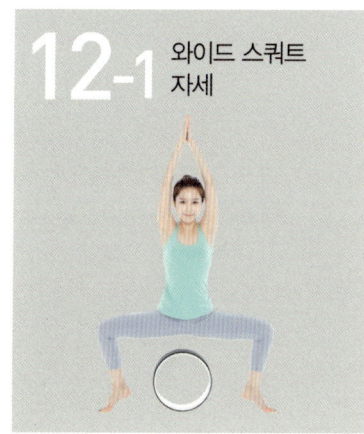

12-1 와이드 스쿼트 자세

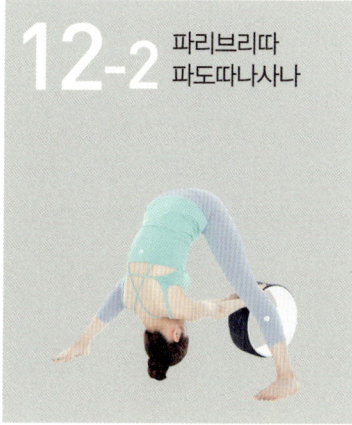

12-2 파리브리따 파도따나사나

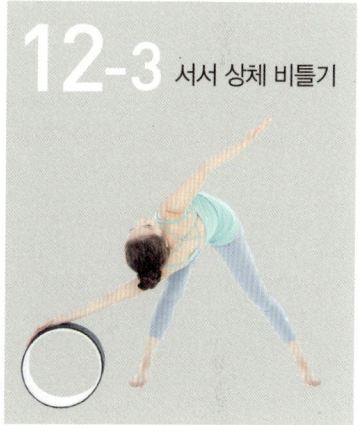

12-3 서서 상체 비틀기

8-1 회전 사이드 각도자세 사이드 각도자세에서 상체를 들어 뒤편으로 돌린 다음 한 손은 바닥을 짚고 한손은 천장으로 뻗는다.

8-2 5회 호흡 후 양손은 합장하고 팔뚝을 허벅지 깊숙이 걸어준다. 혈액순환을 도와준다.

11-1 사이드 원레그 스쿼트 오른쪽 다리는 써클 위로 뻗어 주고, 왼쪽 무릎을 직각으로 한 다음 손깍지를 껴 팔꿈치로 바닥을 짚는다.

11-2 상체를 숙여 바닥을 짚은 다음 왼쪽 발꿈치를 높이 들어준다.

11-3 양손을 머리 위로 쭉 뻗는다. 반대쪽도 실시한다.

CHAPTER 5

120분 써클요가
인텐시브

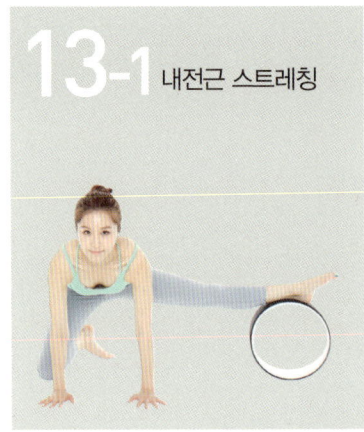

13-1 내전근 스트레칭

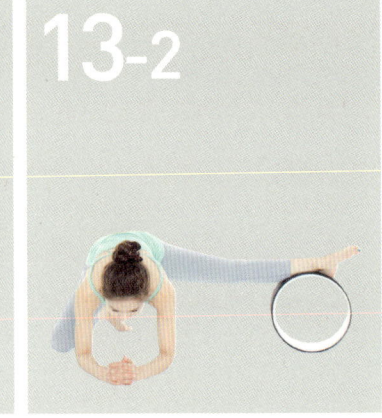

13-2

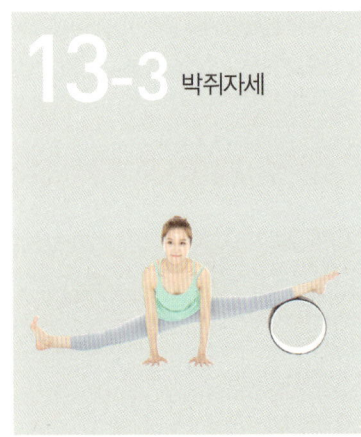

13-3 박쥐자세

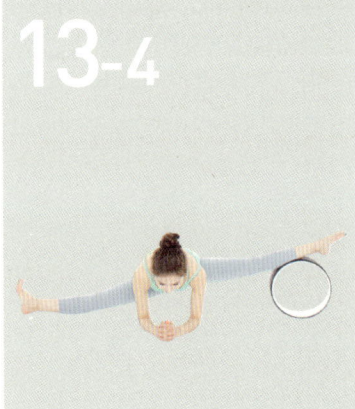

13-4

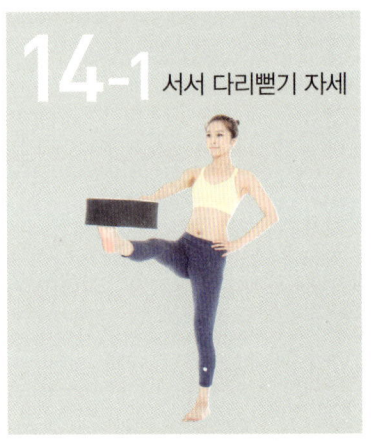

14-1 서서 다리뻗기 자세

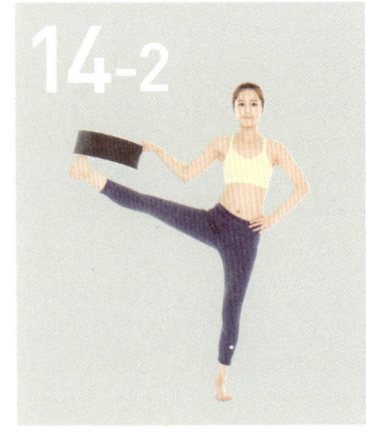

14-2

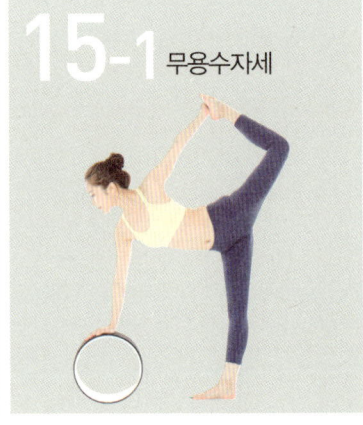

15-1 무용수자세

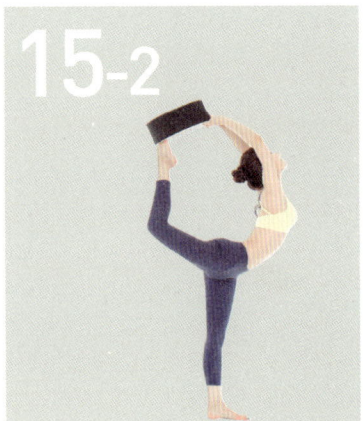

15-2

CHAPTER 5

120분 써클요가_**인텐시브**

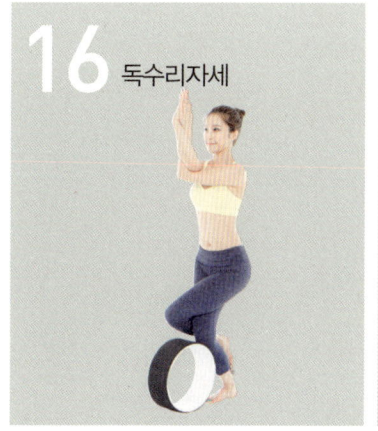

16 독수리자세

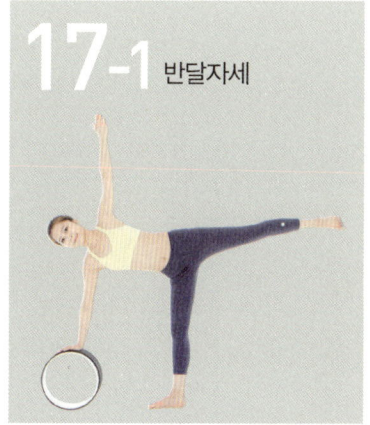

17-1 반달자세

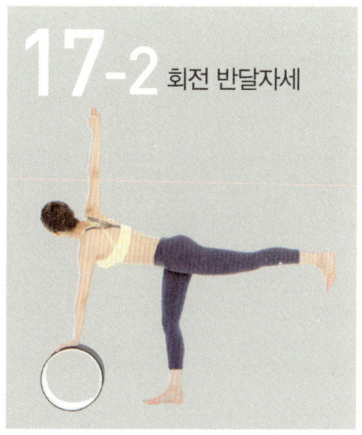

17-2 회전 반달자세

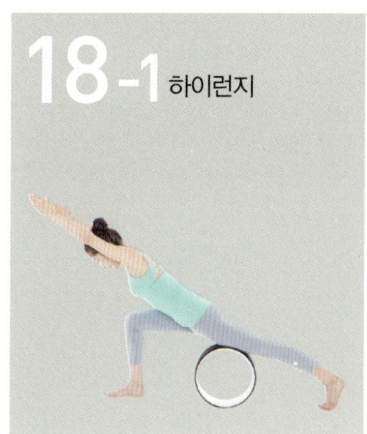

18-1 하이런지

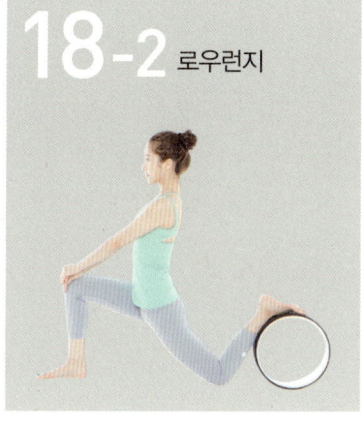

18-2 로우런지

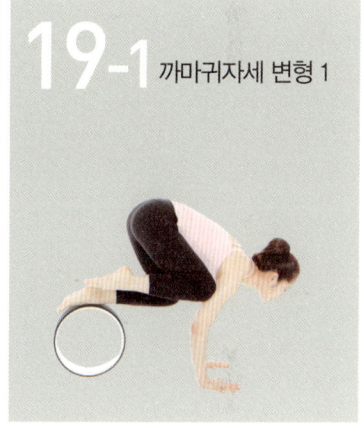

19-1 까마귀자세 변형 1

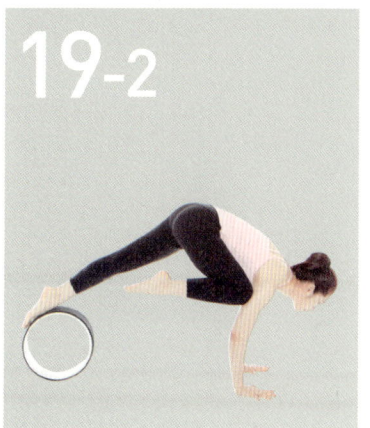

19-2

14-1, 14-2 서서 다리뻗기 자세 선 자세에서 오른발에 써클을 걸고 앞으로 뻗어준다. 5번 호흡 후 천천히 오른쪽으로 완전히 돌려준다. 무게 중심이 흔들리지 않도록 주의한다. 주의력을 길러주고 발의 아치 모양을 살려준다.

19-1 까마귀자세 변형 1 양손은 바닥을 짚고 왼쪽 발등을 써클 위로 올리고 왼무릎은 겨드랑이 깊숙이 끼워준다.

19-2 골반이 틀어지지 않도록 천천히 다리를 펴며 써클을 뒤로 밀어준다. 균형 감각을 기를 수 있다.

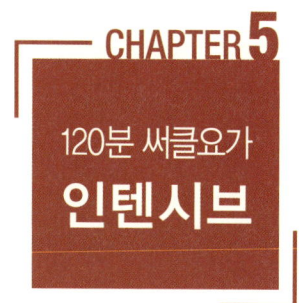

CHAPTER 5
120분 써클요가
인텐시브

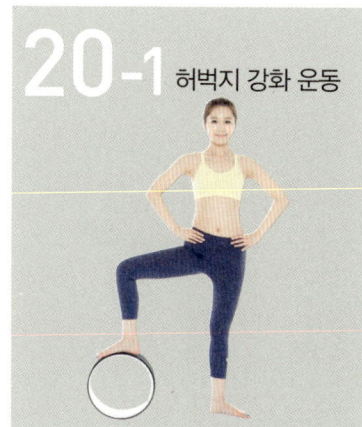

20-1 허벅지 강화 운동

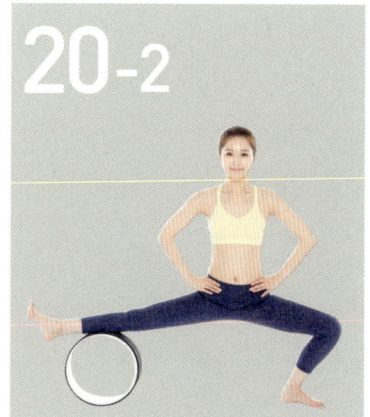

20-2

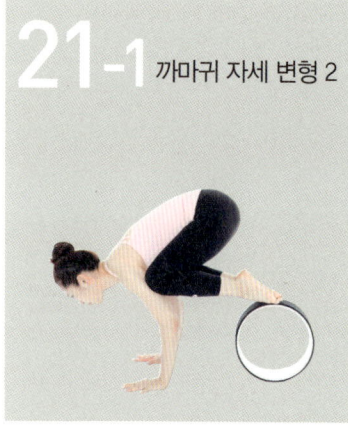

21-1 까마귀 자세 변형 2

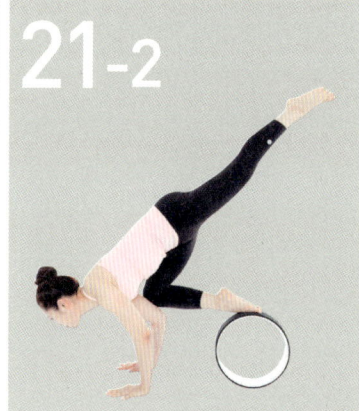

21-2

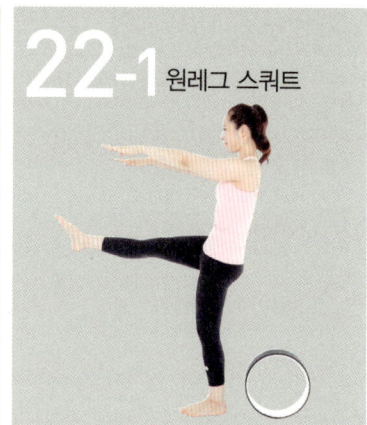

22-1 원레그 스쿼트

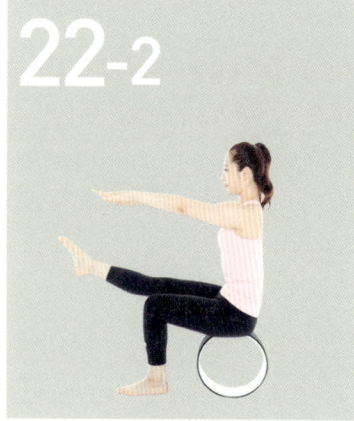

22-2

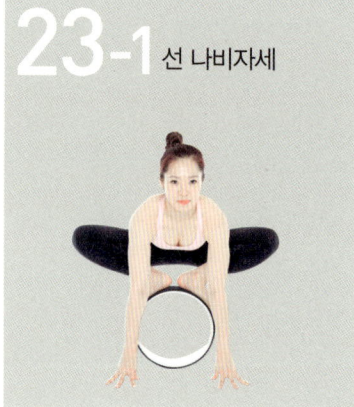

23-1 선 나비자세

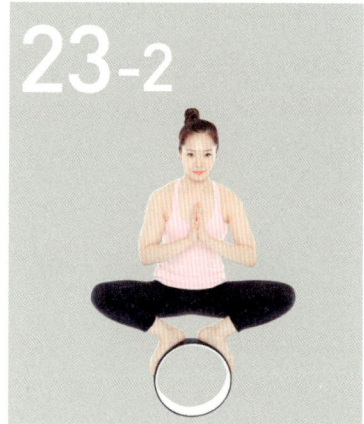

23-2

CHAPTER 5

120분 써클요가_**인텐시브**

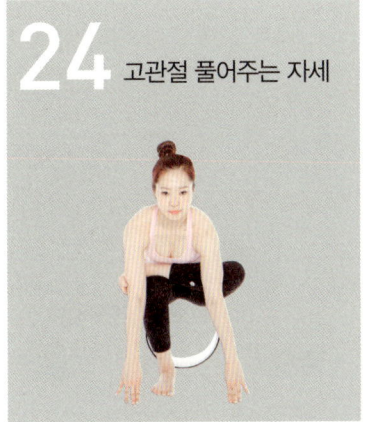
24 고관절 풀어주는 자세

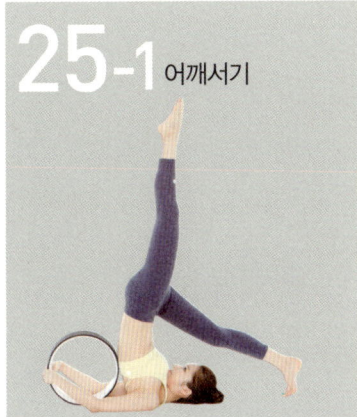
25-1 어깨서기

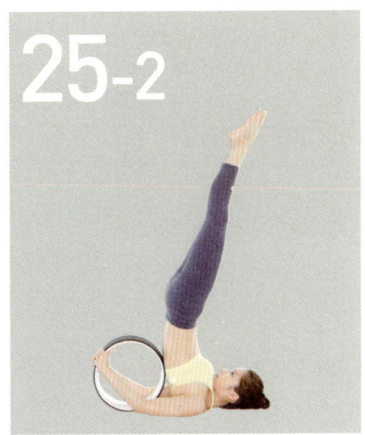
25-2

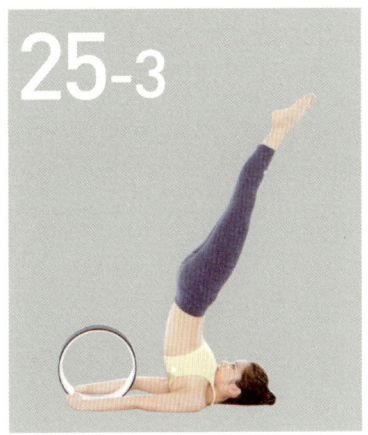
25-3

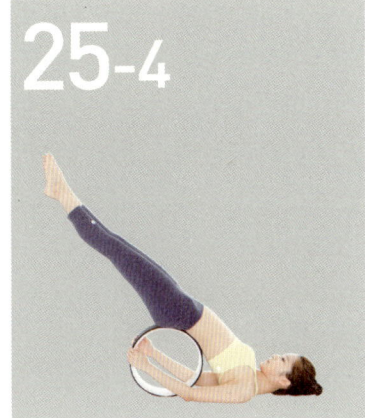
25-4

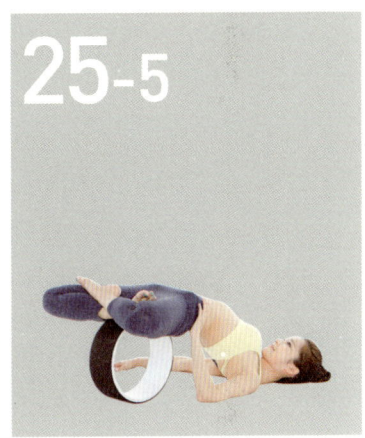
25-5

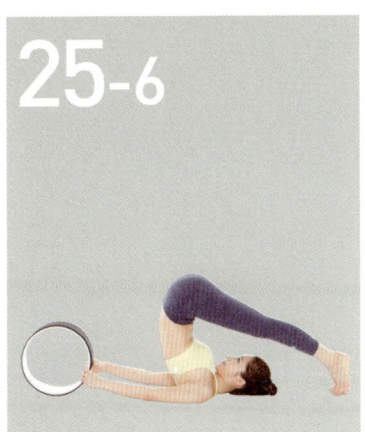
25-6

20-1 허벅지 강화 운동 오른쪽 무릎이 바깥쪽으로 향하도록 써클 위에 발을 올려준다.

20-2 호흡을 내쉬며 오른쪽 다리로 써클을 밀어 종아리 아래에 위치하도록 하고 왼쪽 무릎을 굽혀 아래로 내려간다. 이때 복근과 허벅지의 힘을 이용한다.

24 고관절 풀어주는 자세 써클 위에 앉아 왼쪽 무릎을 접어 발목이 오른쪽 무릎 위로 올라오도록 한다. 내쉬는 호흡에 상체를 숙여 손끝이 바닥에 닿도록 한다. 골반 근육을 강하게 이완해 준다.

CHAPTER 5
120분 써클요가
인텐시브

26 브릿지자세 1

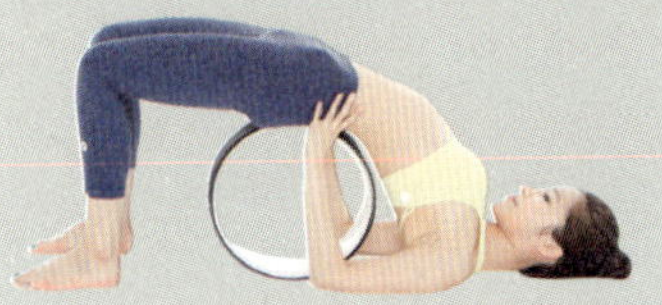

27 브릿지자세 2

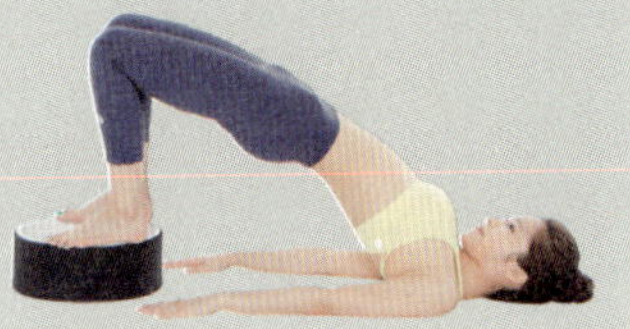

28-1 등 스트레칭 1

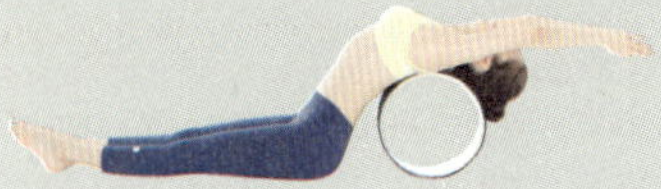

28-2

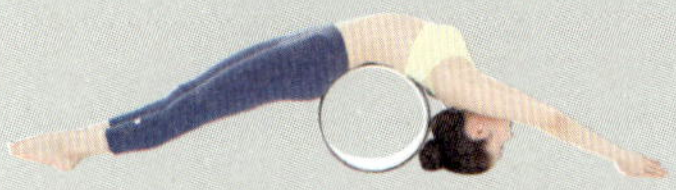

29-1 앞으로 숙이기

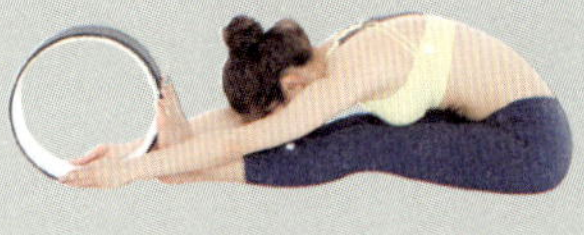

29-2 옆구리 스트레칭

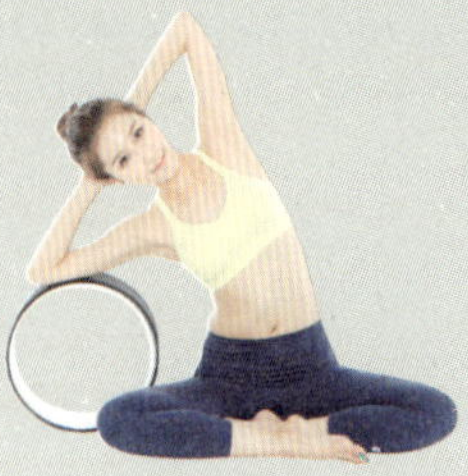

29-3 옆구리 스트레칭 팔 변형

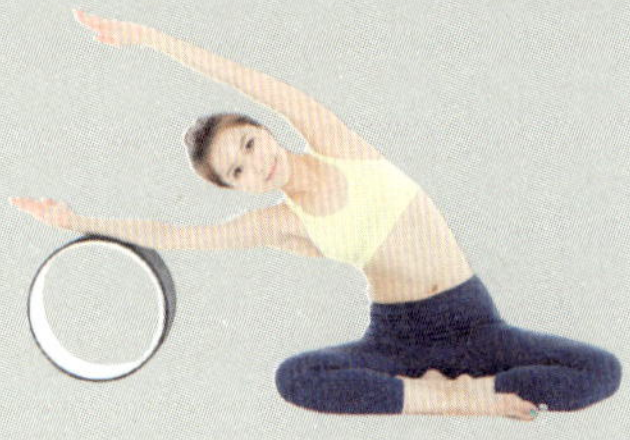

29-4 상체 비틀기

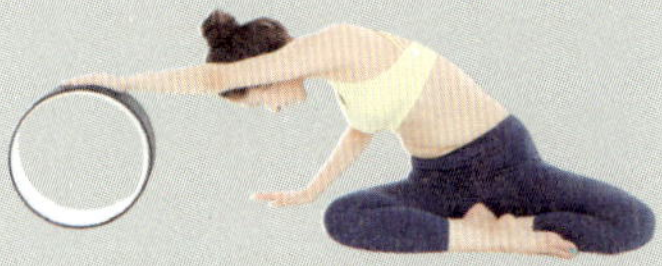

CHAPTER 5
120분 써클요가_인텐시브

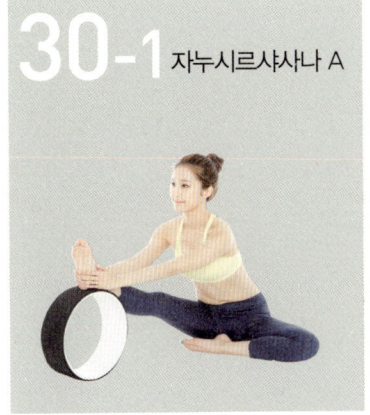
30-1 자누시르샤사나 A

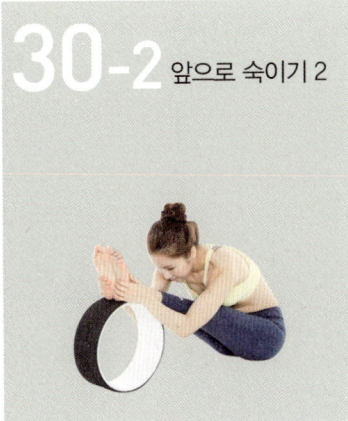
30-2 앞으로 숙이기 2

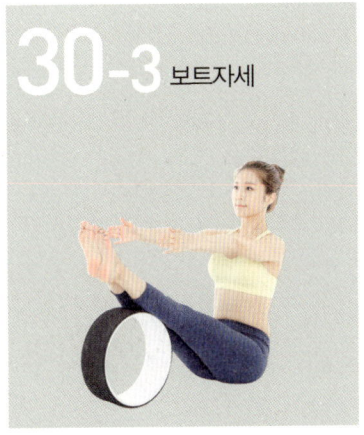
30-3 보트자세

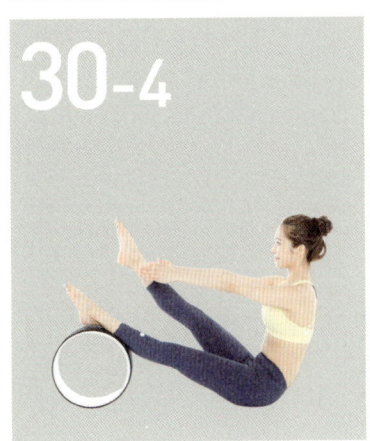
30-4

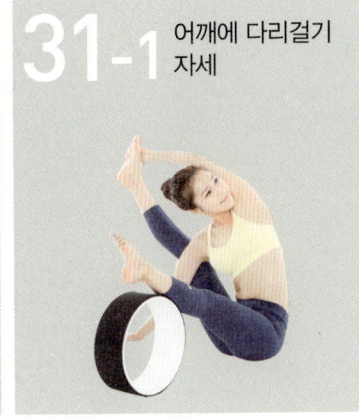
31-1 어깨에 다리걸기 자세

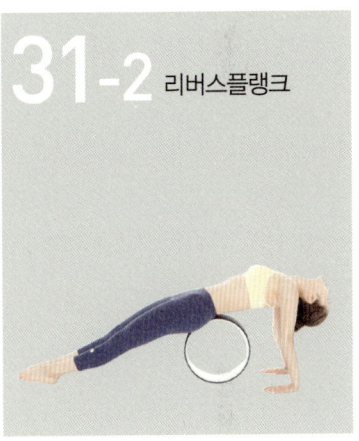
31-2 리버스플랭크

26 **브릿지자세 1** 브릿지자세를 만든 후 써클을 천골 아래에 둔다. 팔꿈치로 바닥을 지탱하고 호흡을 할수록 엉덩이를 조여 더 높이 올려보되 목이 눌리지 않게 조심한다. 하체 근력을 높여준다.

27 **브릿지 자세 2** 힙업에 효과적이다. 바닥에 누워 써클 위에 양발을 올려둔다. 내쉬는 호흡에 엉덩이의 힘으로 높게 들어올린다. 다리는 안쪽으로 조이고 엉덩이도 계속 조여준다. 1분 유지 후 돌아온다.

28-1 등 스트레칭 1 써클을 등 뒤에 대고 합장한 뒤 상체만 뒤로 누워준다.

28-2 마시는 호흡에 복부의 힘으로 엉덩이를 들어올린다. 등 근육을 이완해준다.

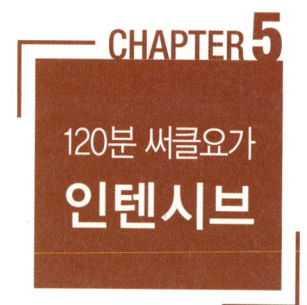

CHAPTER 5

120분 써클요가
인텐시브

32-1 사이드 스트레칭 1
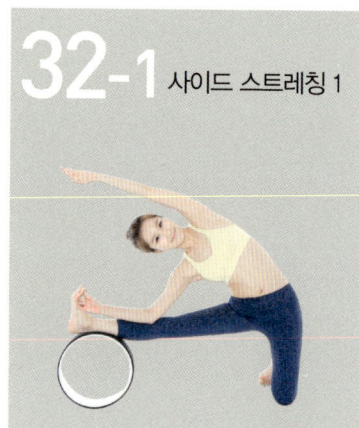

32-2
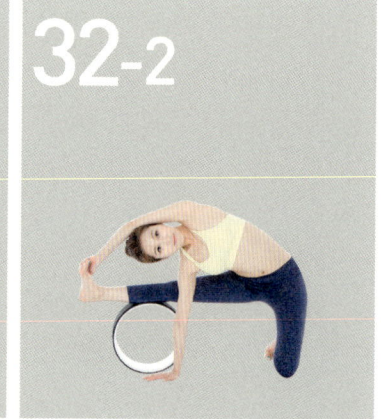

32-3 박쥐자세
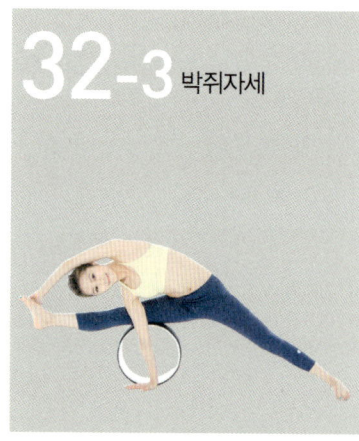

32-4 사이드 스트레칭 2
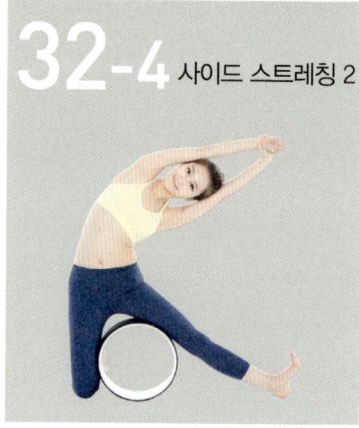

33-1 나비자세
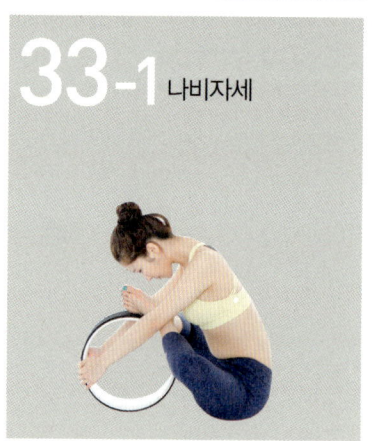

33-2 고관절 스트레칭
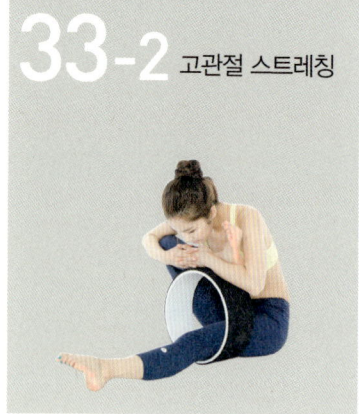

34 박쥐자세
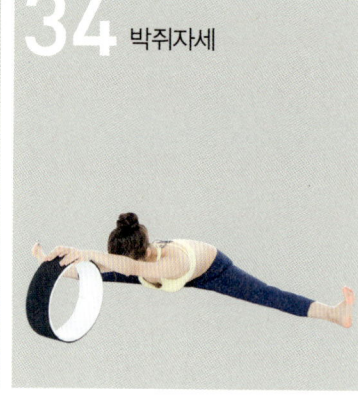

35-1 허리강화 운동
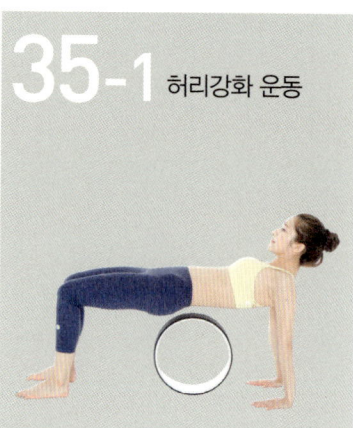

CHAPTER 5
120분 써클요가_ **인텐시브**

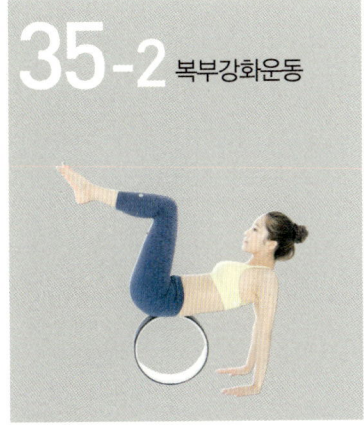
35-2 복부강화운동

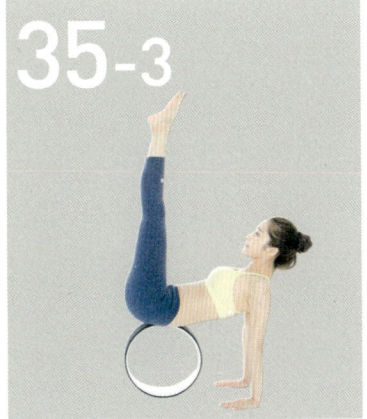
35-3

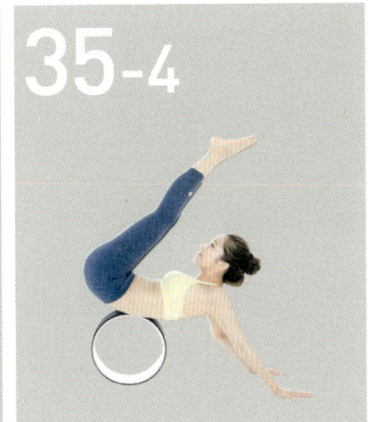
35-4

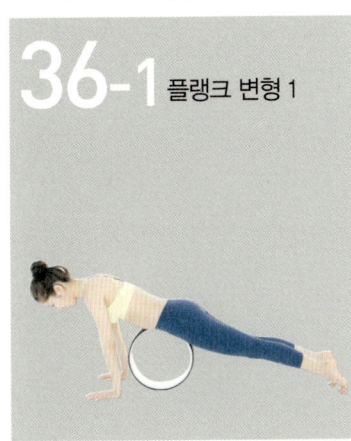
36-1 플랭크 변형 1

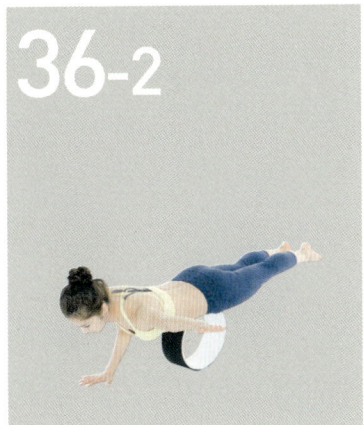
36-2

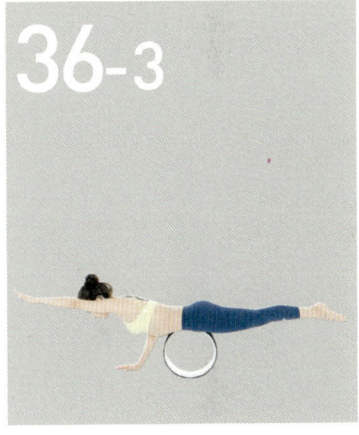
36-3

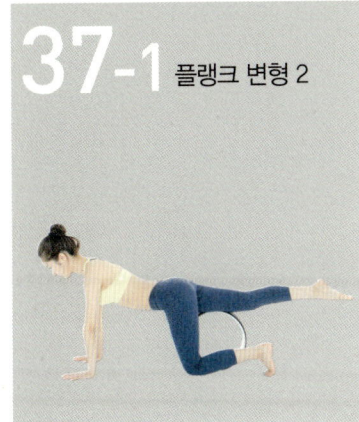
37-1 플랭크 변형 2

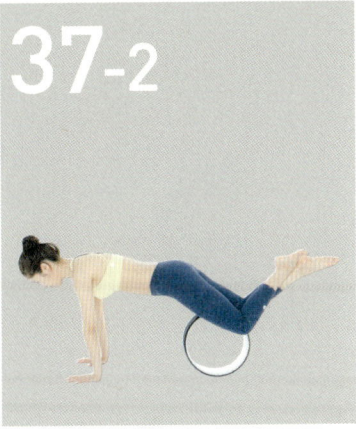
37-2

34 박쥐자세 써클을 다리 앞쪽에 두고 양 다리를 넓게 벌려주며 발끝은 위로 향한다. 호흡을 내쉬며 써클을 밀며 앞으로 내려간다. 이 때 허리가 굽지 않고 무릎이 바닥에서 뜨지 않도록 한다. 박쥐자세는 생리통을 완화하며 다리 라인을 가꿔준다.

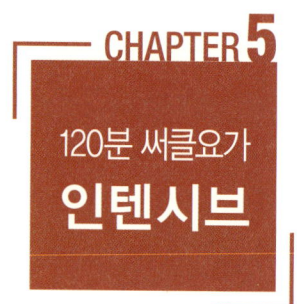

CHAPTER 5
120분 써클요가
인텐시브

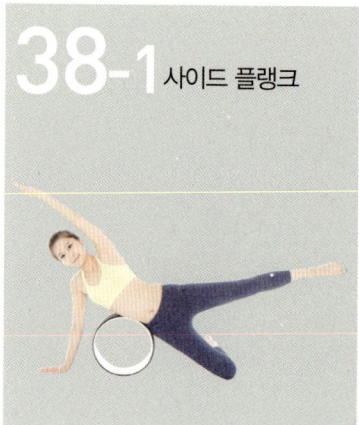

38-1 사이드 플랭크

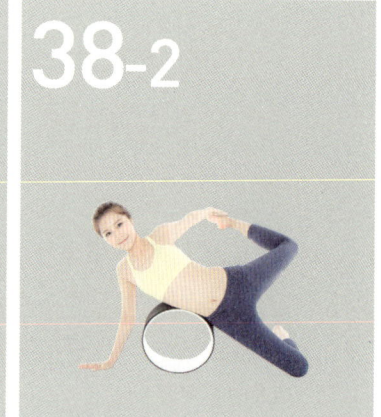

38-2

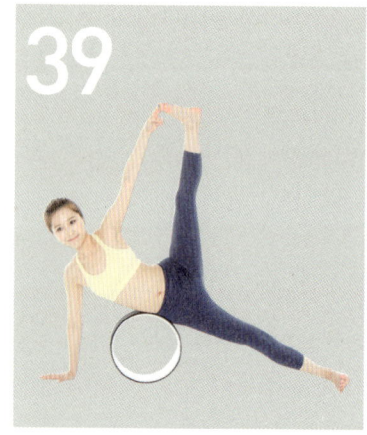

39

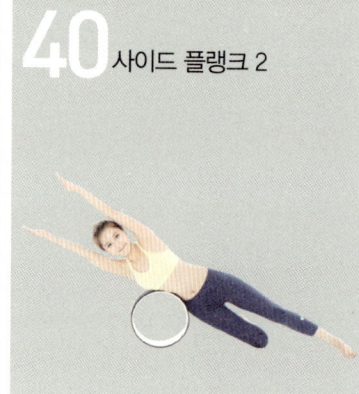

40 사이드 플랭크 2

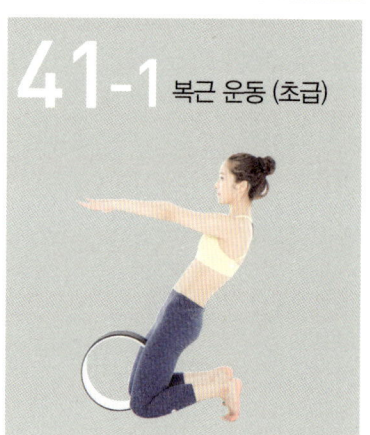

41-1 복근 운동 (초급)

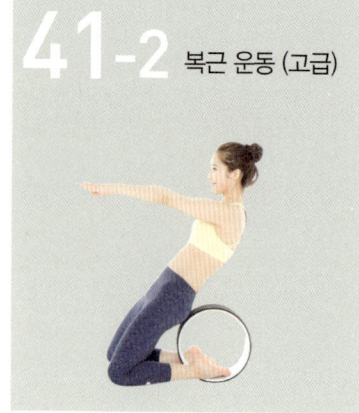

41-2 복근 운동 (고급)

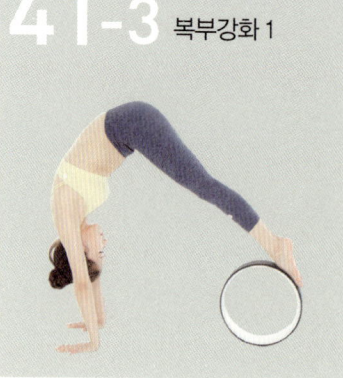

41-3 복부강화 1

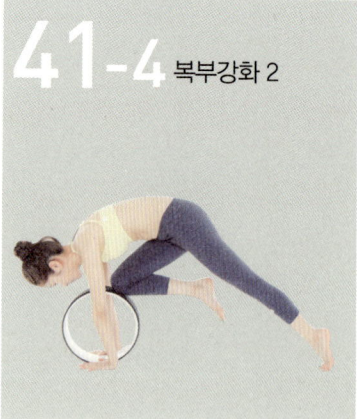

41-4 복부강화 2

CHAPTER 5

120분 써클요가_인텐시브

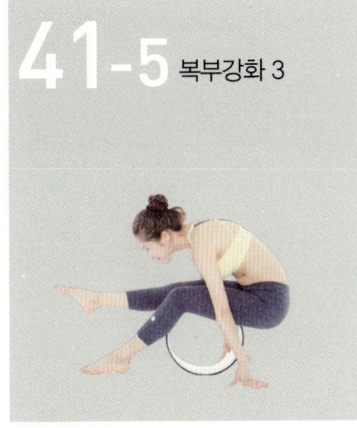
41-5 복부강화 3

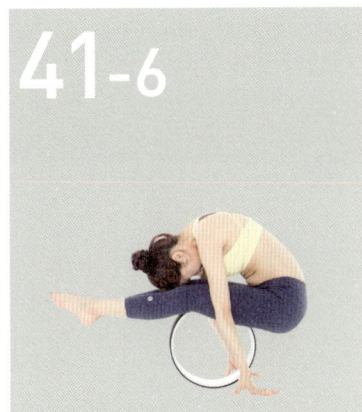
41-6

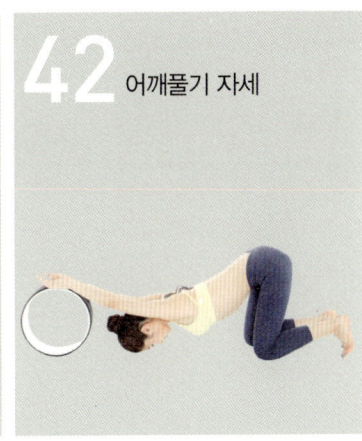
42 어깨풀기 자세

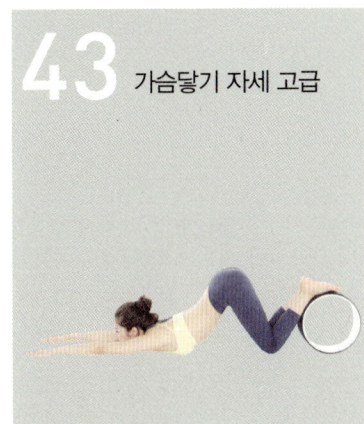
43 가슴닿기 자세 고급

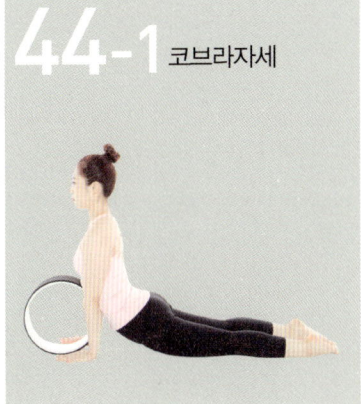
44-1 코브라자세

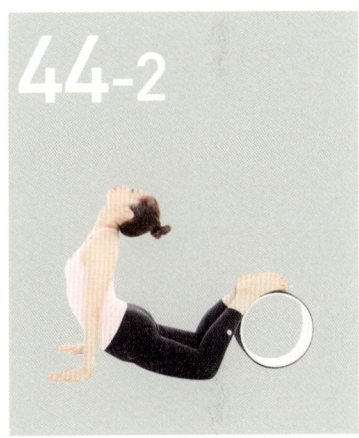
44-2

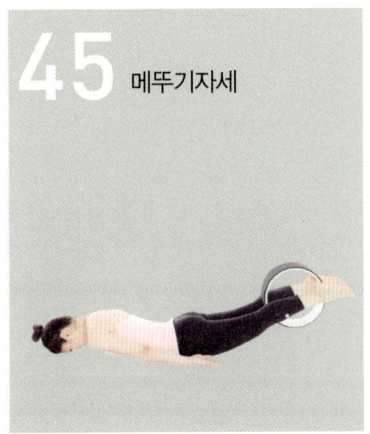
45 메뚜기자세

38-1 사이드 플랭크 테이블탑 자세에서 써클을 아랫배 아래에 둔다. 왼쪽으로 몸을 돌리며 왼손은 귀 옆으로 뻗어주고 왼 다리도 뻗어 멀리 짚어준다. 왼 다리를 천장쪽으로 그대로 들어 올려준다.

38-2 30초간 유지 후 고급자는 왼쪽 다리를 접고 왼손을 뒤로 뻗어 발등을 잡아 유지해본다. 반대편도 실시한다. 하체의 바깥 부분, 옆구리라인을 정리하고 팔의 근력을 높인다.

42 어깨풀기 자세 무릎과 발끝은 바닥, 머리위로 써클을 두어 양손으로 잡고 상체를 길게 늘리며 내려준다. 다음 무릎을 꿇고 앉아 그 위로 상체와 머리를 편안하게 내려놓고 편하게 호흡하며 잠시 휴식한다.

CHAPTER 5
120분 써클요가
인텐시브

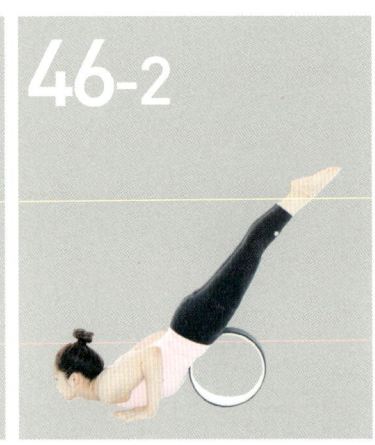

46-1 허리강화 운동

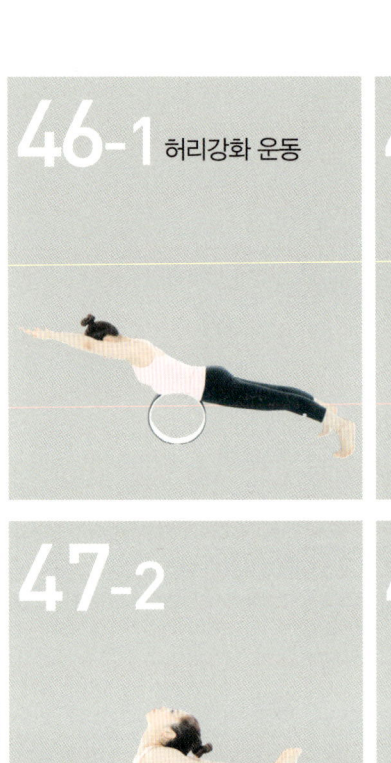

46-2

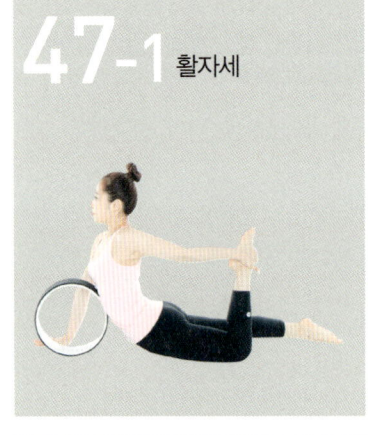

47-1 활자세

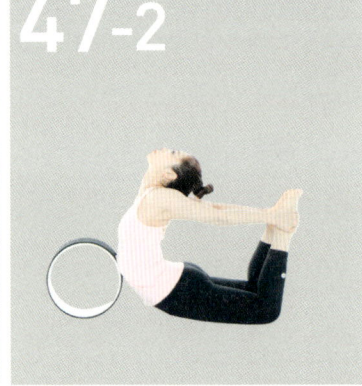

47-2

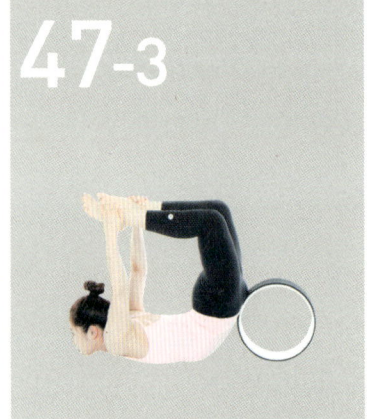

47-3

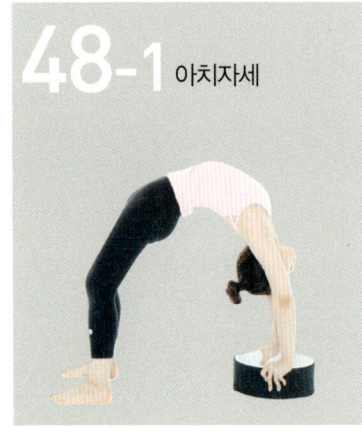

48-1 아치자세

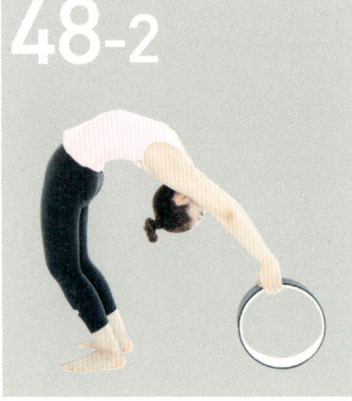

48-2

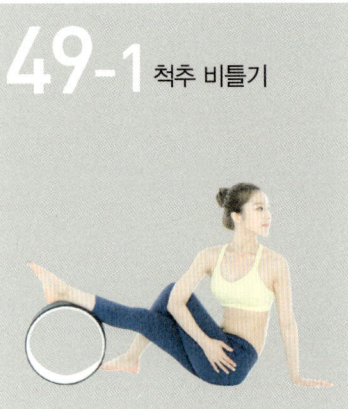

49-1 척추 비틀기

CHAPTER **5**

120분 써클요가_**인텐시브**

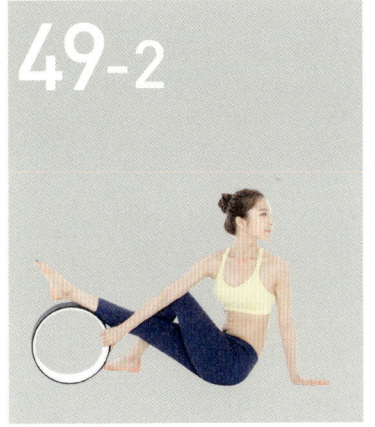

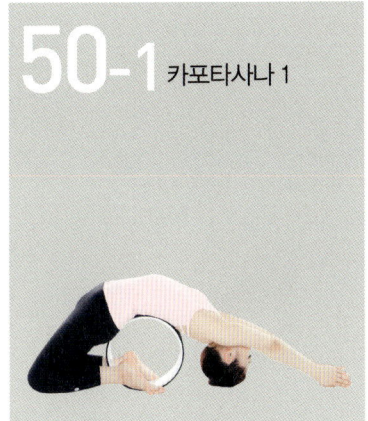

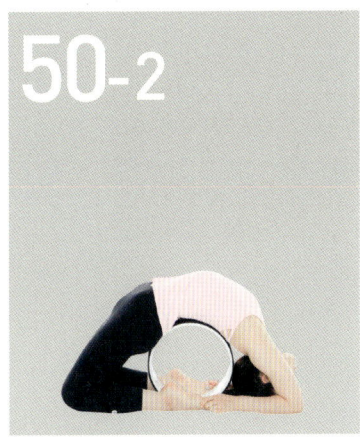

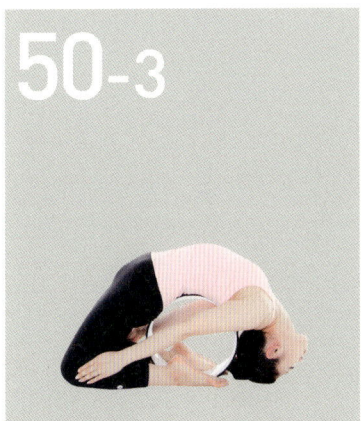

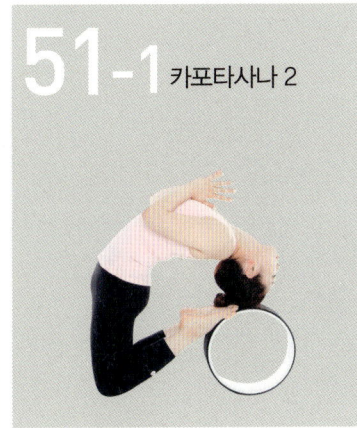

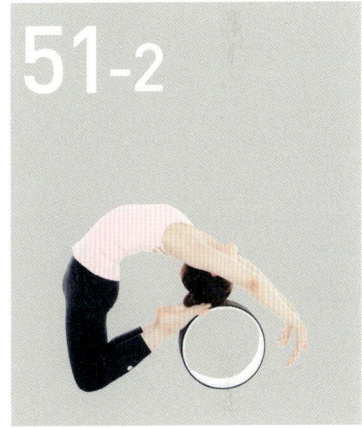

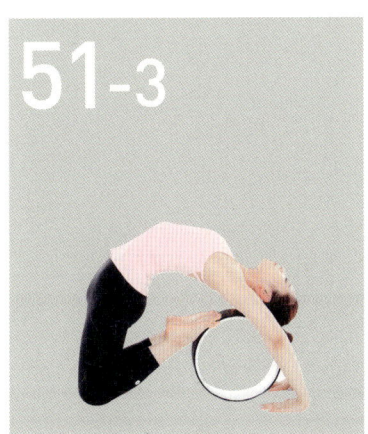

51-1 카포타사나2 무릎으로 서서 발등을 써클 위로 올린 다음 상체를 뒤로 젖혀 머리와 발이 닿도록 한다.

51-2 합장한 손을 머리 위로 뻗어준다.

51-3 천천히 바닥에 닿도록 내려간다. 허리가 과하게 꺾이지 않도록 주의한다. 척추를 강화할 수 있다.

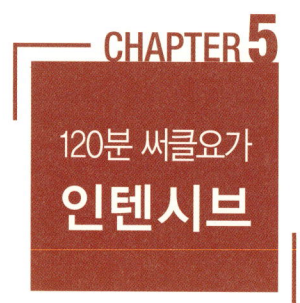

CHAPTER 5
120분 써클요가
인텐시브

52 로우런지 변형
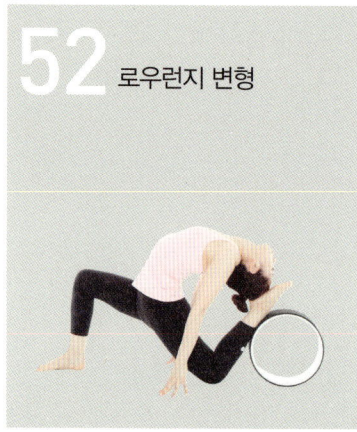

53 전갈자세 변형
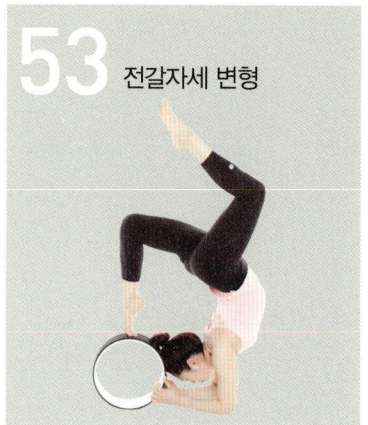

54-1 공작자세
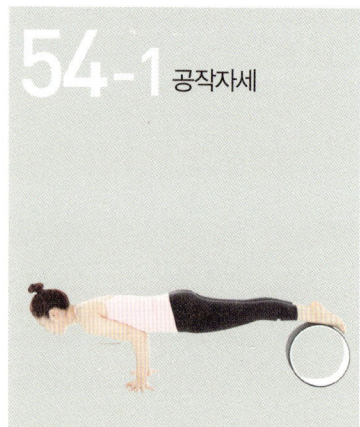

54-2
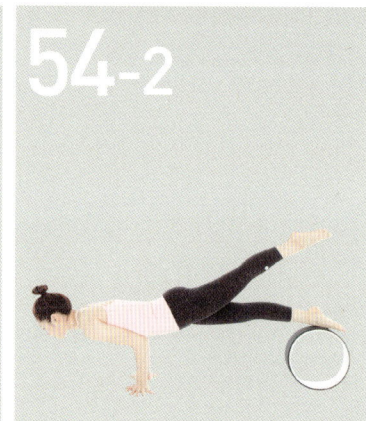

55 머리서기 자세
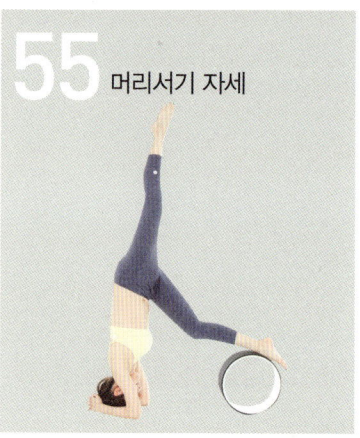

56 핸드스탠딩 연습 1
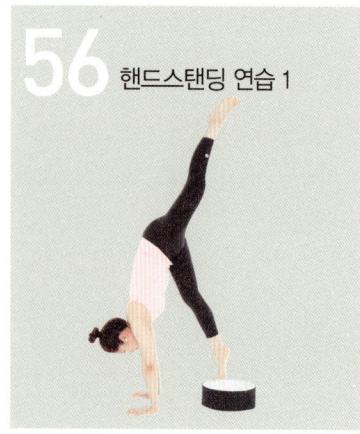

57-1 팔 운동 1
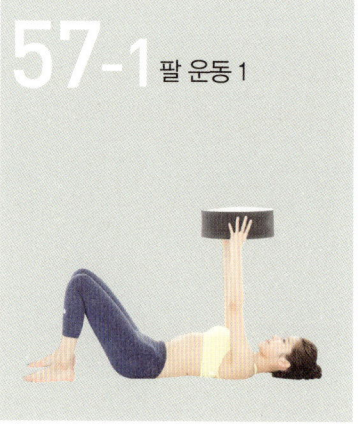

CHAPTER 5

120분 써클요가_인텐시브

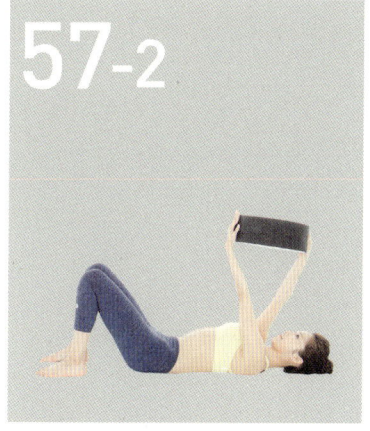
57-2

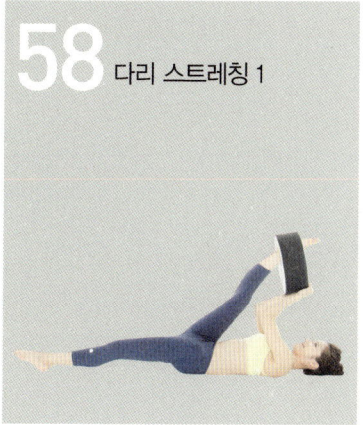
58 다리 스트레칭 1

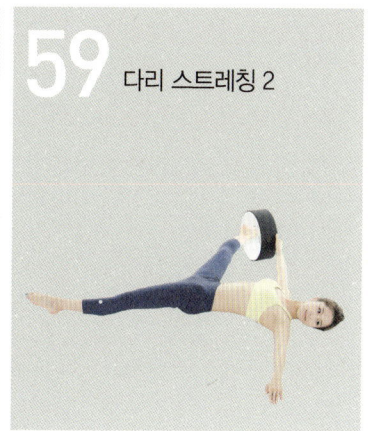
59 다리 스트레칭 2

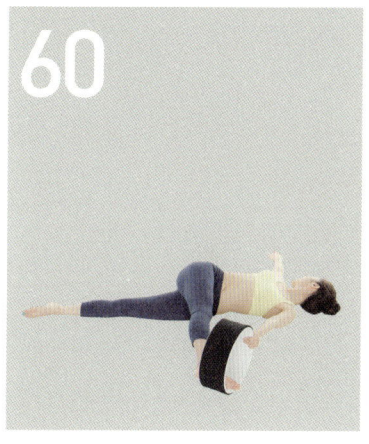
60

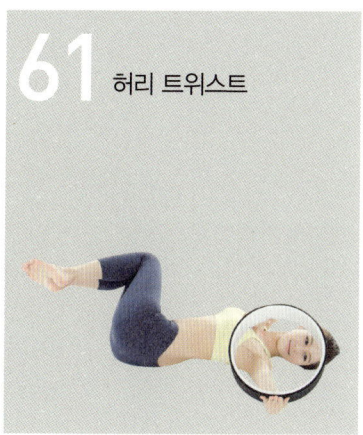
61 허리 트위스트

56 **핸드스탠딩 연습 1** 손은 바닥을 짚고, 써클을 높힌 다음 양발을 딛어준다. 오른쪽 발꿈치를 높게 들어 상체를 세워 일직선으로 만들고 왼쪽 무릎을 접어 몸 가까이 붙여준다. 왼쪽 다리를 천장으로 멀리 뻗어준다. 다리 부종을 풀어준다. 팔의 근력을 높여준다.

57-1 **팔 운동 1** 바닥에 등을 대고 누워 무릎을 세우고 써클을 잡아 두 팔을 뻗어준다.

57-2 마시는 호흡에 왼쪽으로 써클을 돌려주고 내쉬며 오른쪽으로 돌려준다. 어깨와 팔을 풀어주는 데 좋은 동작이다.

58 **다리 스트레칭 1** 오른 다리를 천장 위로 뻗어 써클을 걸어주고 내쉬는 호흡에 몸쪽으로 당겨준다. 반대쪽도 반복한다. 다리를 스트레칭 해준다.

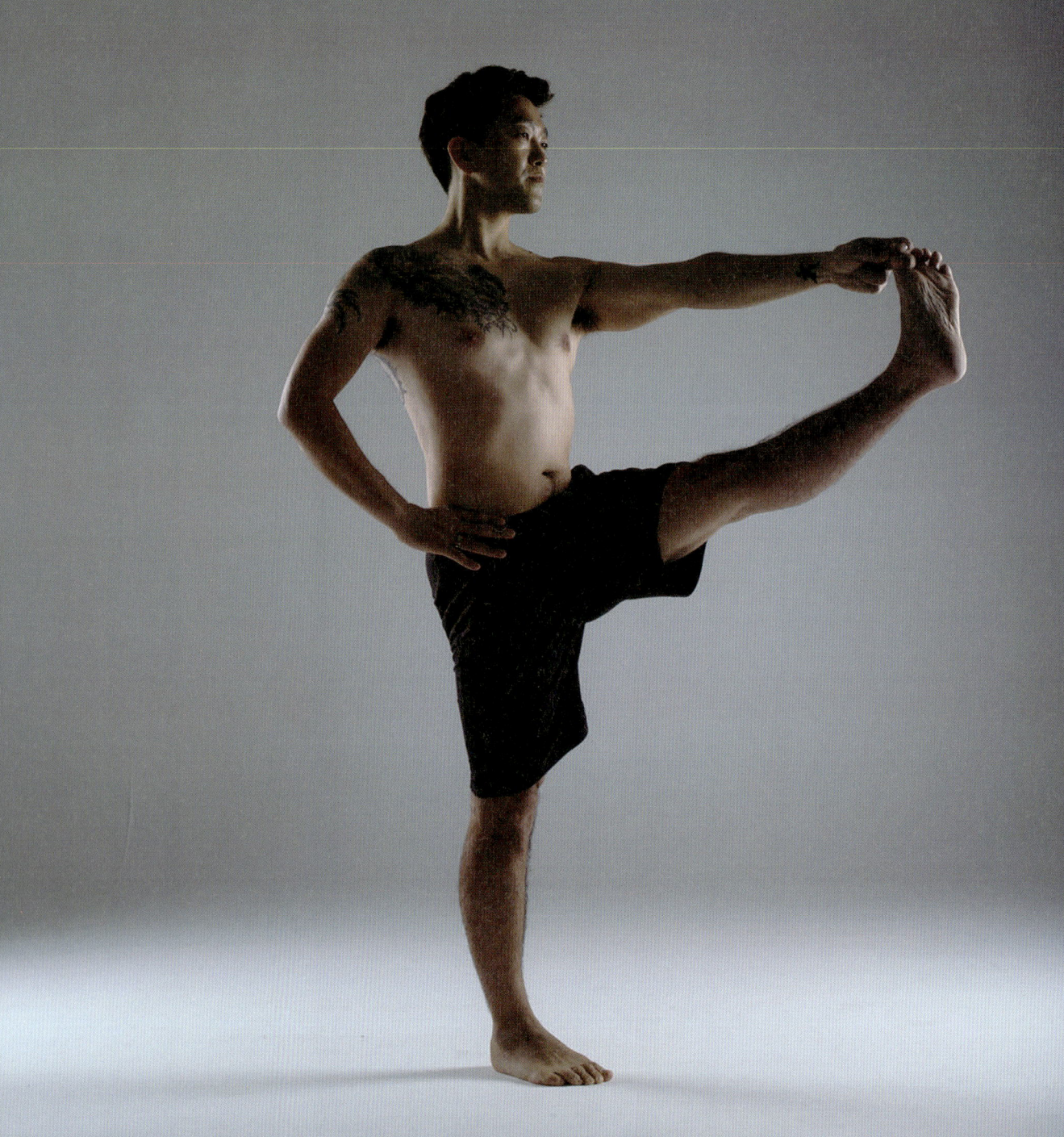

선 자세

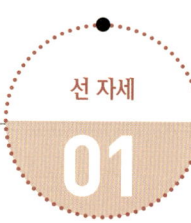

선 자세 01

앞으로 숙이기 1

바르게 서서 상체를 숙여 써클을 잡은 다음, 다리를 넓게 벌리며 써클을 앞으로 밀어 상체를 스트레칭한다.

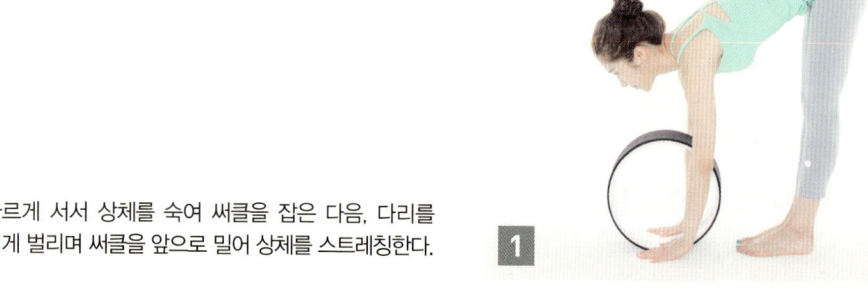

● 다리를 넓게 벌리며 써클을 앞으로 밀어 상체를 스트레칭한다.

● 바르게 서서 상체를 숙여 써클을 잡는다.

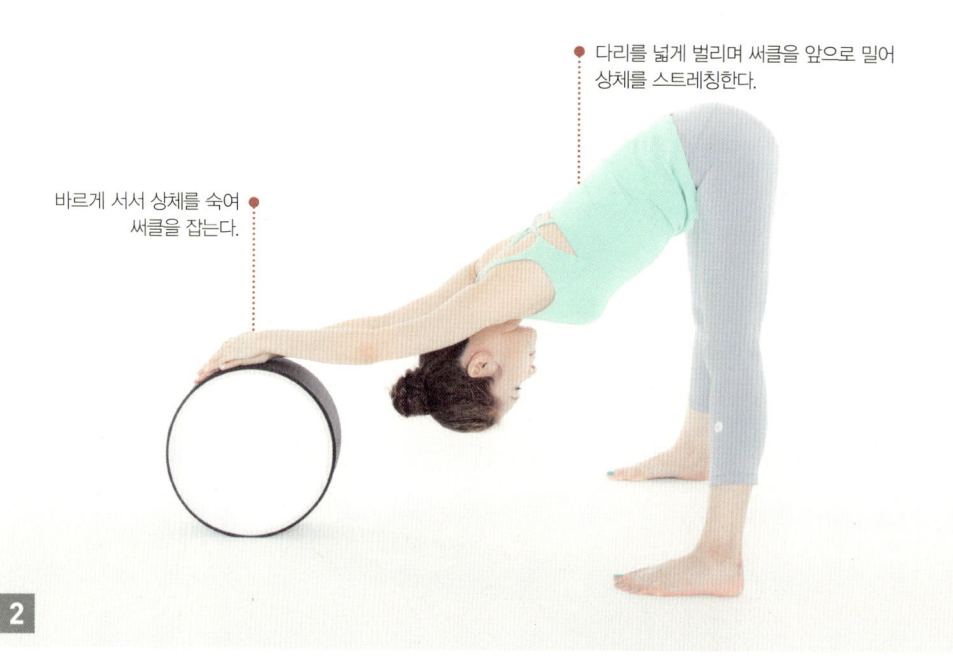

CHAPTER 6
선 자세

선 자세 02

앞으로 숙이기 2

서서하는 전굴 자세에서 써클을 다리 뒤쪽에 두고 바닥을 짚으며 엉덩이를 뒤로 기울여준다. 다리 뒷라인이 늘어나는 것을 느낀다.

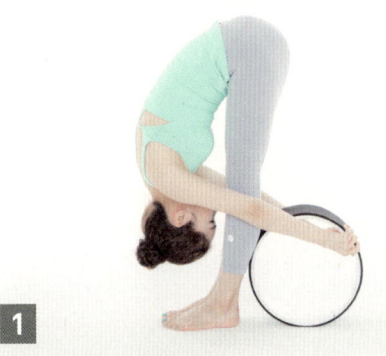

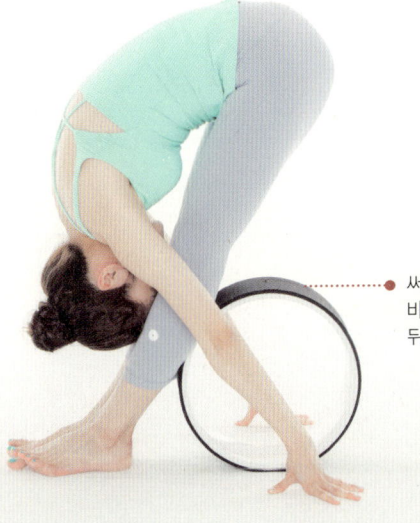

● 써클을 다리 뒤쪽에 두고 바닥을 짚으며 엉덩이를 뒤로 기울여준다.

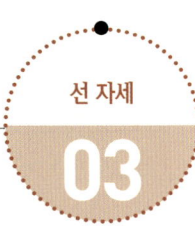

선 자세 03

한 다리 접기

제자리로 돌아와 오른 다리를 접어 써클에 올린 다음 다시 뒤로 밀어준다. 5회 호흡 후 다리를 써클에서 띄워본다. 5회 호흡 후 반대쪽도 실시한다. 다리의 근력을 길러준다.

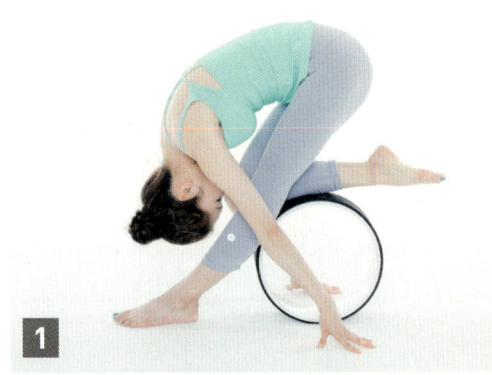

1

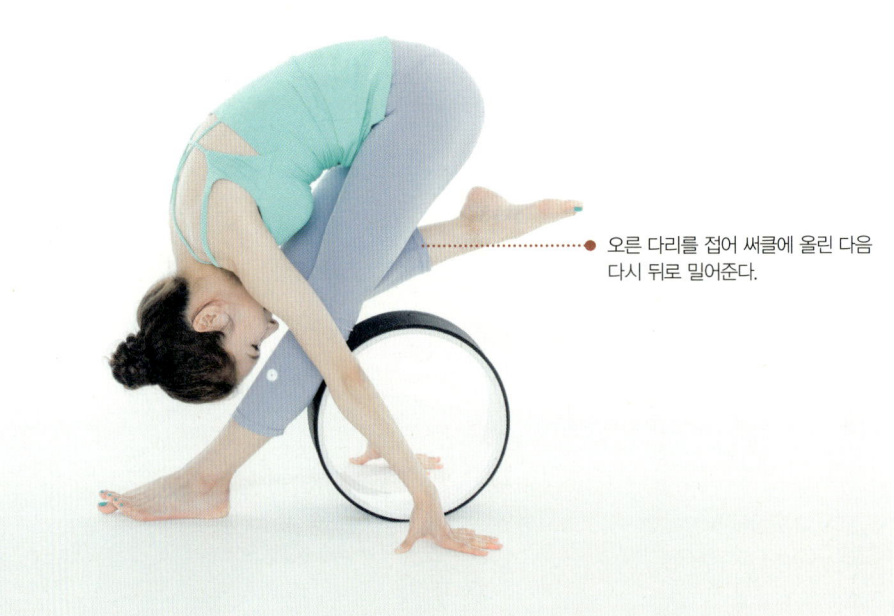

2

● 오른 다리를 접어 써클에 올린 다음 다시 뒤로 밀어준다.

CHAPTER 6
선 자세

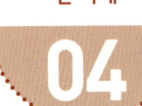
선 자세

04 서서 상체 비틀기

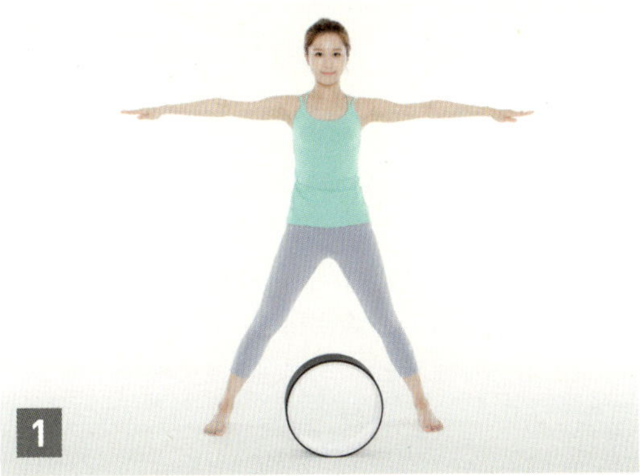

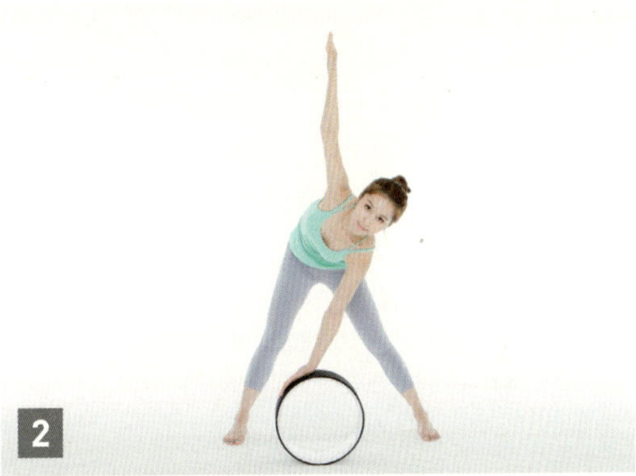

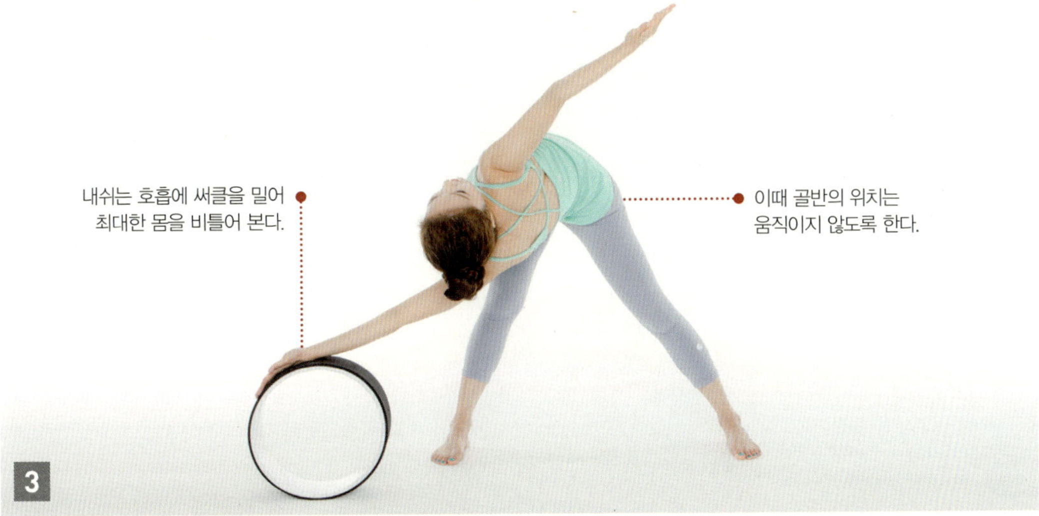

① ②

내쉬는 호흡에 써클을 밀어 최대한 몸을 비틀어 본다.

이때 골반의 위치는 움직이지 않도록 한다.

③

써클을 앞쪽에 두고 다리를 넓게 벌리고 팔을 어깨높이로 올린다. 상체를 숙이며 왼쪽 손등이 써클의 오른쪽 상단에 닿도록 한다. 내쉬는 호흡에 써클을 밀어 최대한 몸을 비틀어 본다. 이때 골반의 위치는 움직이지 않도록 한다. 복부 스트레칭에 효과가 있다.

선 자세 05

삼각자세

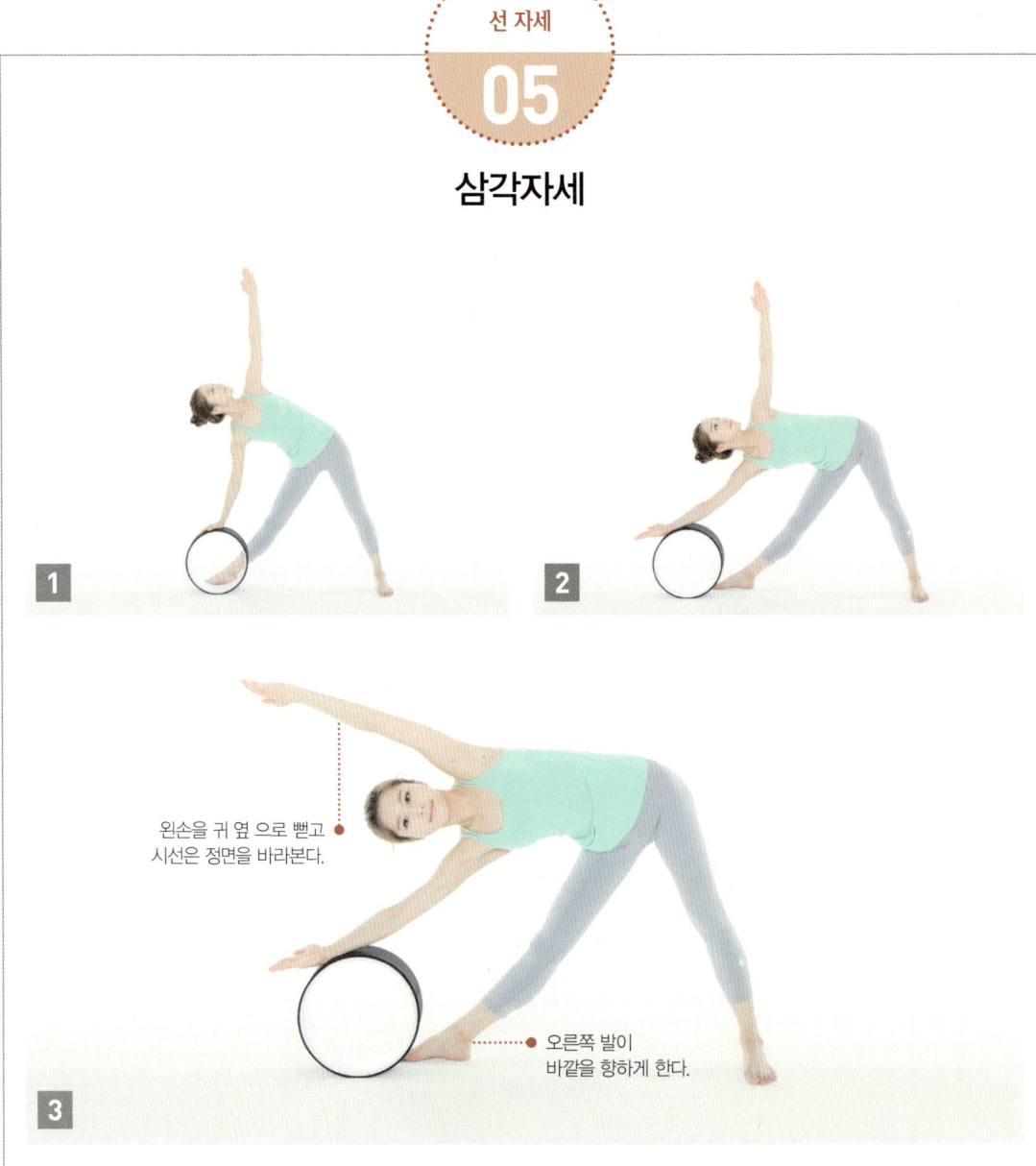

다리를 어깨너비 두 배로 벌린 다음 오른쪽 발이 바깥을 향하게 한다. 오른발 앞에 위치한 써클 위에 오른손을 얹고 왼손은 천장을 향해 뻗고 시선도 따라간다. 내쉬는 호흡에 오른손으로 써클을 밀어 상체를 더 숙여준다. 왼손을 귀 옆으로 뻗고 시선은 정면을 바라본다.

CHAPTER 6
선 자세

06 회전 삼각 자세

다리를 넓게 벌린 상태에서 써클을 오른발 뒤쪽으로 두고 상체를 돌려 왼쪽 손등을 올려두고 오른손은 천장으로 뻗는다. 호흡을 내쉬며 써클을 밀어준다. 골반은 움직이지 않도록 주의한다. 허리를 날씬하게 해준다.

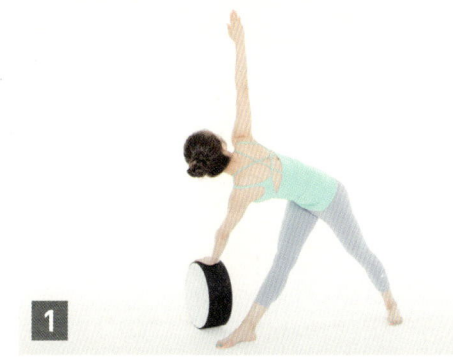

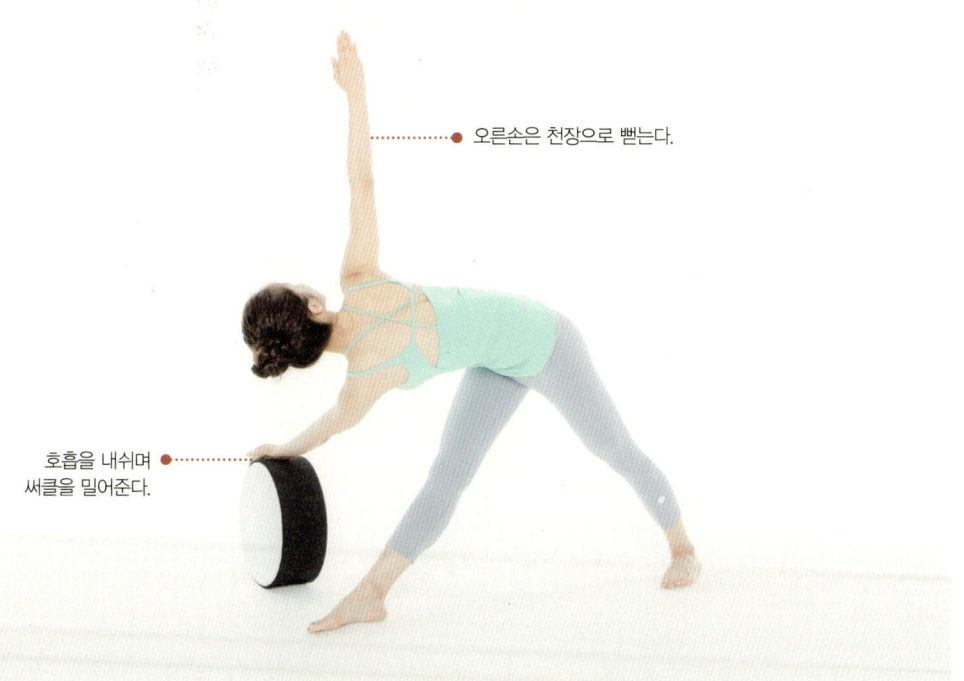

오른손은 천장으로 뻗는다.

호흡을 내쉬며 써클을 밀어준다.

선 자세 07

전사자세 1

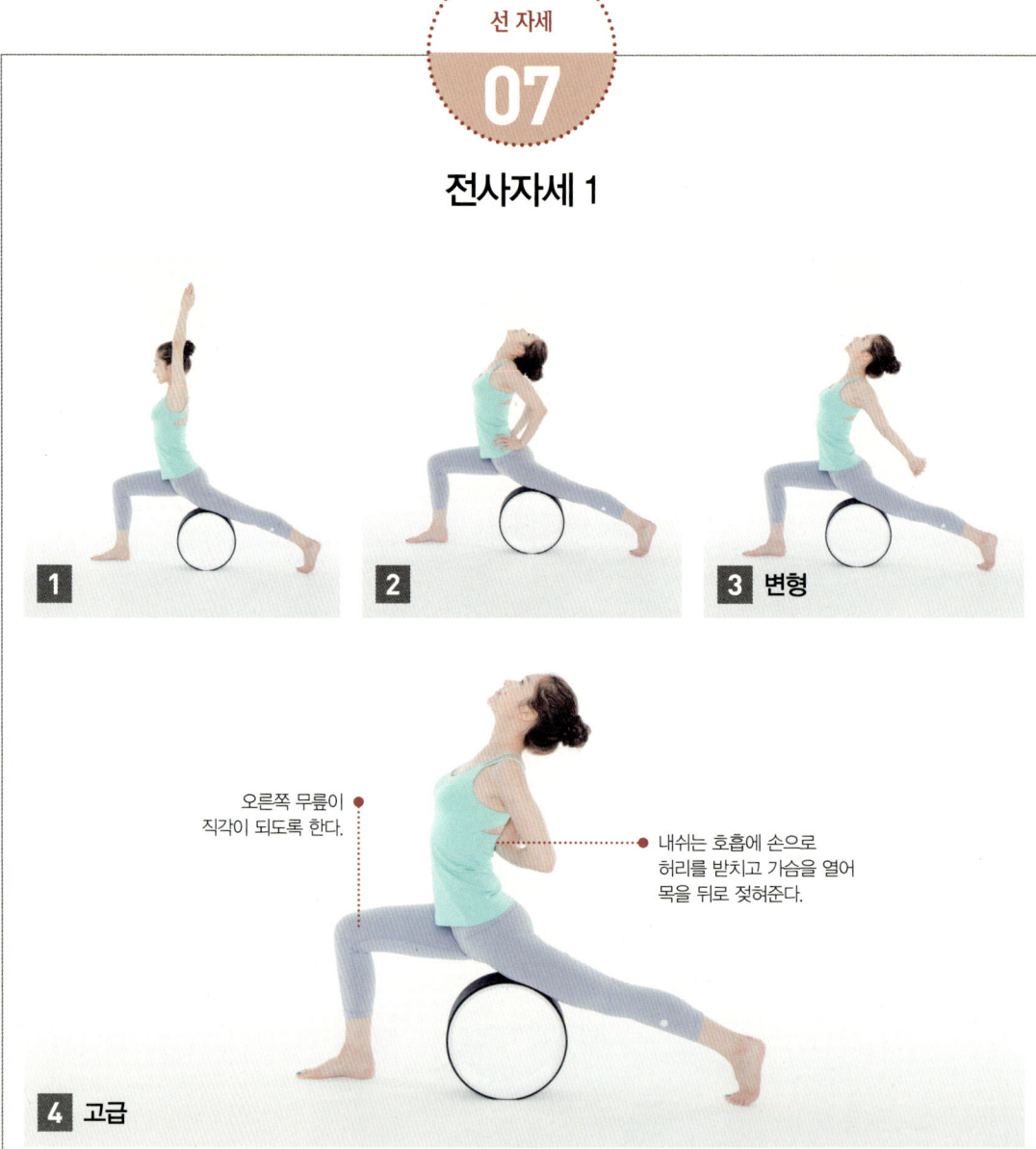

오른쪽 무릎이 직각이 되도록 한다.

내쉬는 호흡에 손으로 허리를 받치고 가슴을 열어 목을 뒤로 젖혀준다.

바르게 선 자세에서 오른쪽 무릎이 직각이 될 때까지 왼발을 뒤로 뻗어준다. 머리 위로 합장한다. 내쉬는 호흡에 손으로 허리를 받치고 가슴을 열어 목을 뒤로 젖혀준다. 이 때 과하게 젖혀지지 않도록 한다. 등 뒤에서 깍지 낄 수 있다. 등 뒤로 합장할 수 있다.

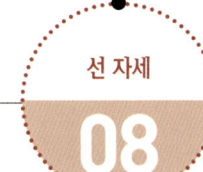

전사자세 2

CHAPTER **6**
선 자세

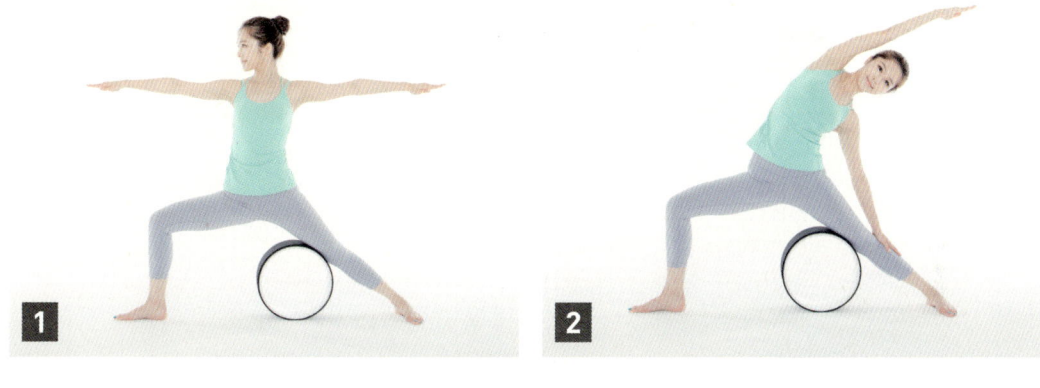

1 2

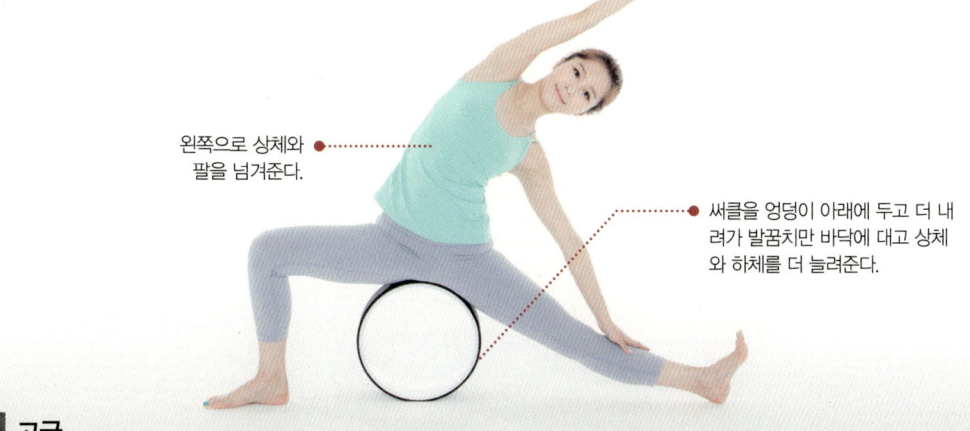

- 왼쪽으로 상체와 팔을 넘겨준다.
- 써클을 엉덩이 아래에 두고 더 내려가 발꿈치만 바닥에 대고 상체와 하체를 더 늘려준다.

3 고급

바르게 서서 상체를 숙여 써클을 잡은 다음, 다리를 넓게 벌리며 써클을 앞으로 밀어 상체를 스트레칭 한다.

선 자세 09

사이드 각도자세

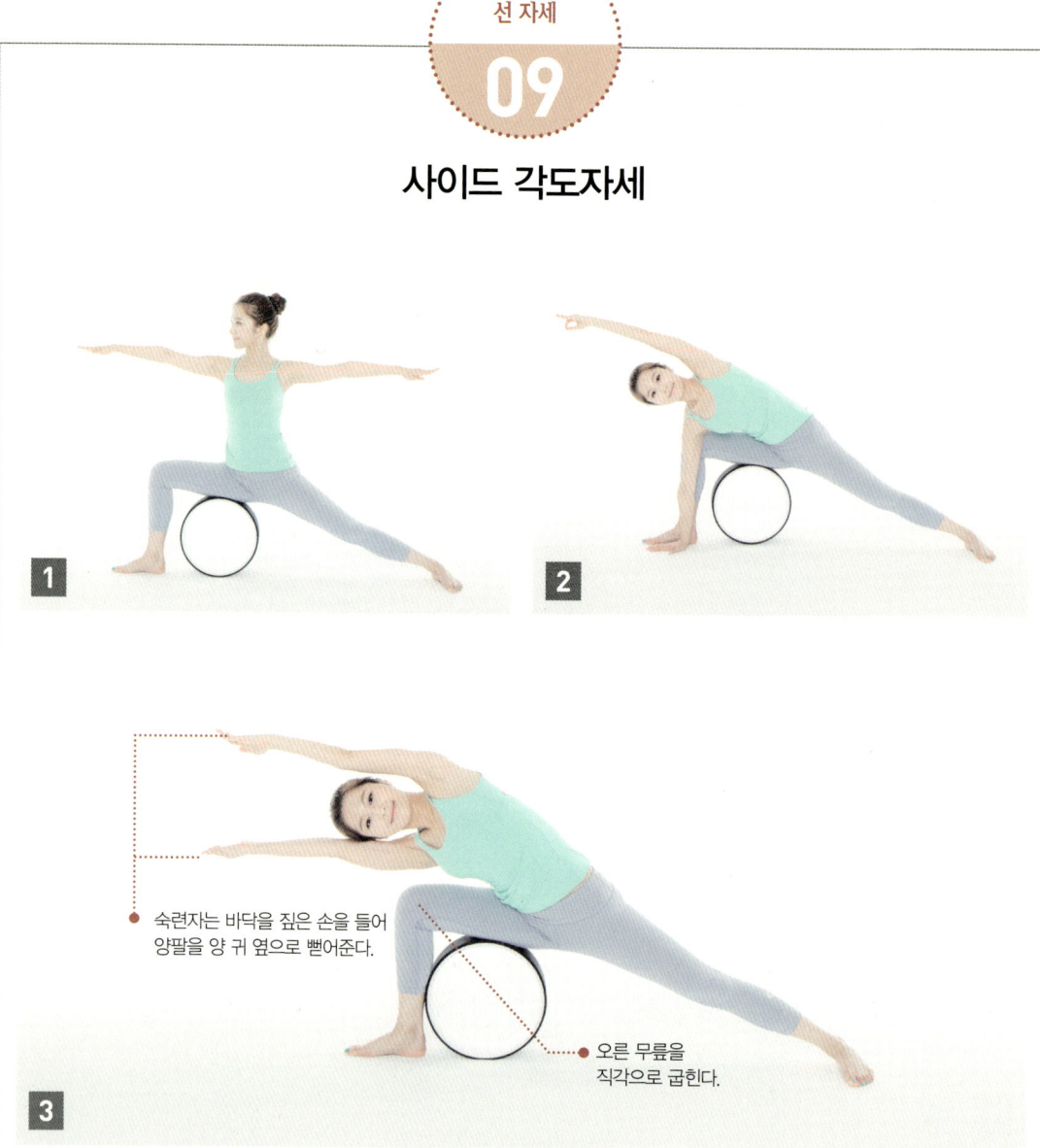

- 숙련자는 바닥을 짚은 손을 들어 양팔을 양 귀 옆으로 뻗어준다.
- 오른 무릎을 직각으로 굽힌다.

다리 간격을 넓게 벌리고 선 자세에서 오른 무릎을 직각으로 굽히며 오른손을 발 앞으로 짚는다. 왼손과 시선은 천장을 향한다. 숙련자는 바닥을 짚은 손을 들어 양팔을 귀 옆으로 뻗어주는데 이 때 상체가 무너지지 않고 척추의 힘으로 버틴다. 허벅지와 허리힘을 길러준다.

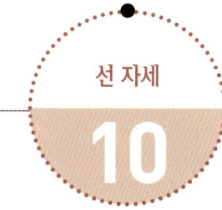

CHAPTER **6**
선 자세

10 전사자세 변형

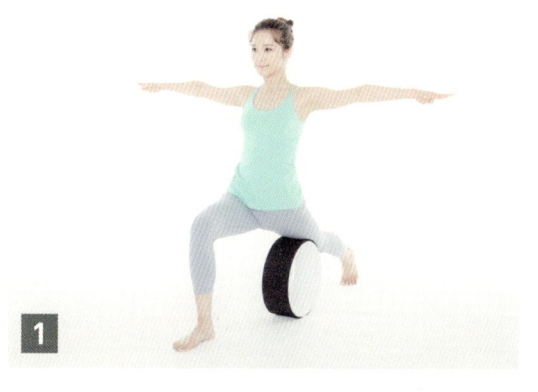

1

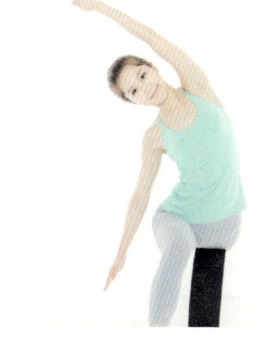

2

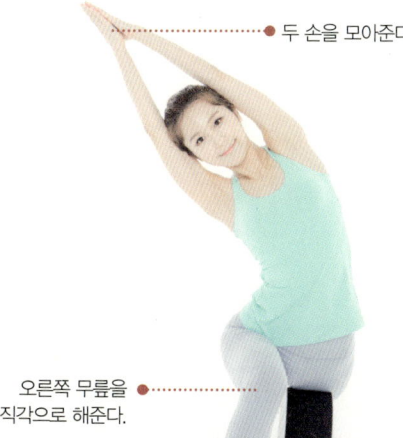

● 두 손을 모아준다.

오른쪽 무릎을 ●
직각으로 해준다.

3 고급

오른쪽 무릎을 직각으로 하고 양팔을 벌려 로우런지 자세를 만든다. 내쉬는 호흡에 상체를 오른쪽으로 기울여준다. 왼쪽 옆구리가 늘어나는 감각을 느낀다. 두 손을 모아주면 더 강한 자극을 받을 수 있다.

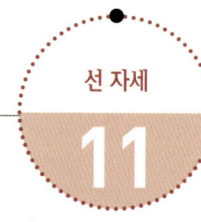

선 자세 11

하이런지 롤링

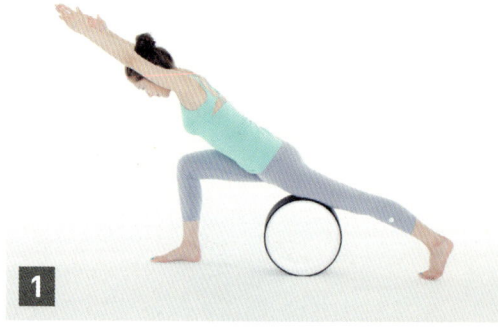

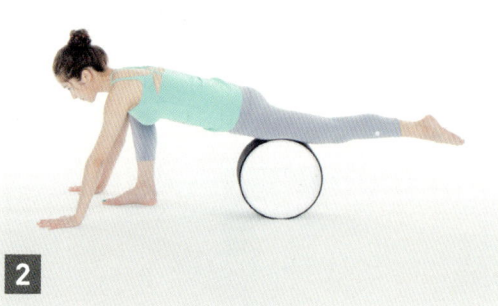

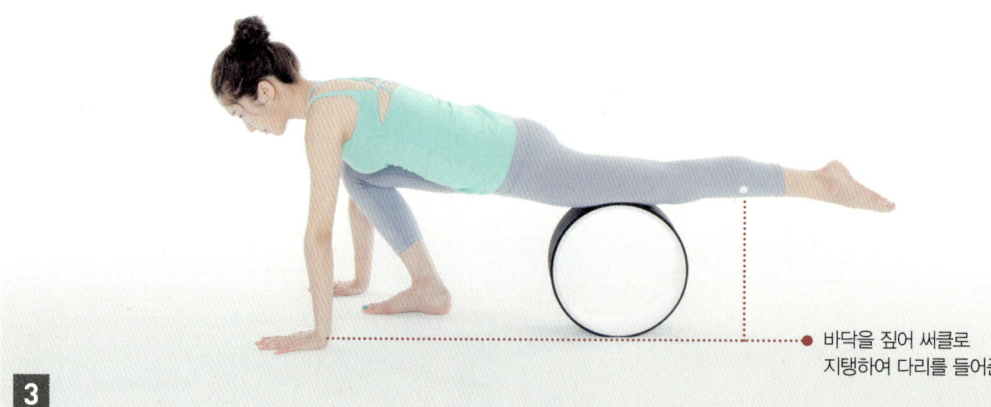

● 바닥을 짚어 써클로 지탱하여 다리를 들어준다.

하이런지 자세에서 왼쪽 허벅지 아래에 써클을 두고 상체와 팔을 사선으로 뻗어준다. 5회 호흡 후 손으로 바닥을 짚어 써클로 지탱하여 다리를 들어준다. 마시는 호흡에 뒤로 써클을 뒤로 밀었다가 내쉬는 호흡에 앞으로 당겨준다. 10회 반복 후 반대쪽도 실시한다. 허벅지 마사지 효과가 있다.

CHAPTER **6**
선 자세

선 자세 12

하이런지 전굴

써클 위에 허벅지를 댄 하이런지 자세에서 내쉬는 호흡에 상체와 머리를 숙이고 손바닥을 멀리 앞으로 짚어준다. 숙련자는 등 뒤로 깍지를 끼고 30초간 유지한다. 고관절과 허벅지가 강하게 스트레칭 된다.

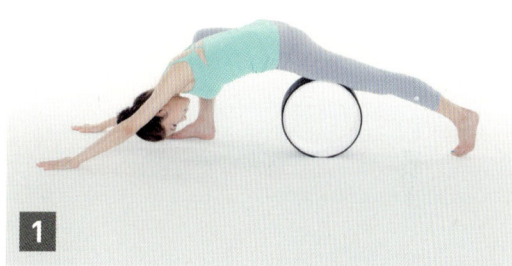

1

등 뒤로 깍지를 끼고
30초간 유지한다.

써클 위에 허벅지를 댄 하이런지 자세에서
내쉬는 호흡에 상체와 머리를 숙인다.

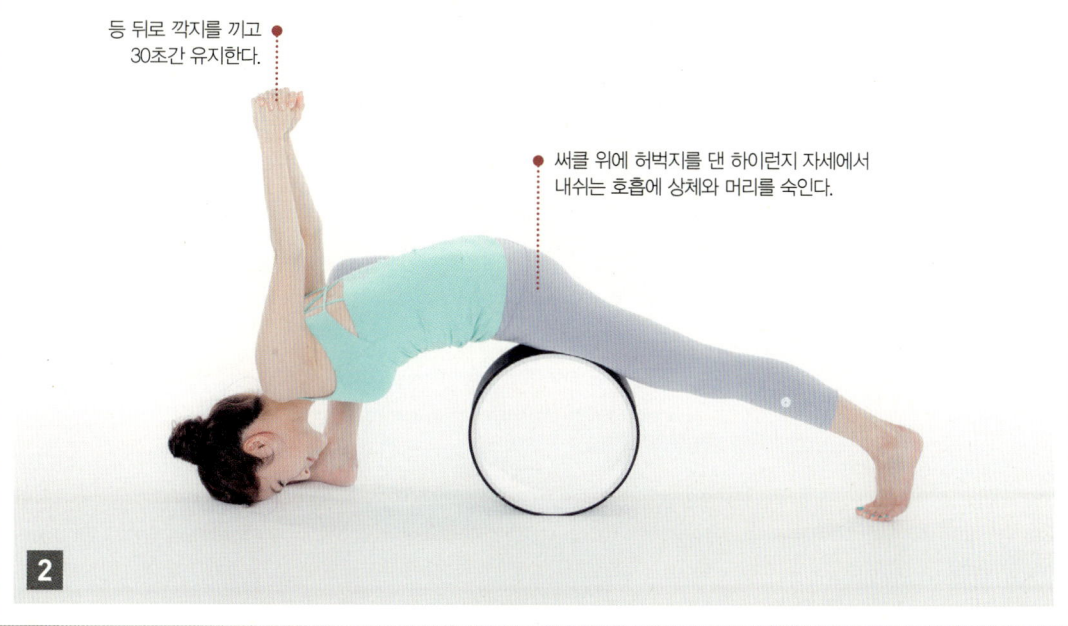

2

선 자세 13

회전 사이드 각도자세

사이드 각도자세에서 상체를 들어 뒤편으로 돌린 다음 합장한 팔을 허벅지 깊숙이 걸어준다. 혈액순환을 도와준다. 한 손은 바닥을 짚고, 한 손은 천장으로 뻗는다.

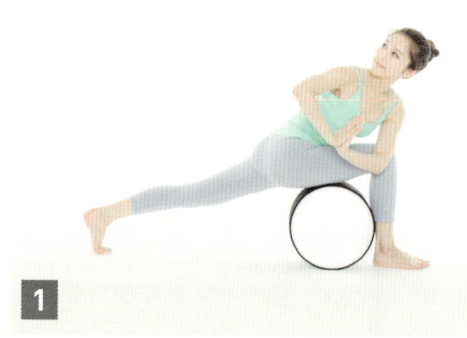

1

한 손은 바닥을 짚고, 한 손은 천장으로 뻗는다.

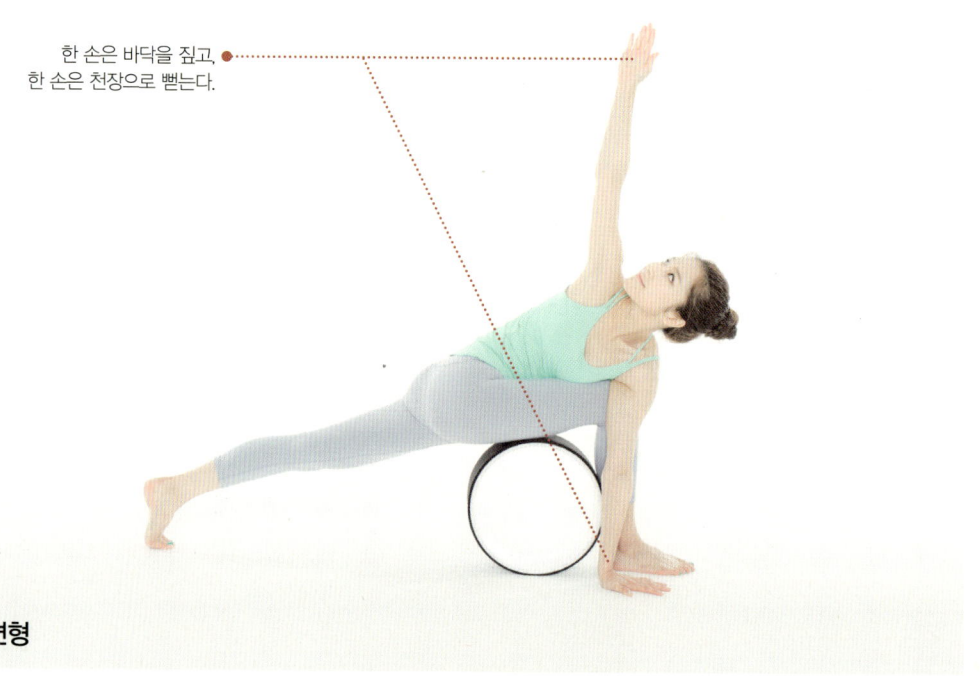

2 변형

CHAPTER **6**

선 자세

선 자세

14

회전 사이드 각도자세 2

합장한 회전 사이드 각도자세에서 써클을 발 뒤로 보내 뒤에 있는 발등을 얹어준다. 내쉬는 호흡에 팔과 상체는 앞으로 뻗어주고 다리로는 써클을 뒤로 밀어 몸이 일직선이 되도록 한다. 이 때 굽혀진 무릎은 90도를 유지한다. 허벅지 강화에 효과적이다.

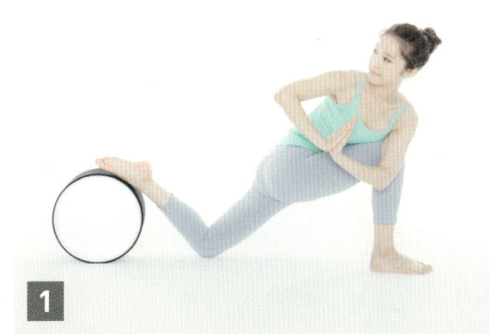
1

● 팔과 상체는 앞으로 뻗어준다.

다리로는 써클을 뒤로 밀어 몸이 일직선이 되도록 한다.

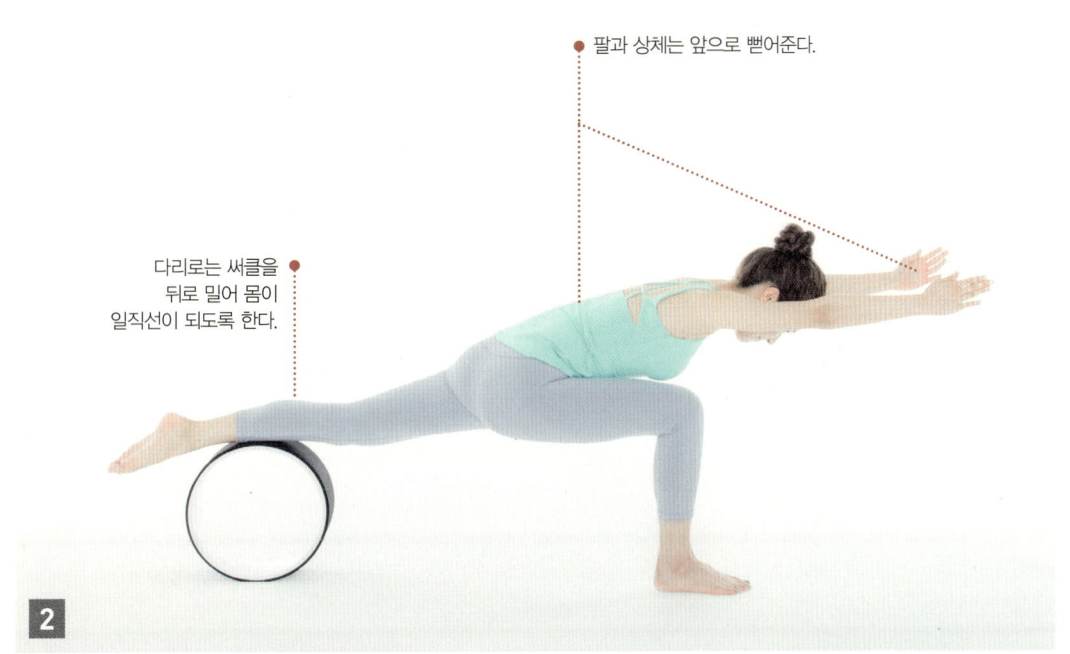
2

선 자세 15

하이런지 변형

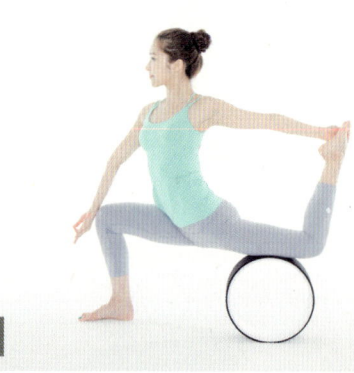

허벅지 아래에 써클을 둔 하이런지 자세에서 왼 무릎을 접고 왼손을 뒤로 뻗어 발등을 잡아준다. 가능하면 팔꿈치를 접어 발등을 몸쪽으로 지그시 눌러준다. 허벅지 앞쪽을 강하게 스트레칭 할 수 있다.

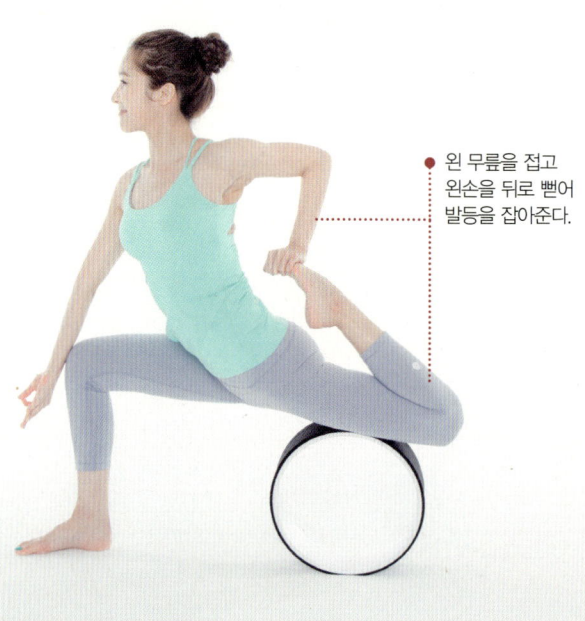

● 왼 무릎을 접고 왼손을 뒤로 뻗어 발등을 잡아준다.

CHAPTER **6**
선 자세

선 자세

16

로우런지 변형

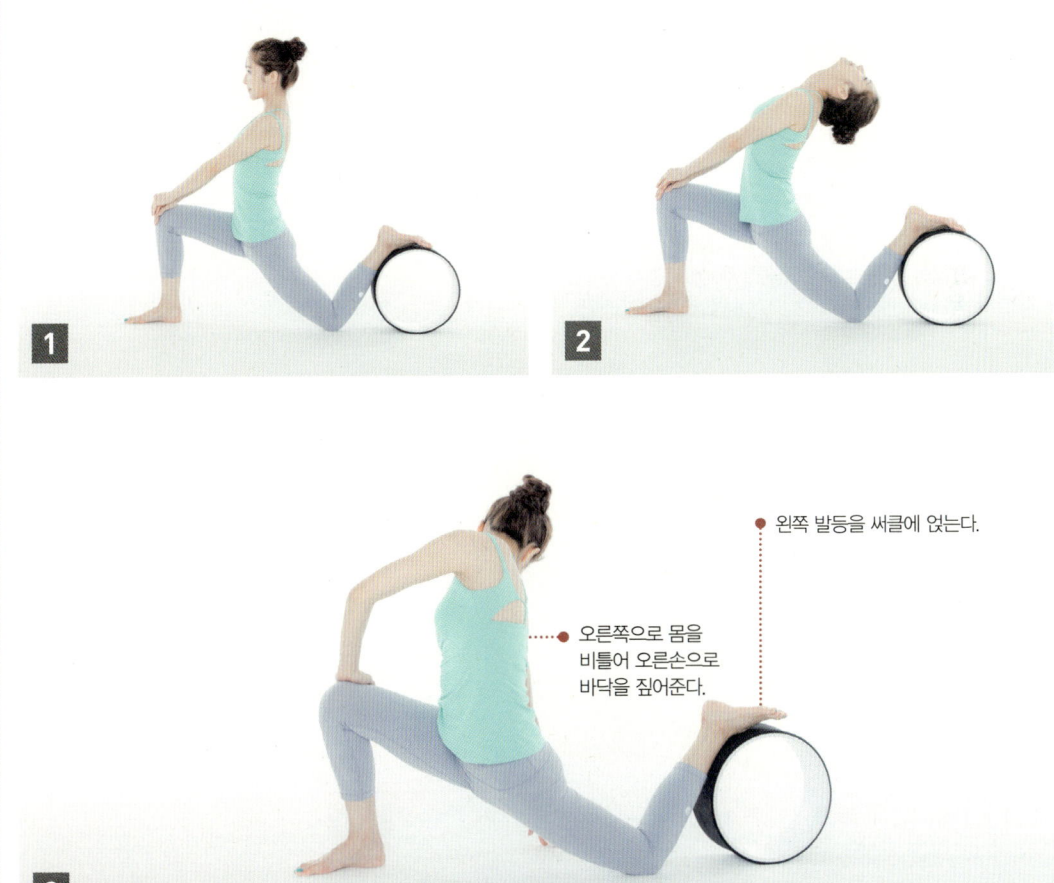

● 왼쪽 발등을 써클에 얹는다.

● 오른쪽으로 몸을 비틀어 오른손으로 바닥을 짚어준다.

오른쪽 무릎은 직각 왼쪽 무릎은 바닥에 대고 왼쪽 발등을 써클에 얹는다. 호흡을 마시며 척추를 바르게 펴고 내쉬는 호흡에 두 손으로 오른 무릎을 밀며 뒤로 젖혀준다. 15초간 유지한다. 상체를 다시 세운 다음 오른쪽으로 몸을 비틀어 오른손으로 바닥을 짚어준다. 옆구리 군살 제거에 효과가 있다.

선 자세 17

골반 열어주는 자세

써클에 오른발을 얹고 하이런지 자세를 만든다. 양손은 바닥을 짚는다. 내쉬는 호흡에 팔꿈치까지 바닥에 닿도록 상체를 내려준다. 고관절과 엉덩이 근육을 강하게 이완해준다.

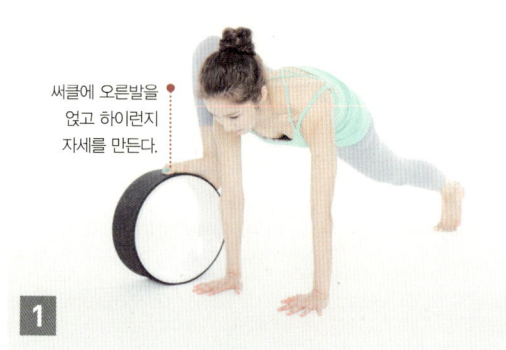

써클에 오른발을 얹고 하이런지 자세를 만든다.

1

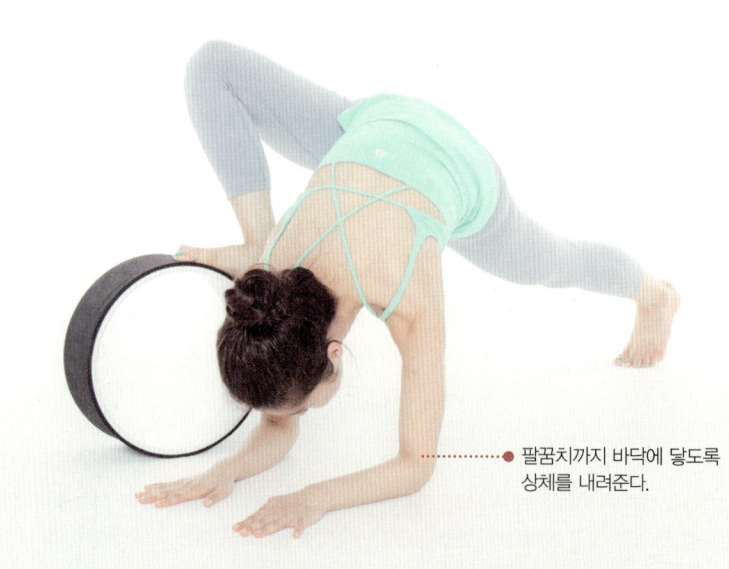

팔꿈치까지 바닥에 닿도록 상체를 내려준다.

2

선 자세 18

서서 다리 뻗기 자세

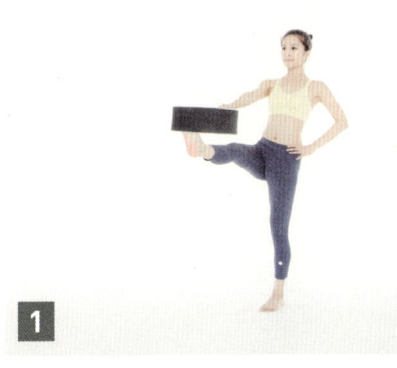

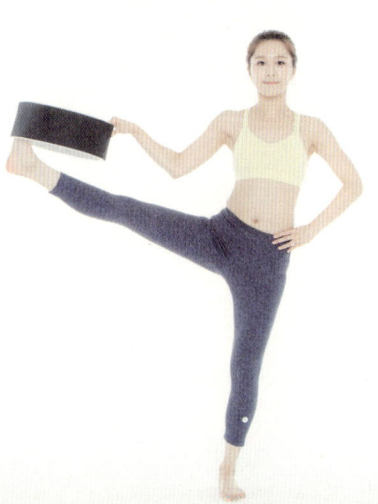

선 자세에서 오른발에 써클을 걸고 앞으로 뻗어준다. 5번 호흡 후 양 손으로 써클을 잡고 위로 끌어올려 써클과 이마가 닿도록 한다. 5번 호흡 후 천천히 오른쪽으로 완전히 돌려준다. 무게 중심이 흔들리지 않도록 주의한다. 주의력을 길러주고 발의 아치 모양을 살려준다.

선 자세 19

무용수자세 1

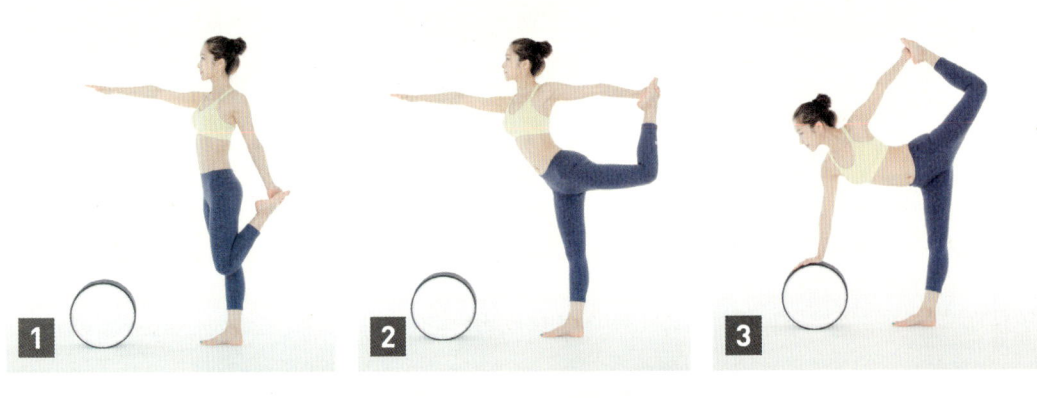

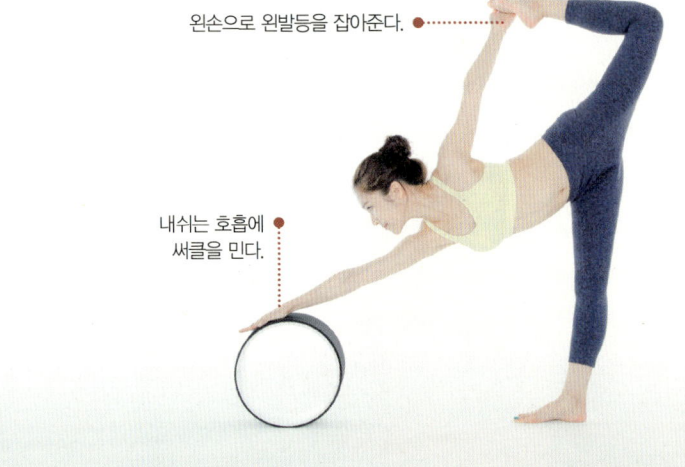

왼손으로 왼발등을 잡아준다.

내쉬는 호흡에 써클을 민다.

써클을 발 앞에 두고 왼손으로 왼 발등을 잡아주며 오른손은 앞으로 뻗는다. 오른손으로 써클을 짚고 왼발을 더 끌어올려준다. 내쉬는 호흡에 써클을 밀고 더욱 강하게 다리근육을 늘려본다. 하체 혈액순환에 효과적이며 아름다운 다리를 만들어준다.

선 자세 20

무용수자세 2

바르게 서서 왼쪽 발등을 써클에 걸고 오른손은 앞으로 뻗어준다. 내쉬는 호흡에 상체는 앞으로 나가고 다리는 써클로 지탱하며 높이 올려준다. 힙업의 효과를 볼 수 있다.

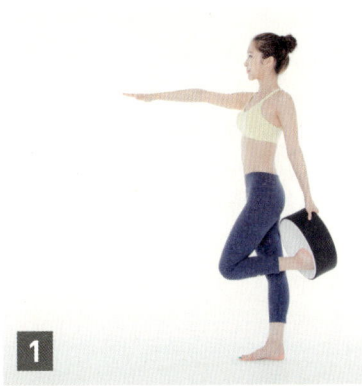

1

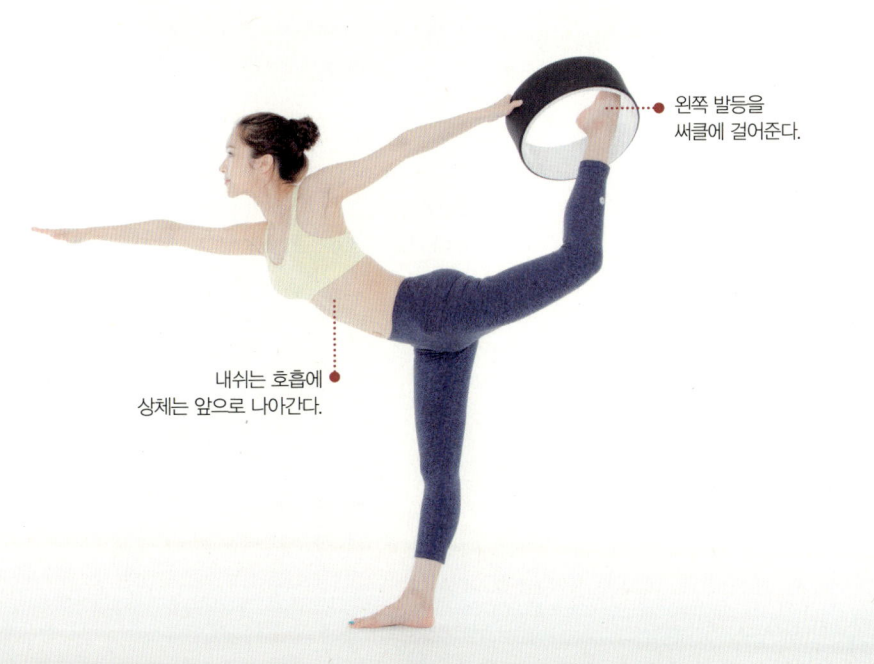

왼쪽 발등을 써클에 걸어준다.

내쉬는 호흡에 상체는 앞으로 나아간다.

2

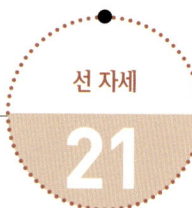

선 자세 21

무용수자세 3

왼손은 앞으로 뻗고 오른 발등에 써클을 걸어준다. 오른 팔꿈치를 천장 쪽으로 돌려 다리를 들어준다. 왼손도 같이 써클을 잡은 다음 내쉬는 호흡에 팔꿈치와 오른쪽 다리가 활시위 모양이 되도록 높이 올려준다. 엉덩이와 등, 허리를 유연하게 해준다. 허리가 과하게 꺾이지 않도록 한다.

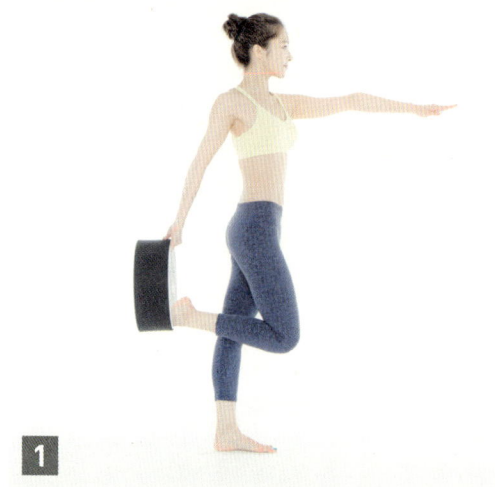

1

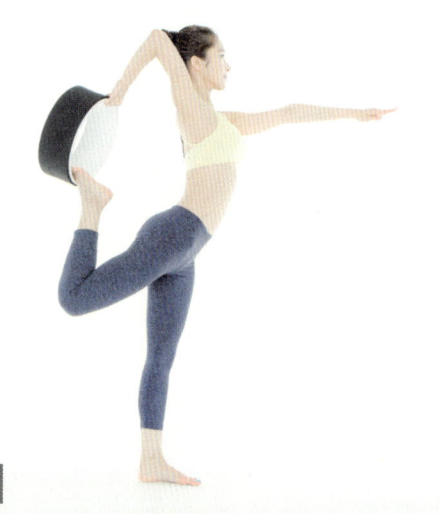

2

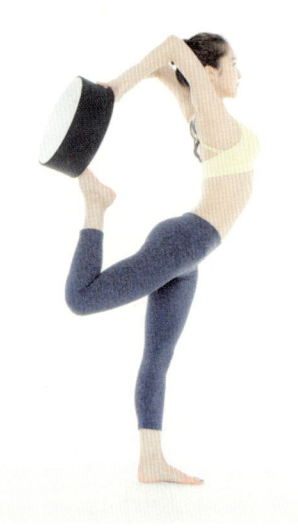

3

CHAPTER **6**
선 자세

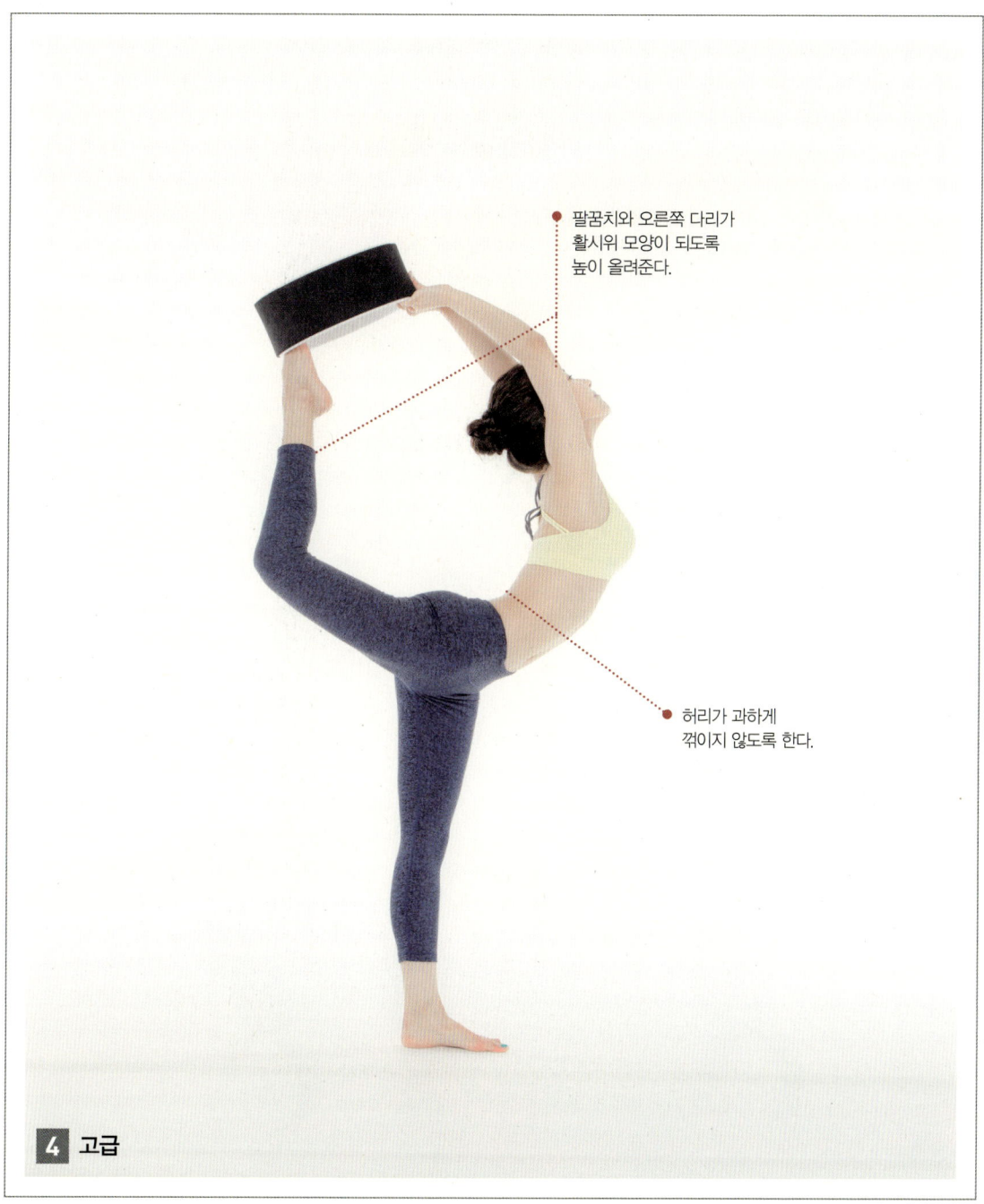

팔꿈치와 오른쪽 다리가
활시위 모양이 되도록
높이 올려준다.

허리가 과하게
꺾이지 않도록 한다.

4 고급

선 자세 22

독수리자세

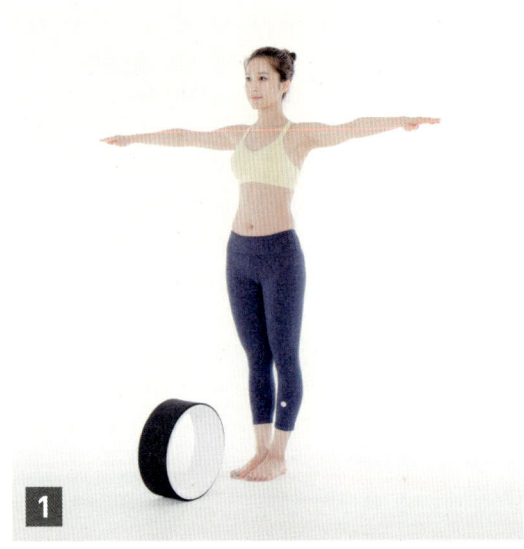

바르게 선 자세에서 써클을 발 앞에 두고 양팔을 어깨 높이에서 뻗어준다. 초보자는 써클에 닿을 때까지만 무릎을 굽히고, 숙련자는 왼 다리를 오른 다리 위로 꼬아주며 왼팔이 아래 오른팔을 위로 꼬아준다. 한발로 중심을 잡아본다. 집중력을 길러준다.

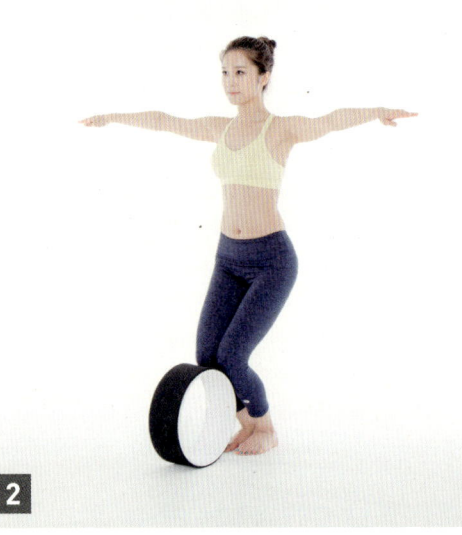

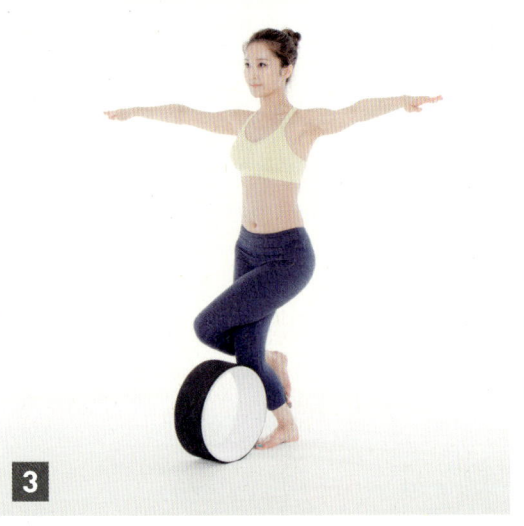

CHAPTER **6**
선 자세

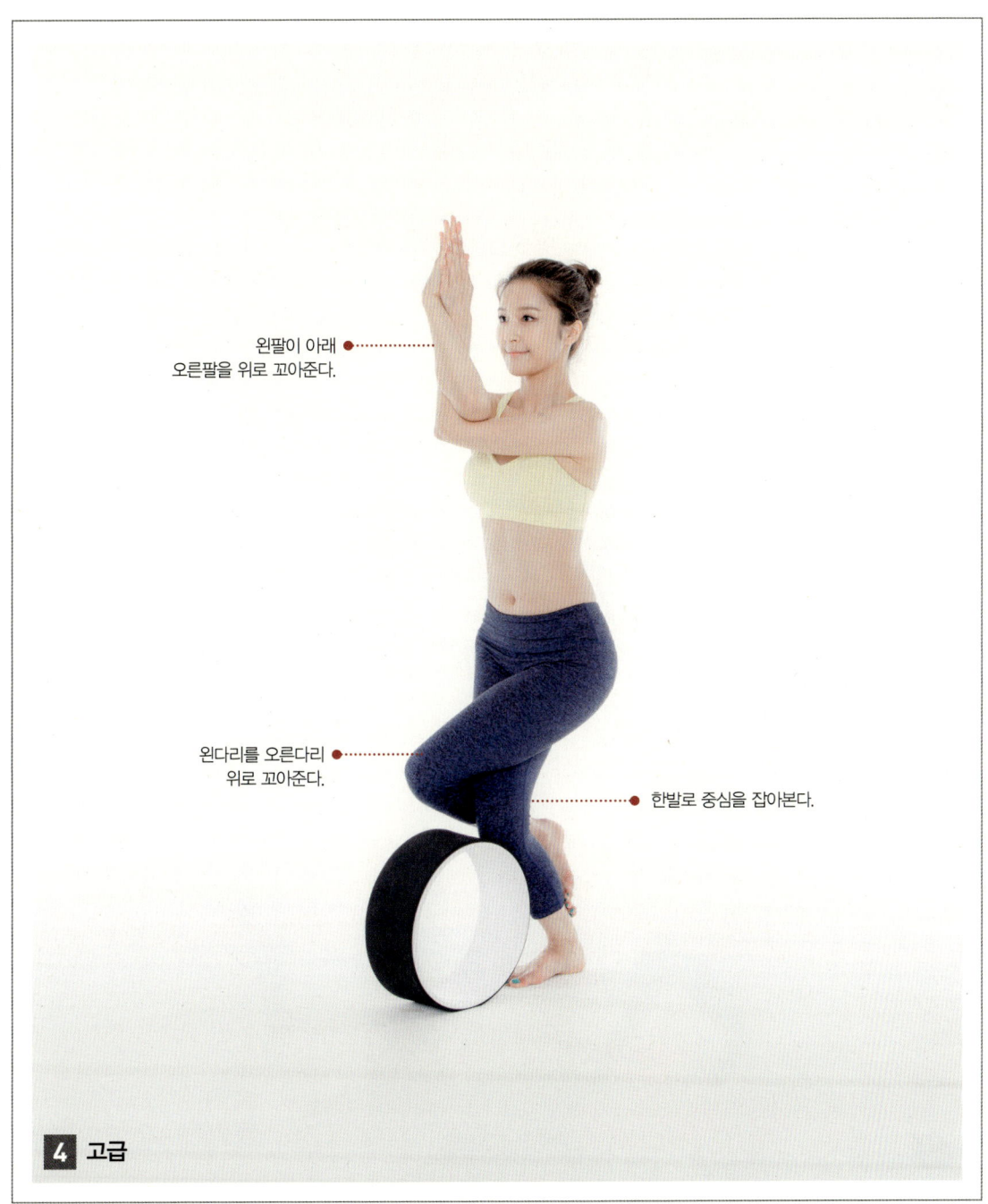

왼팔이 아래
오른팔을 위로 꼬아준다.

왼다리를 오른다리
위로 꼬아준다.

한발로 중심을 잡아본다.

4 고급

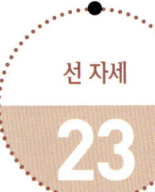

선 자세 23

반달자세

어깨너비로 다리를 벌린 다음 오른발은 바깥쪽으로 향하게 하고 발 앞에 써클을 둔다. 양팔을 어깨높이로 벌리고 오른 무릎을 굽혀 오른손으로 써클을 짚는다. 내쉬는 호흡에 오른발로 중심을 싣고 왼다리를 골반 높이로 올려 몸이 일직선이 되도록 한다. 그 다음 가능하다면 왼쪽 무릎을 뒤로 접어 왼손으로 잡아본다. 반달자세는 우리 몸의 균형감각을 길러준다.

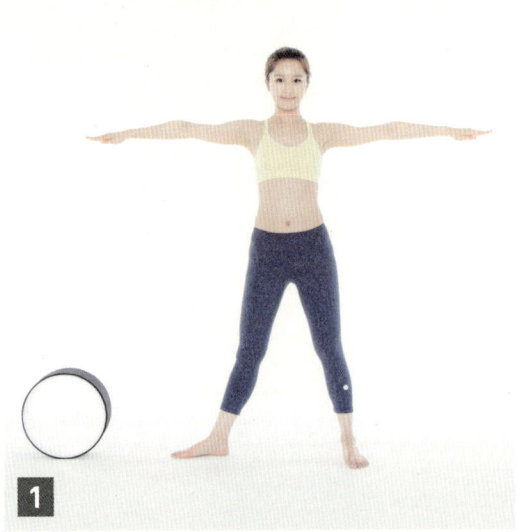

1

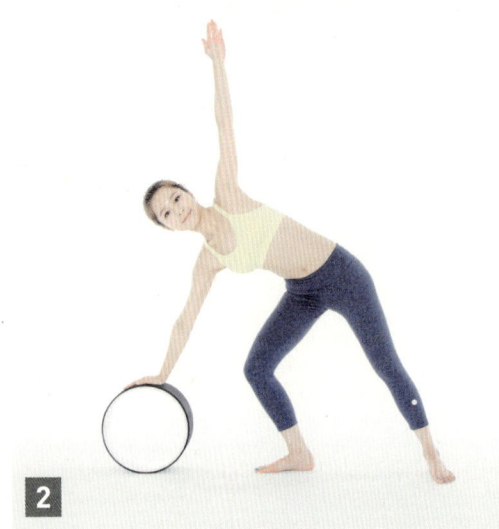

2

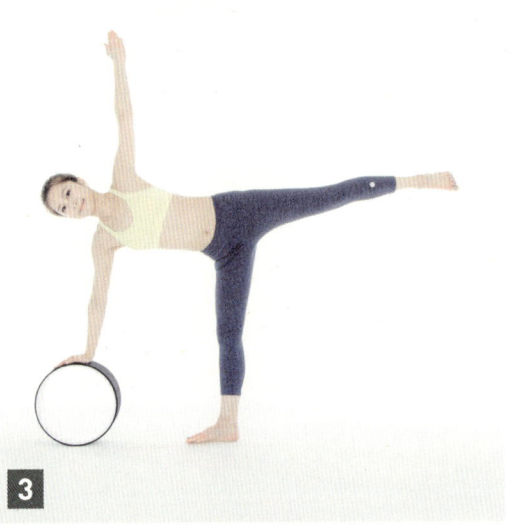

3

CHAPTER **6**

선 자세

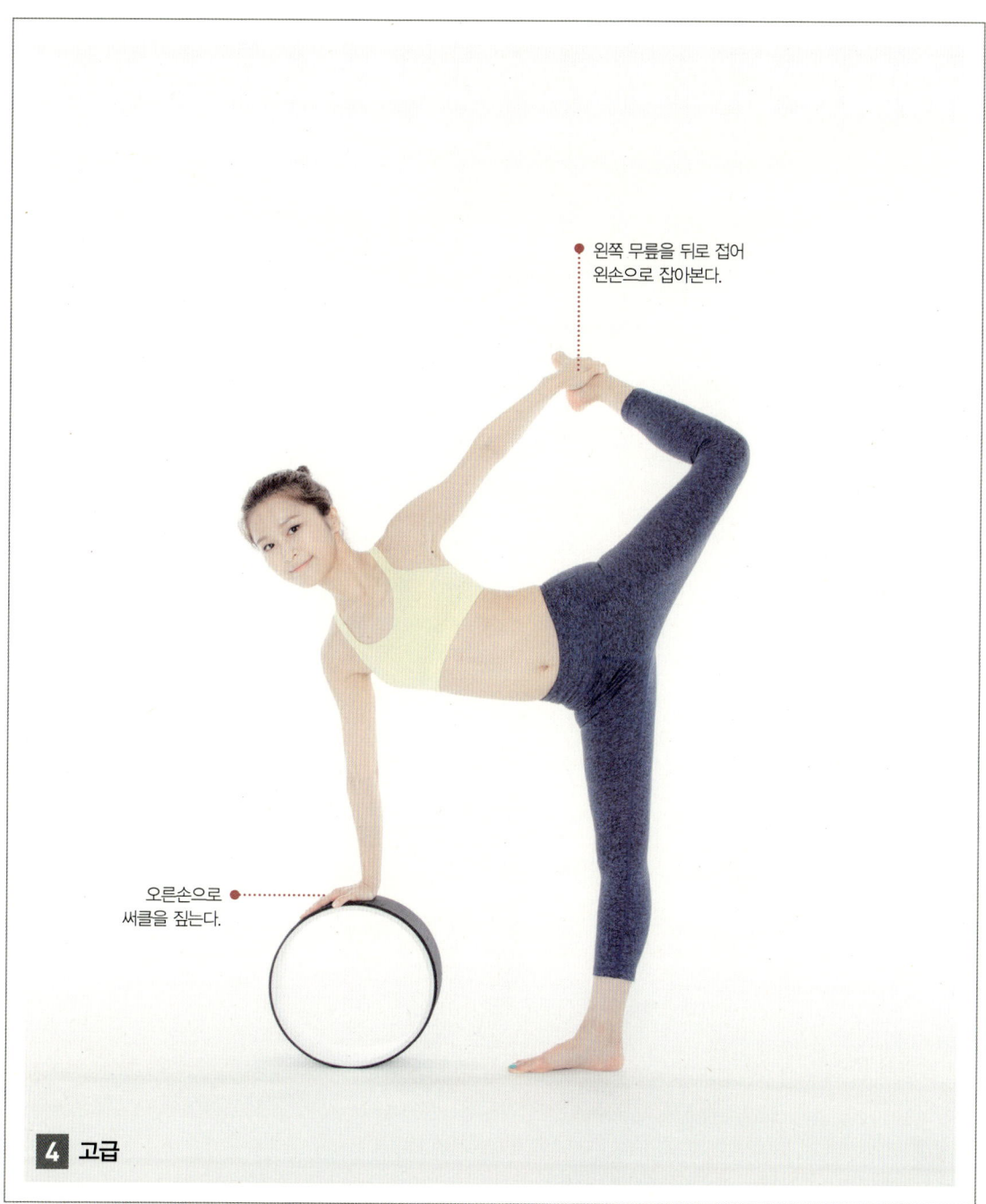

● 왼쪽 무릎을 뒤로 접어 왼손으로 잡아본다.

● 오른손으로 써클을 짚는다.

4 고급

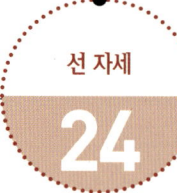

선 자세 24

회전 반달자세

반달자세에서 상체를 뒤로 돌려 써클을 짚은 손을 바꿔준다. 팔꿈치를 굽히면 더 강한 자극이 온다. 하체 근력 강화와 동시에 허리 라인 정리에 도움이 된다.

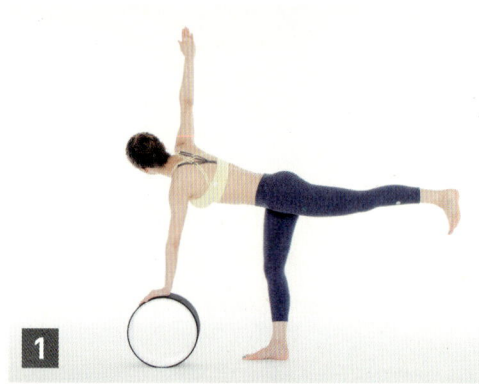

● 반달자세에서 상체를 뒤로 돌린다.

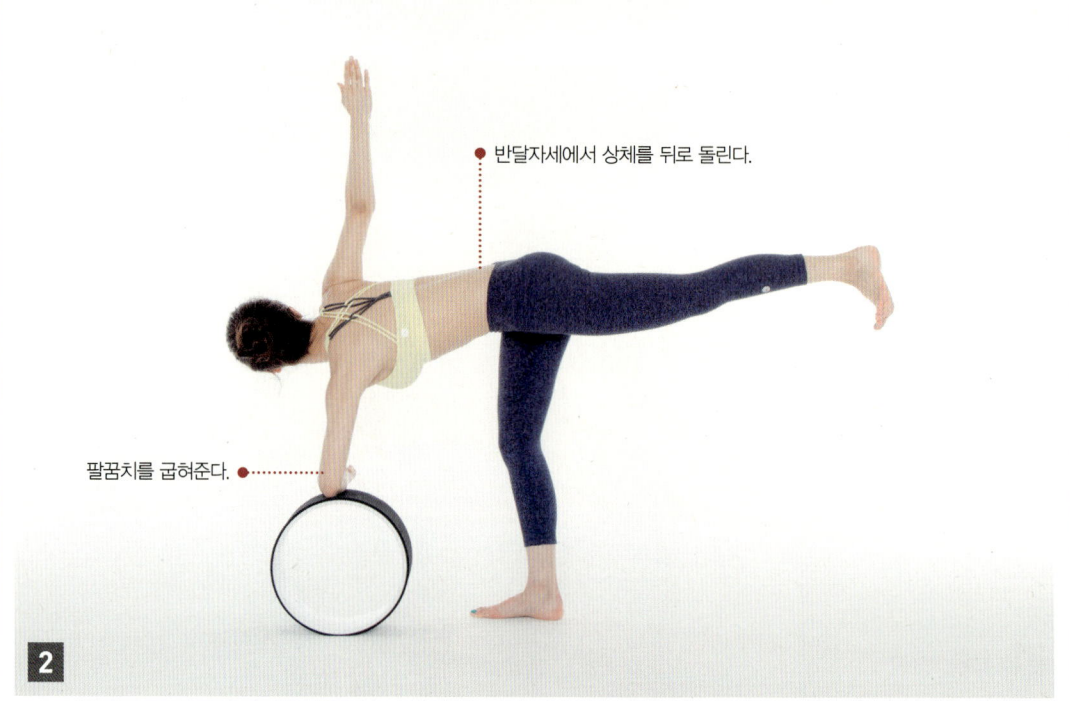

● 팔꿈치를 굽혀준다.

CHAPTER 6
선 자세

선 자세
25

측면전굴

다리를 앞뒤 간격 1미터로 벌린 후 오른쪽 다리 뒤에 써클을 세운다. 내쉬는 호흡에 써클을 잡아당기며 상체를 숙여준다. 허벅지 뒤쪽이 자극된다.

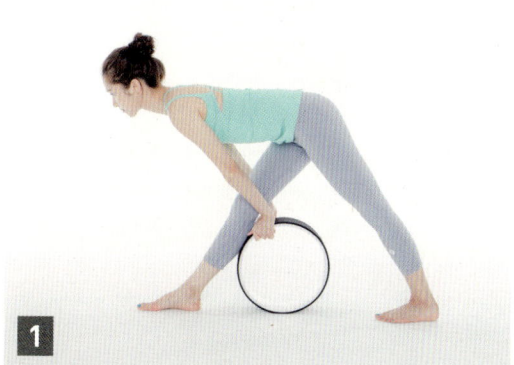

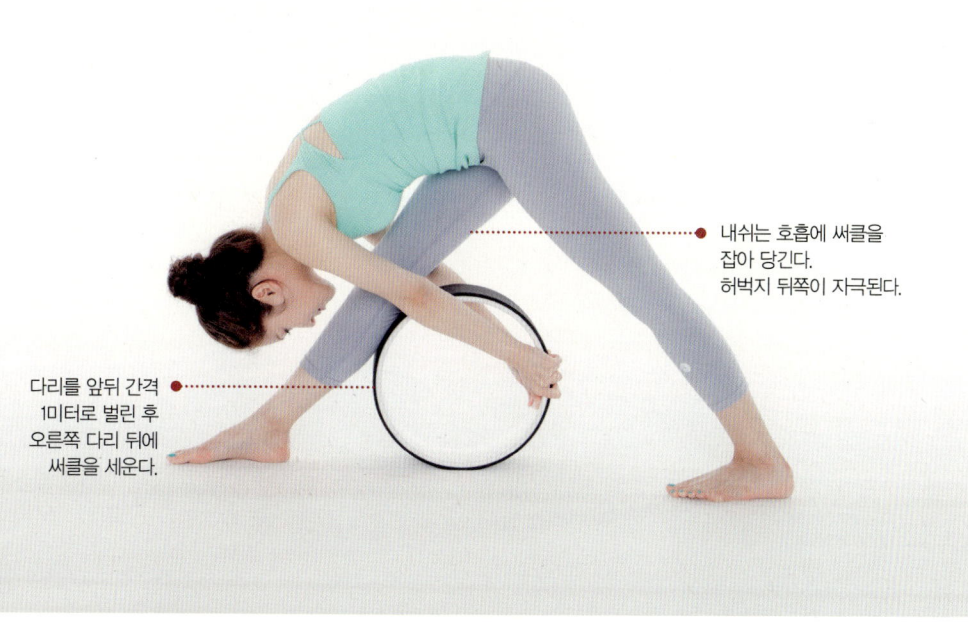

내쉬는 호흡에 써클을 잡아 당긴다.
허벅지 뒤쪽이 자극된다.

다리를 앞뒤 간격 1미터로 벌린 후 오른쪽 다리 뒤에 써클을 세운다.

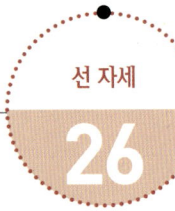

선 자세

하누만자세

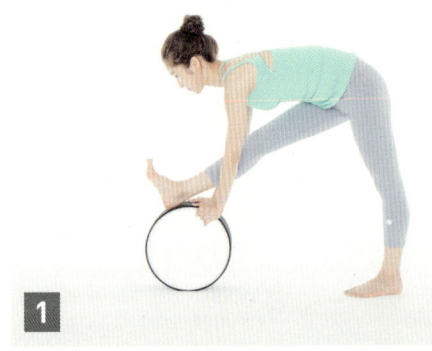

1

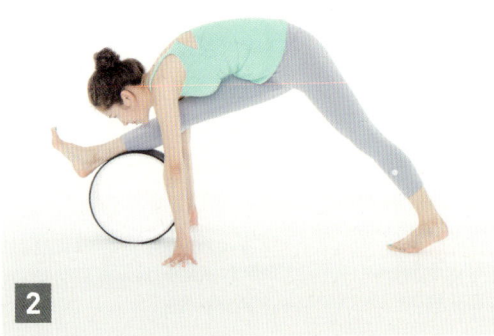

2

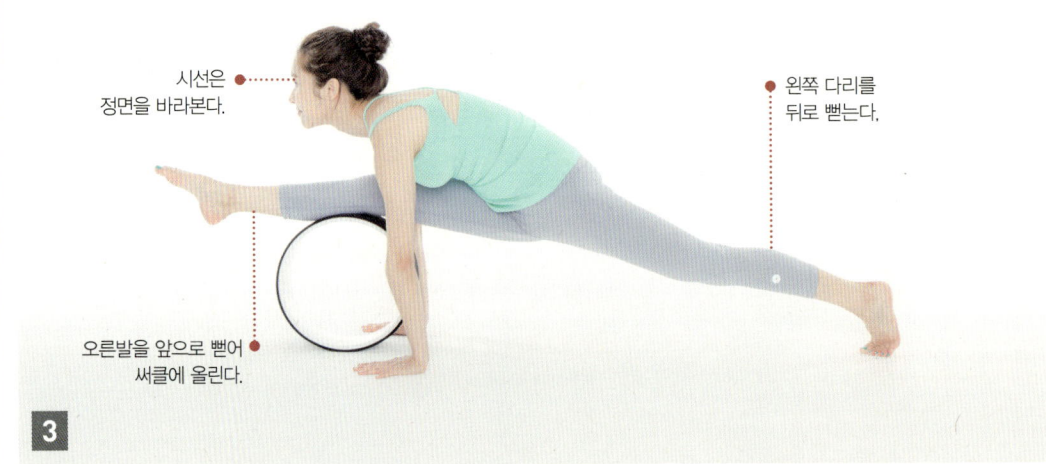

시선은 정면을 바라본다.

왼쪽 다리를 뒤로 뻗는다.

오른발을 앞으로 뻗어 써클에 올린다.

3

상체를 숙여 왼다리는 수직으로 세우고 오른발을 앞으로 뻗어 써클에 올린다. 내쉬는 호흡에 손으로 바닥을 짚고 왼쪽 다리를 뒤로 뻗어본다. 더 가능한 사람은 완전히 다리를 벌려본다. 골반이 움직이지 않도록 정면을 바라본다. 강한 다리스트레칭이 된다.

CHAPTER **6**

선 자세

27 선 자세

파리브리따 파도따나사나

다리는 넓게 벌리고 중앙에 써클을 세운다. 시선은 정면을 바라보고 내쉬는 호흡에 써클을 다리 뒤쪽으로 밀며 상체를 숙여 머리가 발 중앙에 위치하도록 한다. 고관절에 자극이 오며 혈액순환에 도움이 된다.

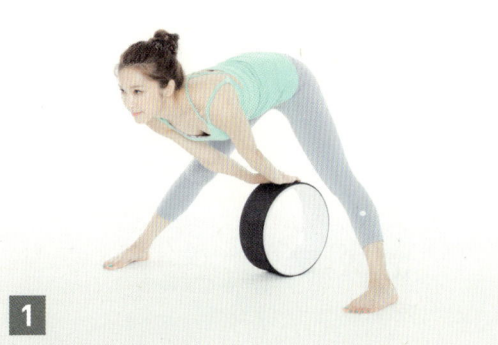

1

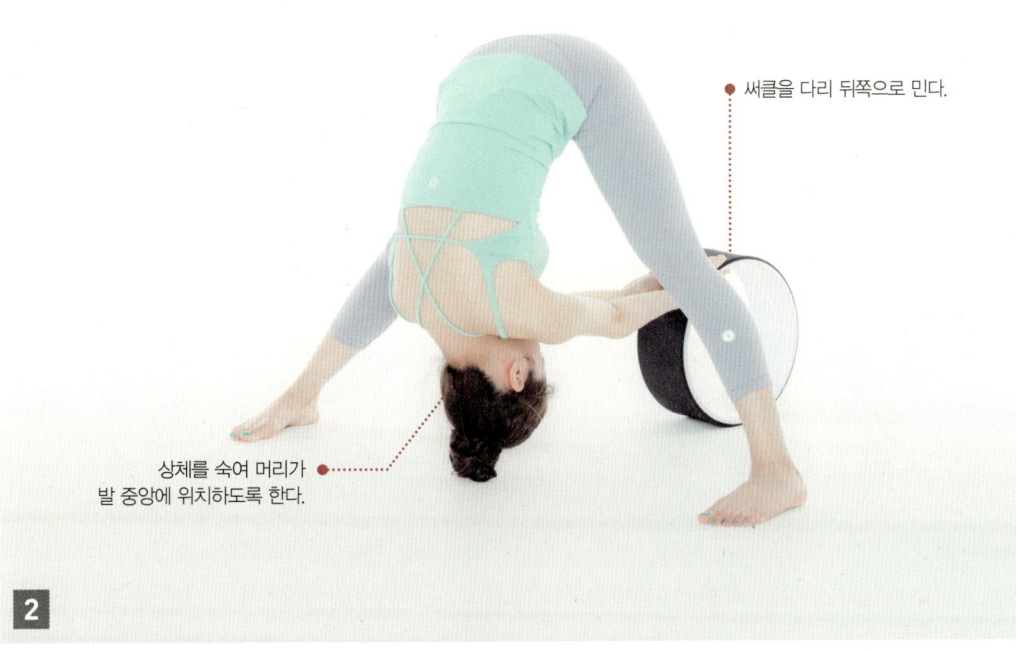

● 써클을 다리 뒤쪽으로 민다.

● 상체를 숙여 머리가 발 중앙에 위치하도록 한다.

2

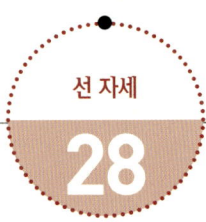

와이드 스쿼트 스트레칭

양 무릎을 바깥으로 벌려 직각을 만들어준다. 써클을 가볍게 잡고 내쉬는 호흡에 상체를 숙이며 써클을 멀리 밀어준다. 다리는 따라가지 않도록 한다. 다리스트레칭에 효과적이다.

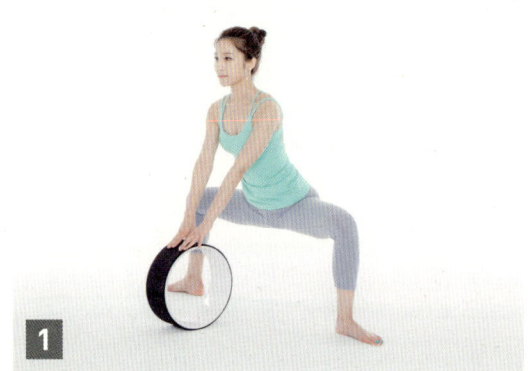

상체를 숙이며
써클을 멀리 밀어준다.

양 무릎을
바깥으로 벌려
직각을 만들어준다.

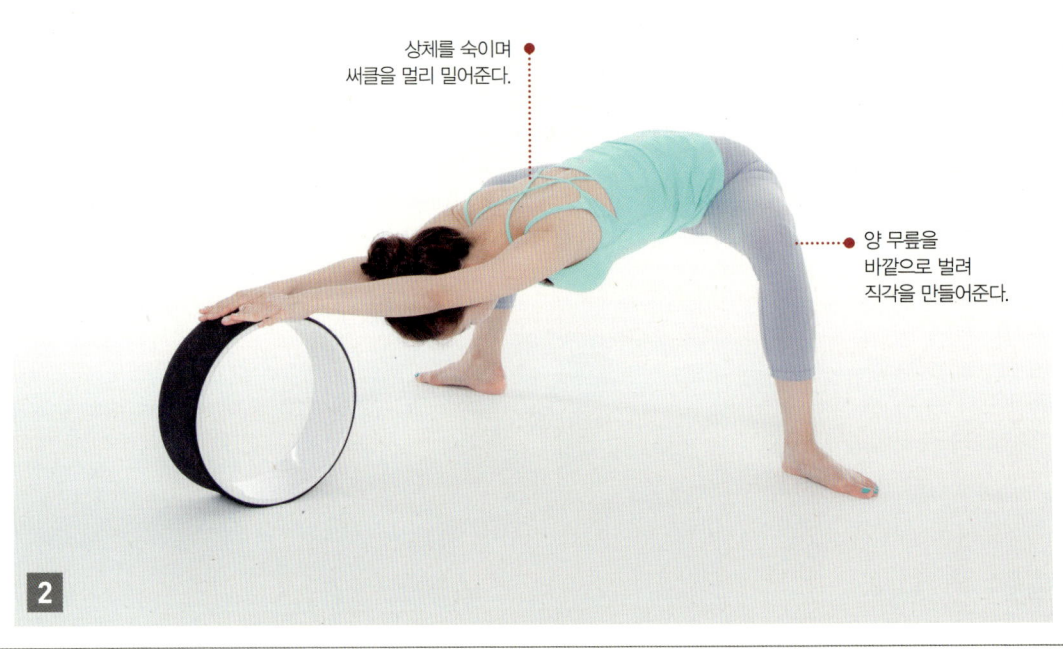

CHAPTER 6
선 자세

선 자세
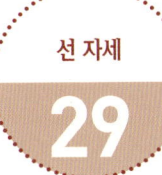

사이드 원레그 스쿼트

1
2
3 · 뒷꿈치를 들어올린다.

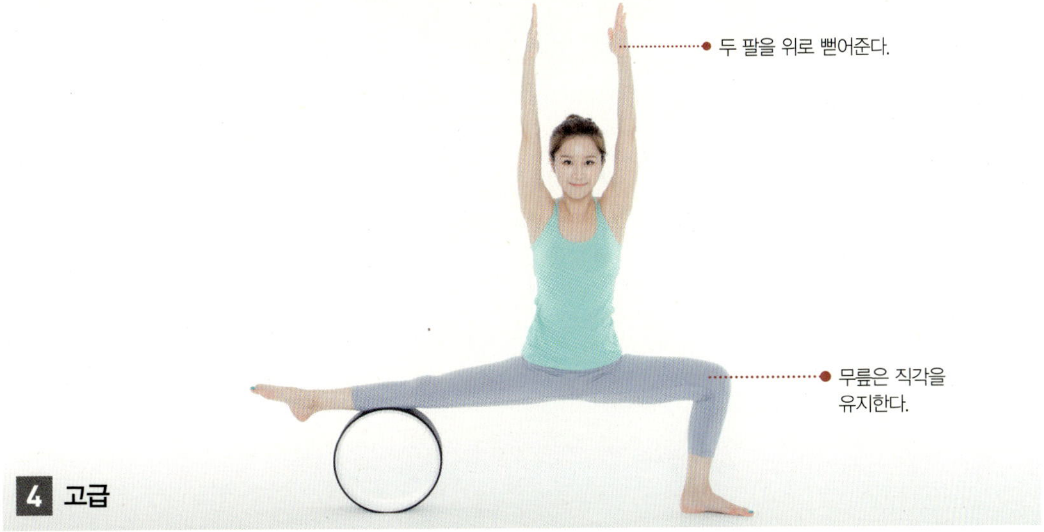

· 두 팔을 위로 뻗어준다.

· 무릎은 직각을 유지한다.

4 고급

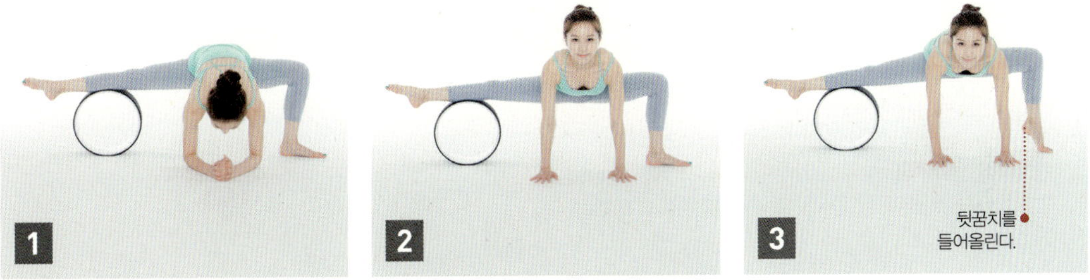

손 깍지를 끼고 바닥을 받치고 왼발 바깥쪽 오른발 써클 위로 올린다. 다음 손바닥으로 바닥을 짚고 고개는 앞을 바라본다. 고급자는 상체를 들어올리고 양팔은 천장쪽으로 뻗어준다.

선 자세

30

와이드 스쿼트자세

양발을 바깥쪽으로 뻗고, 써클에 앉으며 무릎을 직각으로 만든다. 손은 합장해 머리 위로 뻗어준다. 내쉬는 호흡에 발꿈치를 들어 종아리 근육을 자극한다. 10회 반복. 고관절을 활짝 열어주며 골반을 부드럽게 해준다.

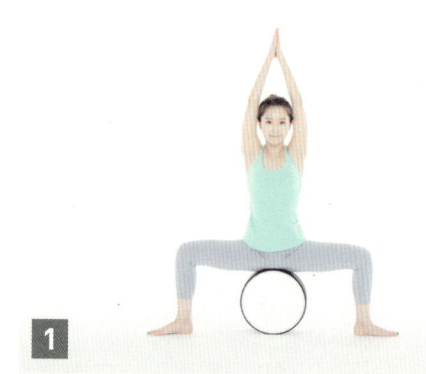

1

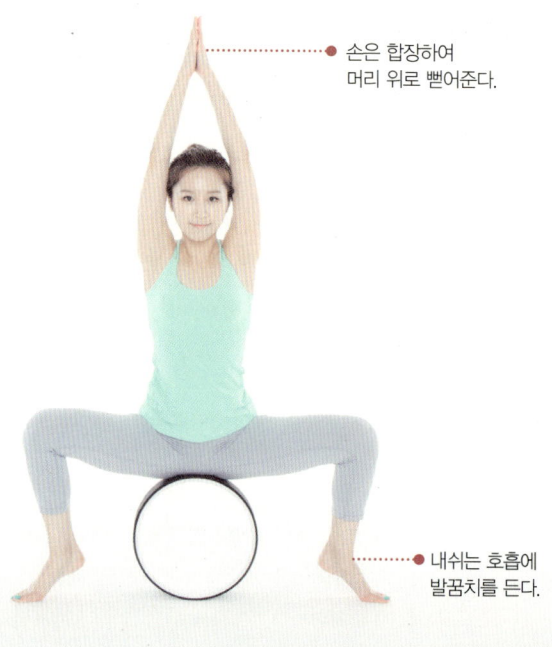

2

● 손은 합장하여 머리 위로 뻗어준다.

● 내쉬는 호흡에 발꿈치를 든다.

CHAPTER **6**
선 자세

31 와이드 스쿼트자세 변형

양발을 바깥쪽으로 뻗고, 써클에 엉덩이가 닿지 않도록 하며 무릎을 직각으로 만든다. 손은 합장해 머리 위로 뻗어준다. 내쉬는 호흡에 발꿈치를 들어 종아리 근육을 자극한다. 10회 반복. 고관절을 활짝 열어주며 골반을 부드럽게 해준다.

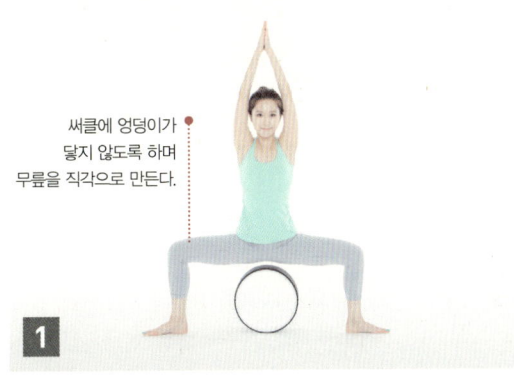

써클에 엉덩이가 닿지 않도록 하며 무릎을 직각으로 만든다.

1

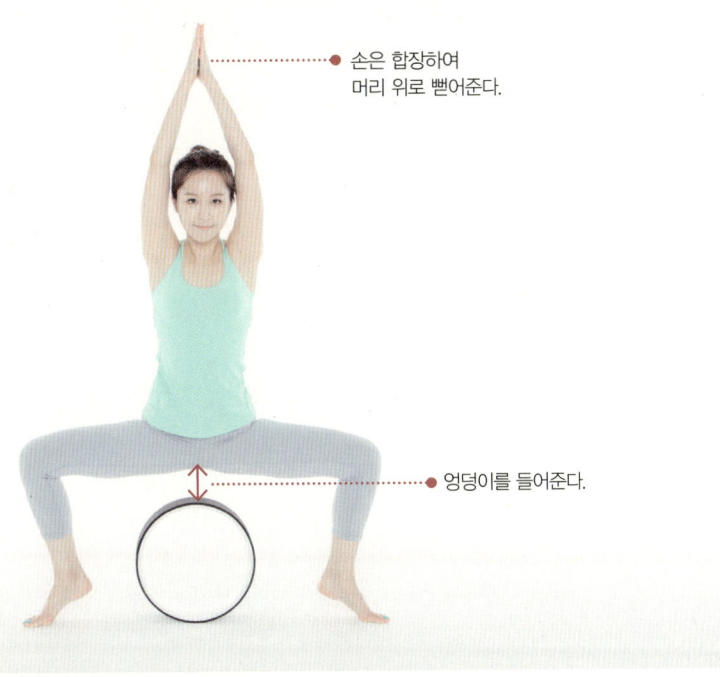

손은 합장하여 머리 위로 뻗어준다.

엉덩이를 들어준다.

2

선 자세 32

허벅지 운동

오른쪽 무릎이 바깥쪽으로 향하도록 써클 위에 발을 올려준다. 호흡을 내쉬며 오른쪽 다리로 써클을 밀어 종아리 아래에 위치하도록 하고 왼쪽 무릎을 굽혀 아래로 내려간다. 이때 복근과 허벅지의 힘을 이용한다.

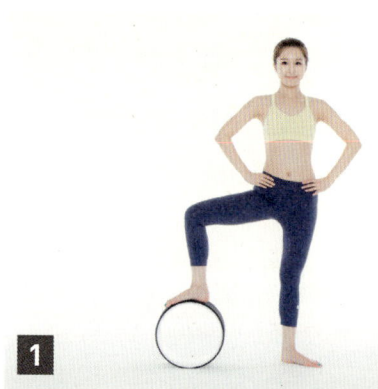

1

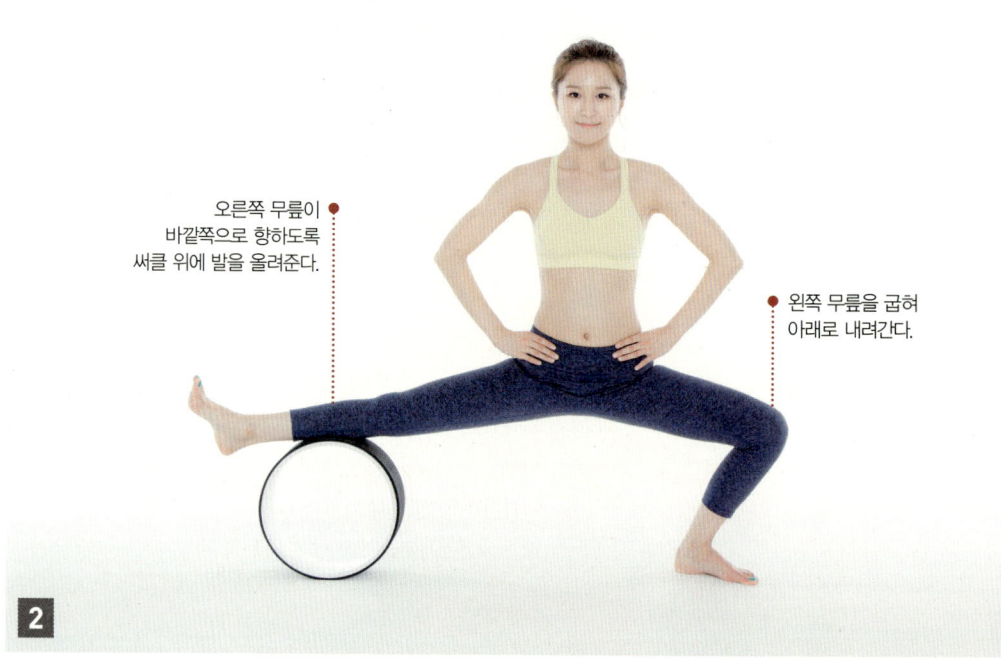

오른쪽 무릎이 바깥쪽으로 향하도록 써클 위에 발을 올려준다.

왼쪽 무릎을 굽혀 아래로 내려간다.

2

33 하이런지 변형

선 자세

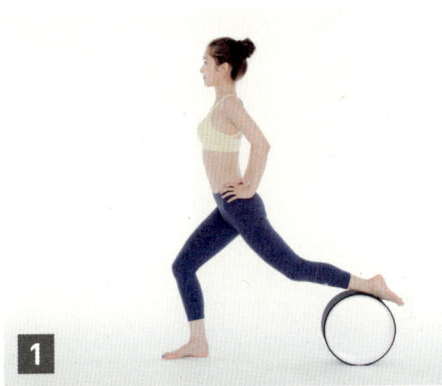

써클을 뒤로 두고 왼쪽 발등을 뒤로 뻗어 올려둔다.
내쉬는 호흡에 오른쪽 무릎을 접어 그대로 내려간다.
허벅지 지방 연소에 효과적이다.

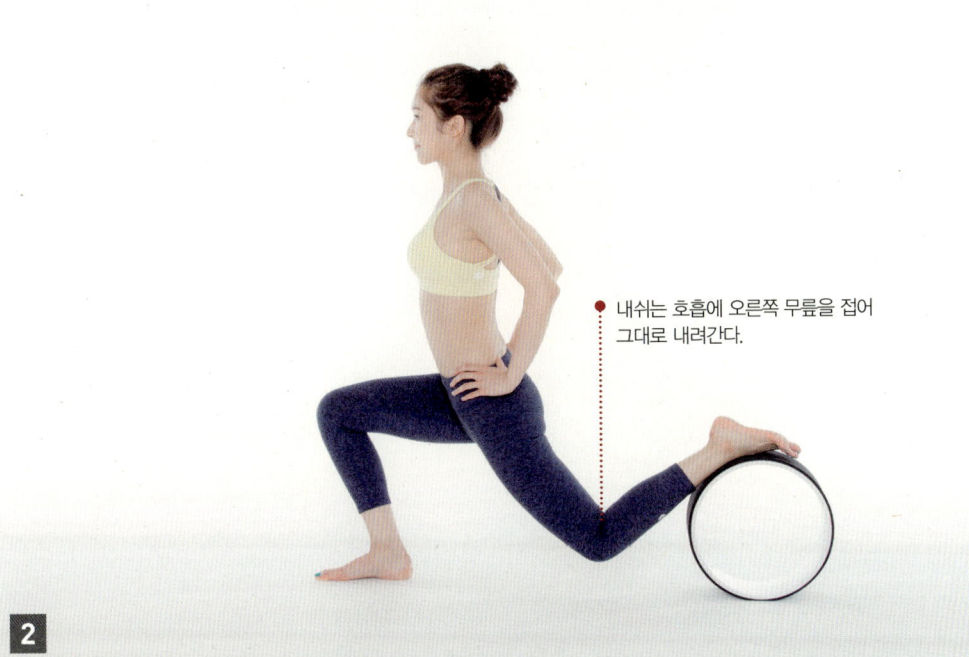

● 내쉬는 호흡에 오른쪽 무릎을 접어 그대로 내려간다.

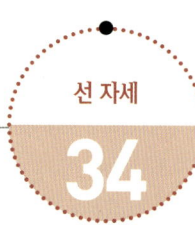

선 자세 34

코어 강화 운동

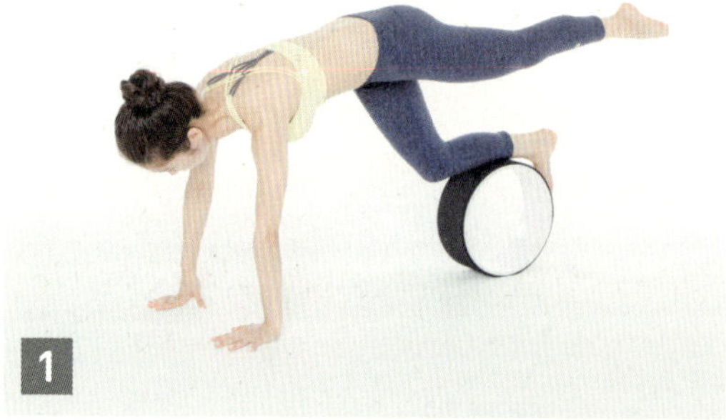

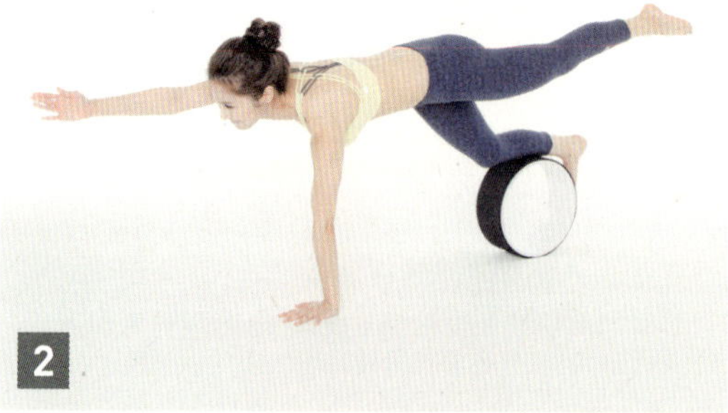

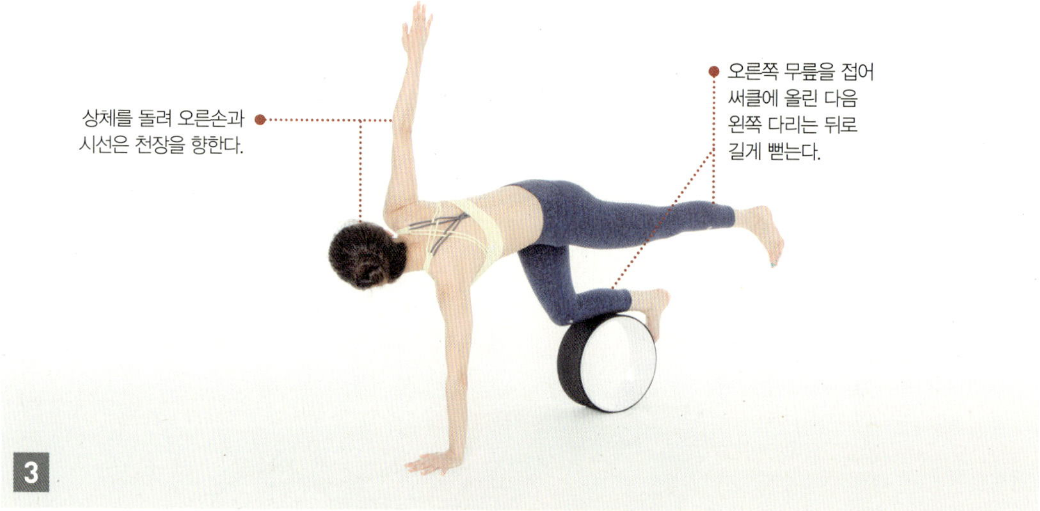

상체를 돌려 오른손과 시선은 천장을 향한다.

오른쪽 무릎을 접어 써클에 올린 다음 왼쪽 다리는 뒤로 길게 뻗는다.

두 손은 바닥을 짚고, 오른쪽 무릎을 접어 써클에 올린 다음 왼쪽 다리는 뒤로 길게 뻗는다. 내쉬는 호흡에 오른팔을 앞으로 뻗어 20초간 유지한다. 오른쪽으로 상체를 돌려 오른손과 시선은 천장을 향한다. 코어 근력과 균형감각을 높여준다.

선 자세 35

고관절 강화 운동

오른 무릎을 접어 써클 위에 올린 뒤 두 손은 바닥을 짚는다. 왼쪽 다리를 골반과 일직선에서 바깥쪽으로 뻗어준다. 숙련자는 오른손을 오른쪽으로 뻗어 중심을 잡아본다. 균형감각을 늘려주고 고관절 이완에 도움이 된다.

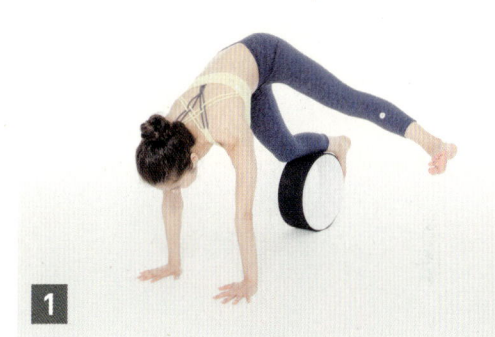

오른손을 오른쪽으로 뻗어 중심을 잡아본다.

오른쪽 무릎을 접어 써클위에 올려준다.

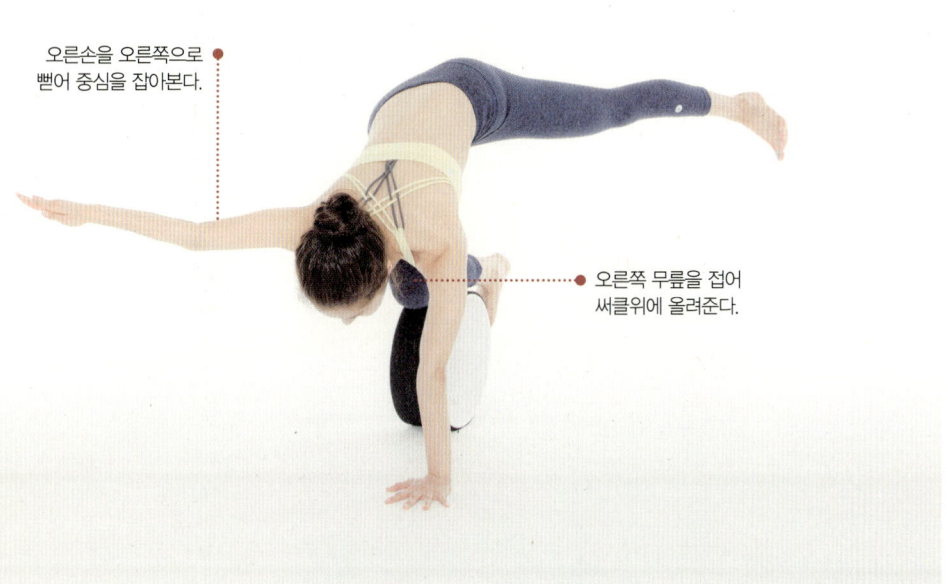

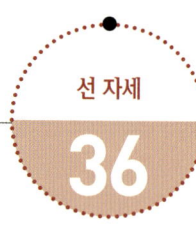

하누만자세 (변형)

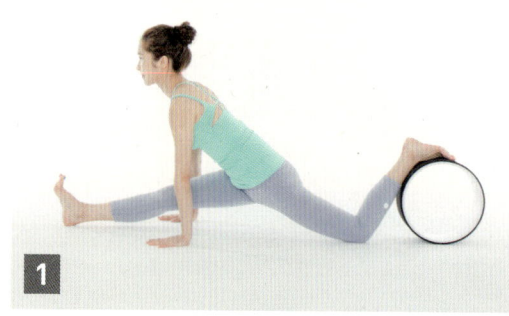

1

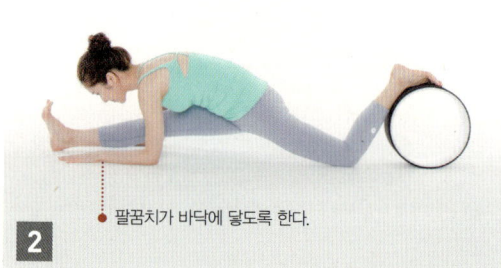

2 ● 팔꿈치가 바닥에 닿도록 한다.

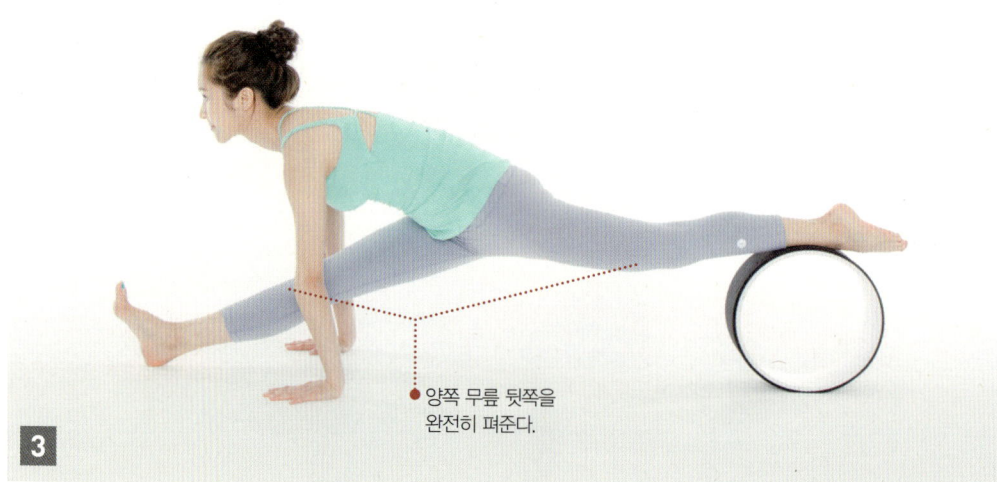

3 ● 양쪽 무릎 뒷쪽을 완전히 펴준다.

두 손은 바닥을 짚고, 왼쪽 발등을 써클에 얹은 다음 오른쪽 발을 앞으로 밀어 벌려준다. 내쉬는 호흡에 상체를 숙여 이마가 정강이와 가까워지도록 한다. 고급자는 바닥에 댄 무릎을 펴면서 들어본다. 30초 유지 후 반대쪽도 반복한다. 좌골신경통을 해소한다.

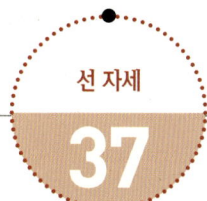

박쥐자세 (고급)

1

2

• 왼쪽 종아리를 써클에 얹는다.

• 팔꿈치가 바닥에 닿도록 한다.

3

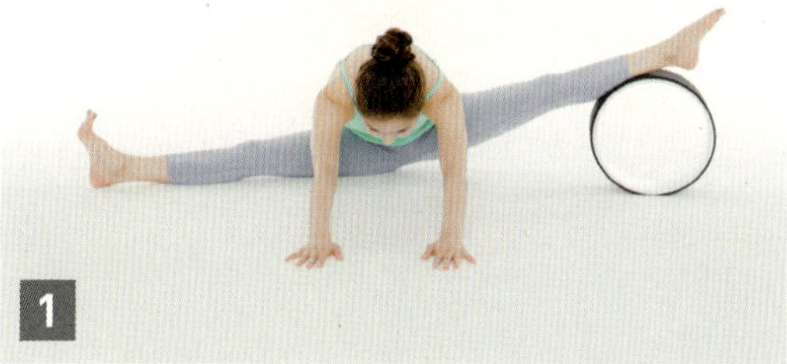

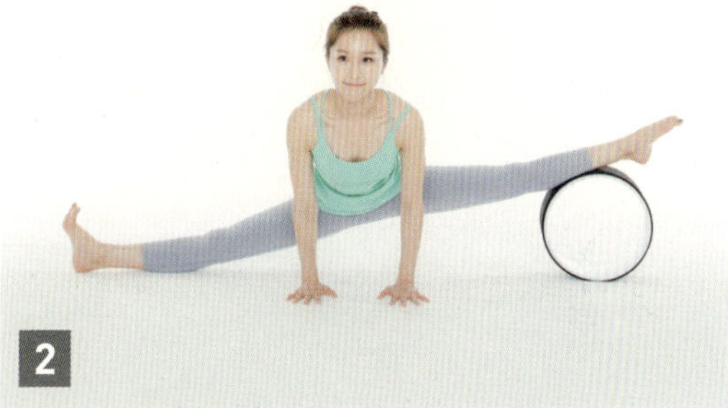

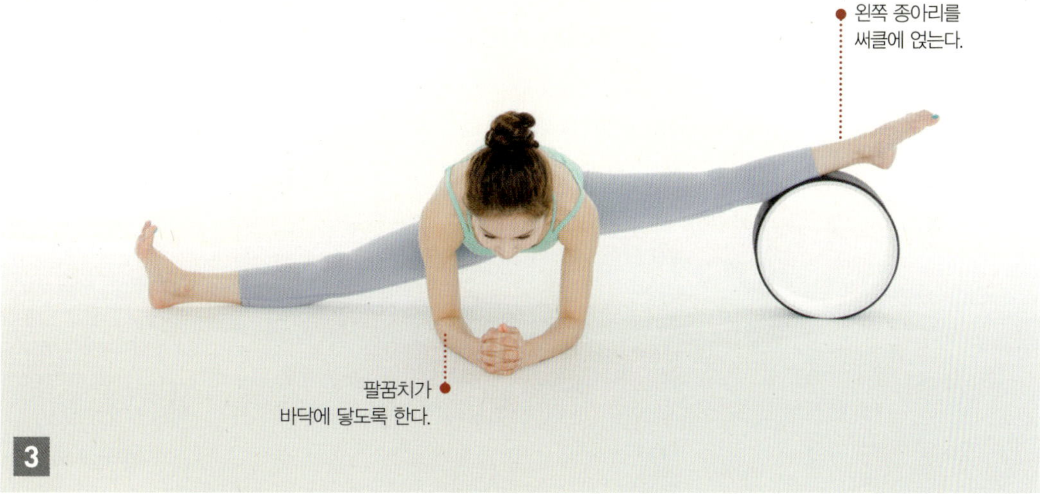

바닥을 짚고 왼쪽 종아리를 써클에 얹은 다음 다리를 양옆으로 뻗는다. 가능하면 손깍지를 껴 팔꿈치까지 바닥에 댄다. 무릎 뒤쪽이 완전히 펴지도록 한다. 허벅지의 외전근을 강화해준다.

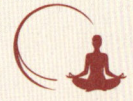 요가 수련 시 주의사항

1. **마음가짐**

    요가를 수련할 때 가장 주의해야 할 것은 마음가짐이다. 자신에게 집중을 하며 옆 사람과 경쟁을 하거나 욕심을 가지지 않는 것이 중요하다.

2. **수련장소**

    요가 수련 시 호흡이 중요하므로 첫째 환기가 잘되어야 한다. 둘째는 주변이 너무 산만하거나 소음이 많지 않은 곳을 선택하는 것이 좋다. 휴식할 때는 조명을 어둡게 해주며 너무 춥지 않도록 환경을 만들어줘야 한다.

3. **식사**

    요가는 공복에 하는 것이 좋다. 하지만 너무 배가 고프면 간단히 우유나 두유를 한 잔 정도 마시고 수련하는 것도 좋다.
    1) 과식을 했을 경우 4시간 후 수련 가능
    2) 적당량의 식사를 했을 경우 2시간 후 수련 가능
    3) 소식을 했을 경우 1시간 후 수련 가능

4. **요가 수련 및 명상**

    요가 수련의 효과를 높이기 위해서는 같은 시각, 같은 장소에서 매일 수련하는 것이 가장 좋다. 명상 수행의 가장 효과적인 시간대는 새벽과 해질 무렵이다. 새벽은 4~6시 사이가 좋다. 해질녘 무렵 저녁이나 잠들기 직전에 명상을 하는 것도 좋다.

5. 호흡

초보자가 처음부터 호흡을 따라하기에는 무리가 있다. 그래서 요가를 처음 시작할 때는 호흡에 집중하는 것보다 요가 동작에 집중하는 것이 효과를 볼 수 있다. 요가 동작이 안정적이고 내 몸에 익숙해졌을 때 호흡을 조금씩 해보도록 하며 억지로 호흡을 하거나 참지 않도록 하고 최대한 편안하게 호흡을 한다.

6. 휴식

요가 수련만큼 중요한 것은 휴식이다. 대부분 요가 수련이 끝난 뒤 휴식을 하지 않는 경우가 많다. 휴식을 해야 하는 이유는 노화를 방지하며 몸의 피로감을 줄여주고 몸의 에너지를 안정시켜준다. 그래서 요가 수련이 끝난 후 짧게는 5분, 보통은 10분 정도 휴식을 하는 것이 좋다.

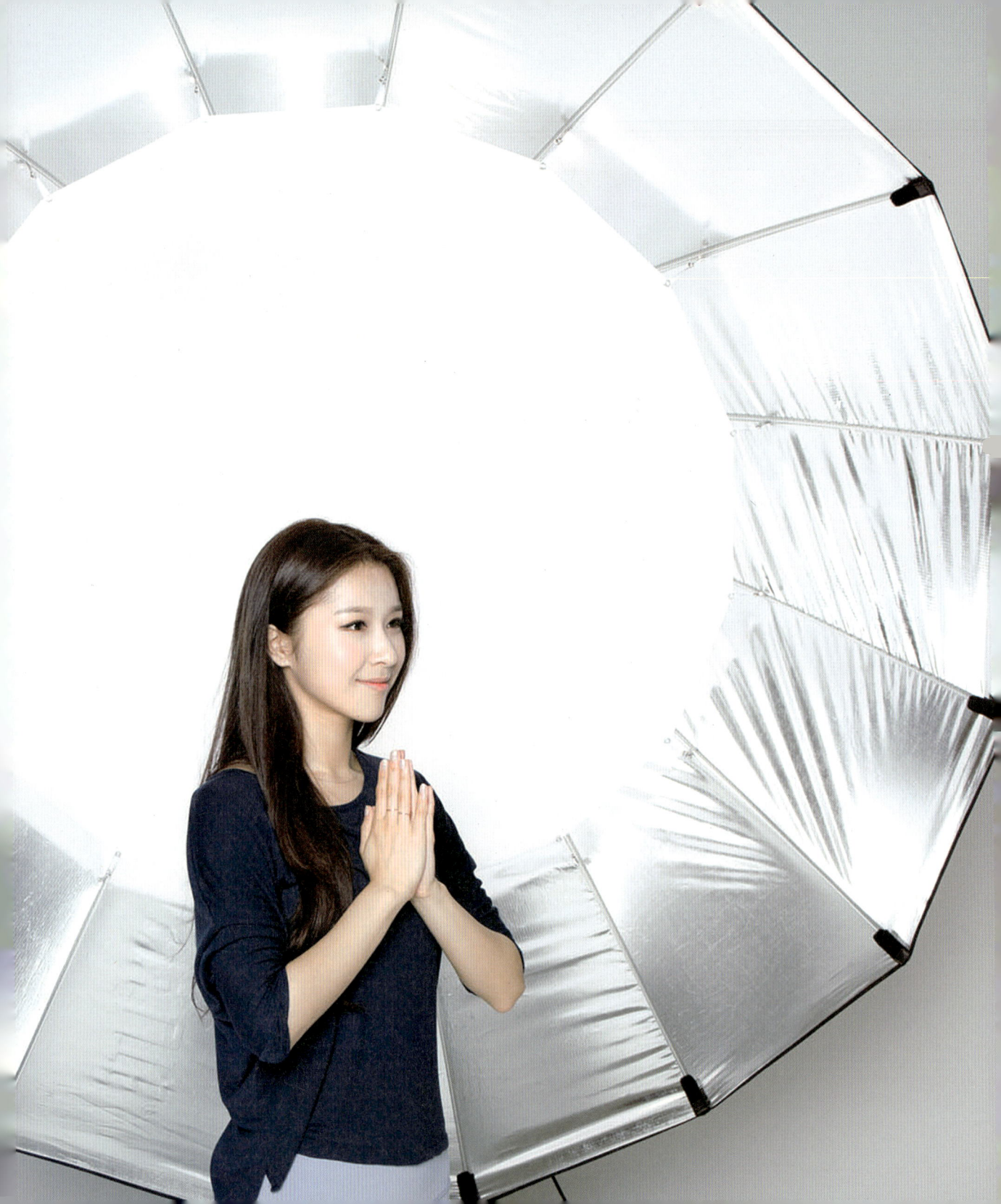

CHAPTER 7
앉은자세

좌법
앉은 자세

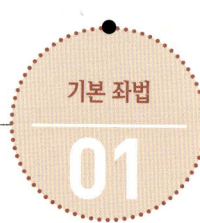

기본 좌법 01

바르게 앉은 자세

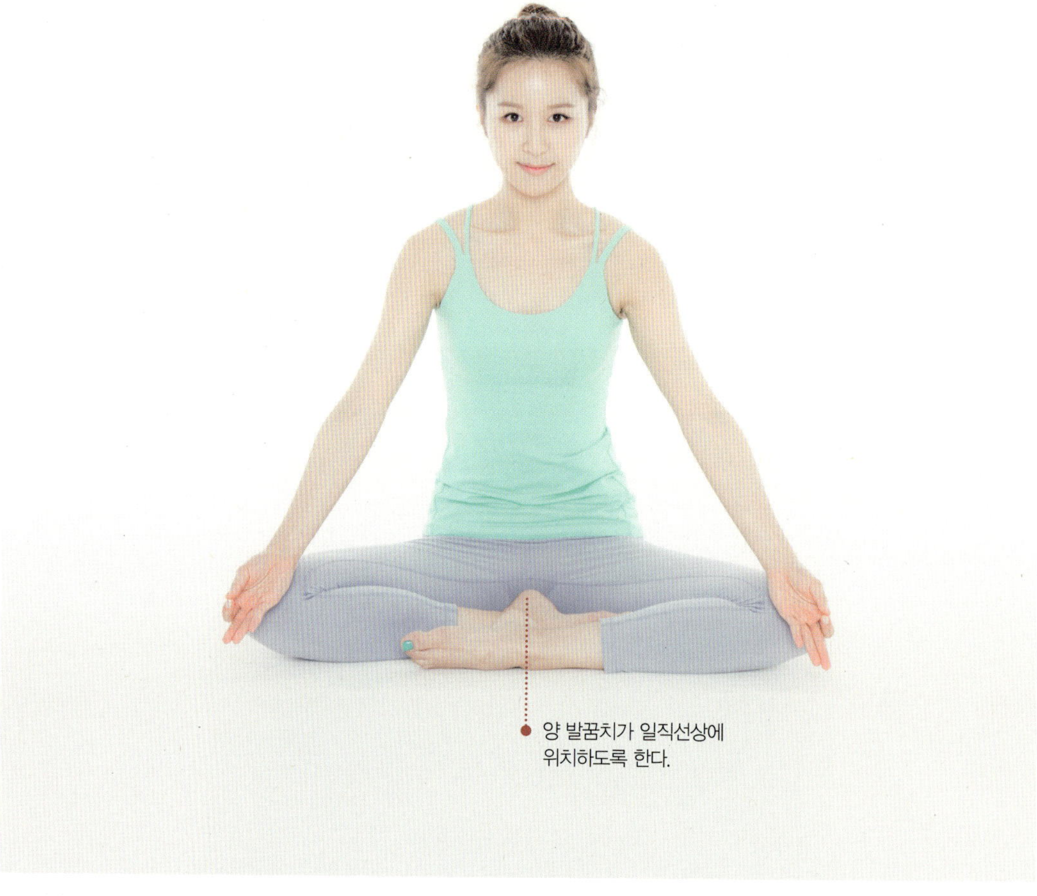

양 발꿈치가 일직선상에 위치하도록 한다.

요가를 시작하기 전에 마음을 모으는 자세다. 척추를 바르게 펴고 양 발꿈치가 일직선상에 위치하도록 한다.

CHAPTER 7
좌법

기본 좌법
02

연꽃자세

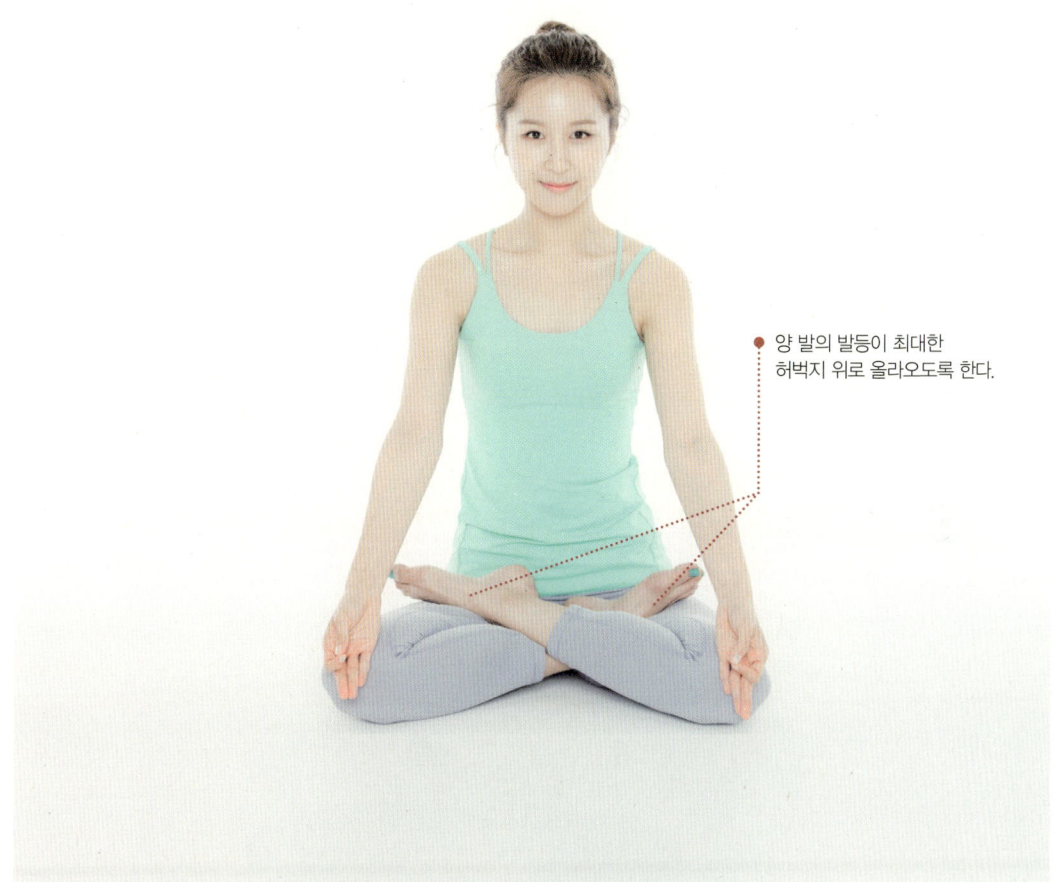

● 양 발의 발등이 최대한
허벅지 위로 올라오도록 한다.

양발의 발등이 최대한 허벅지 위로 올라오도록 한다. 집중을 도와주는 자세다.

앉은 자세 01

옆구리 스트레칭

발꿈치가 일직선에 위치하도록 편하게 앉은 다음 써클을 오른편에 두고 머리 뒤에서 깍지를 껴준다. 마시고 내쉬는 호흡에 오른쪽으로 기울여 왼쪽 옆구리는 늘려주고 오른쪽 옆구리는 수축시킨다. 옆구리 라인을 정리해준다.

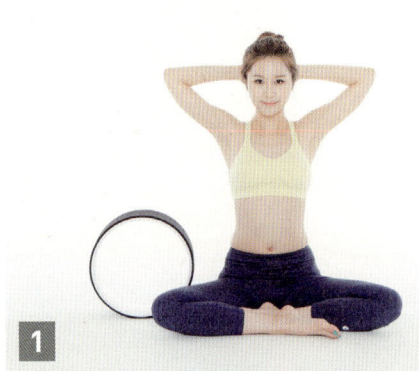

1

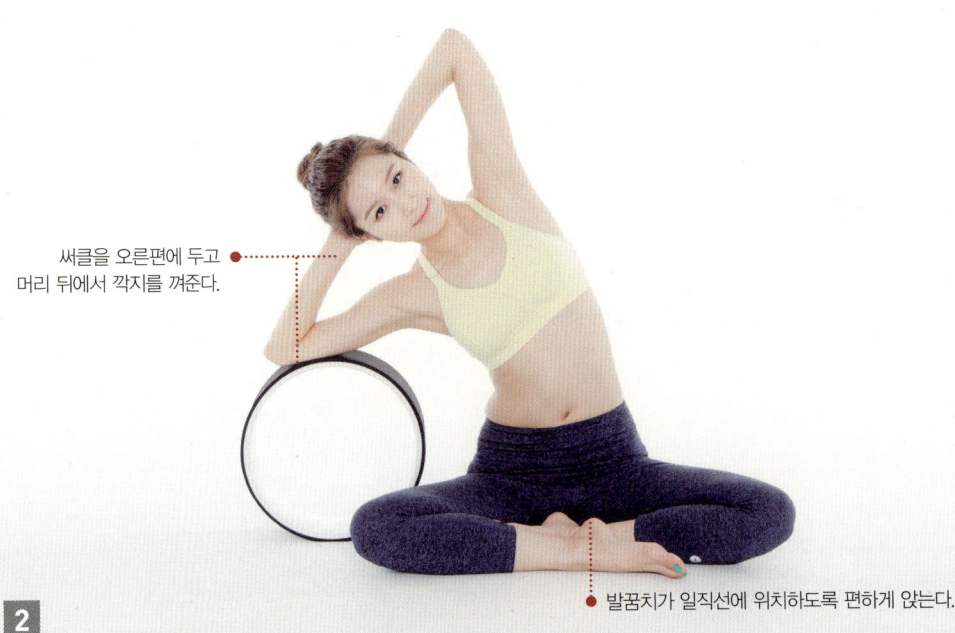

써클을 오른편에 두고 머리 뒤에서 깍지를 껴준다.

발꿈치가 일직선에 위치하도록 편하게 앉는다.

2

옆구리 스트레칭 팔 변형

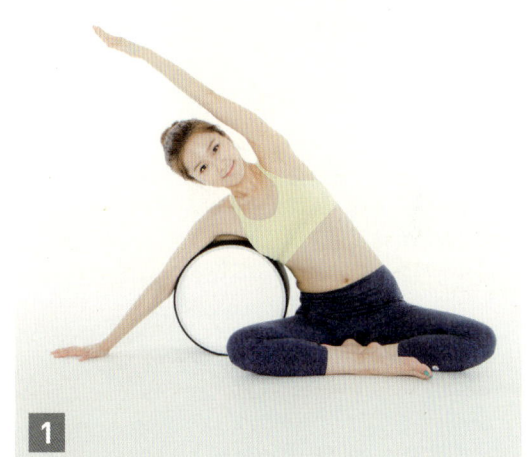

오른팔 아래에 써클을 끼우고 손은 멀리 짚어준다. 양팔을 머리 위로 뻗어준다. 양손을 머리 위에서 깍지껴 준다.

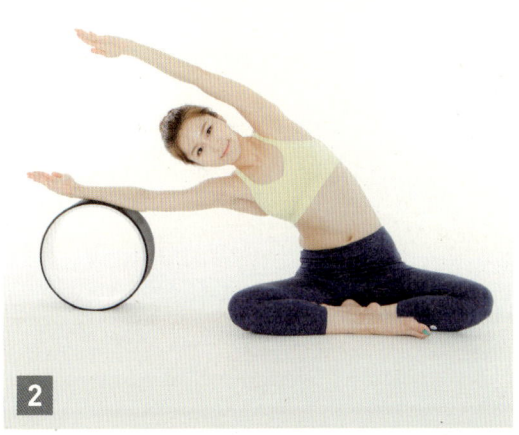

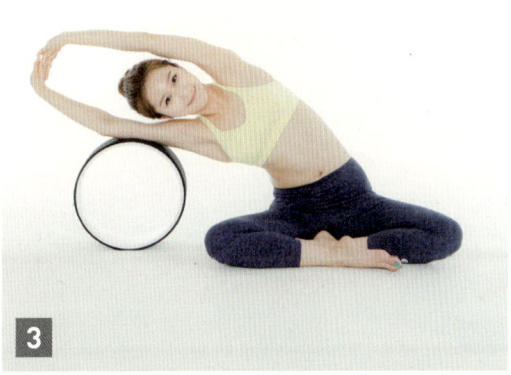

앉은 자세 02

상체 비틀기

바르게 앉은 자세에서 써클을 몸의 오른쪽에 둔다. 왼손으로 써클을 짚은 다음 내쉬는 호흡에 오른쪽으로 밀어 상체를 비틀어 준다. 소화기능을 도와준다.

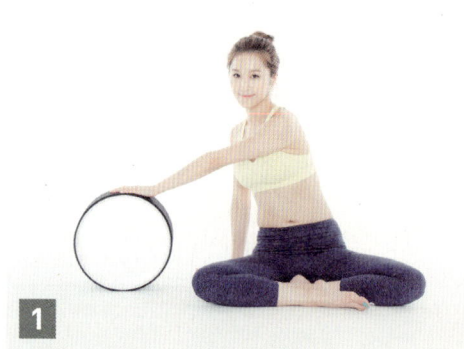

1

- 왼손으로 써클을 짚은 다음 내쉬는 호흡에 오른쪽으로 밀어 상체를 비틀어 준다.

- 양쪽 발은 양반자세로 모아준다.

2

CHAPTER **7**
앉은 자세

앉은 자세 03

앞으로 숙이기

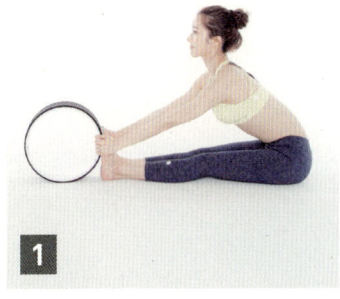
1

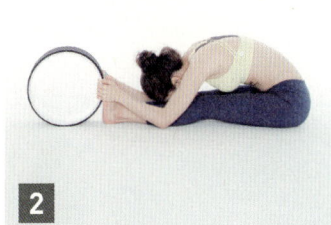
2

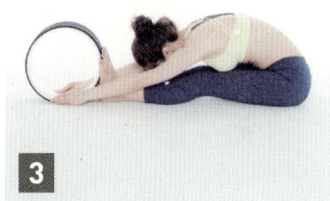
3

양팔로 써클을 밀어주며
더 멀리 뻗어본다.

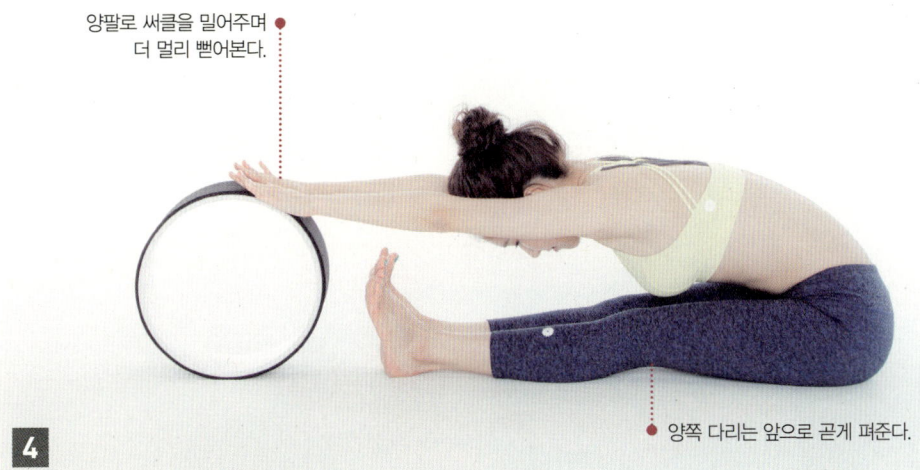

양쪽 다리는 앞으로 곧게 펴준다.

4

써클을 발 앞에 두고 마시는 호흡에 척추를 바르게 펴고 내쉬는 호흡에 앞으로 숙여준다. 써클 옆으로 손바닥을 내려둔다. 써클을 밀어주며 더 멀리 뻗어본다.

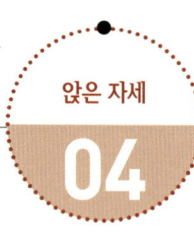

앉은 자세 04

자누시르샤사나 A

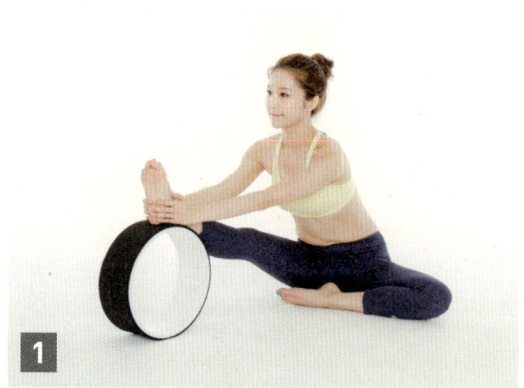

왼발은 안으로 접고 오른발을 써클 위에 얹어둔다. 마시고 내쉬는 호흡에 앞으로 숙여준다. 하체순환을 도와준다.

1

● 내쉬는 호흡에 상체를 앞으로 숙여준다.

오른발을 써클 위에 얹어둔다. ●

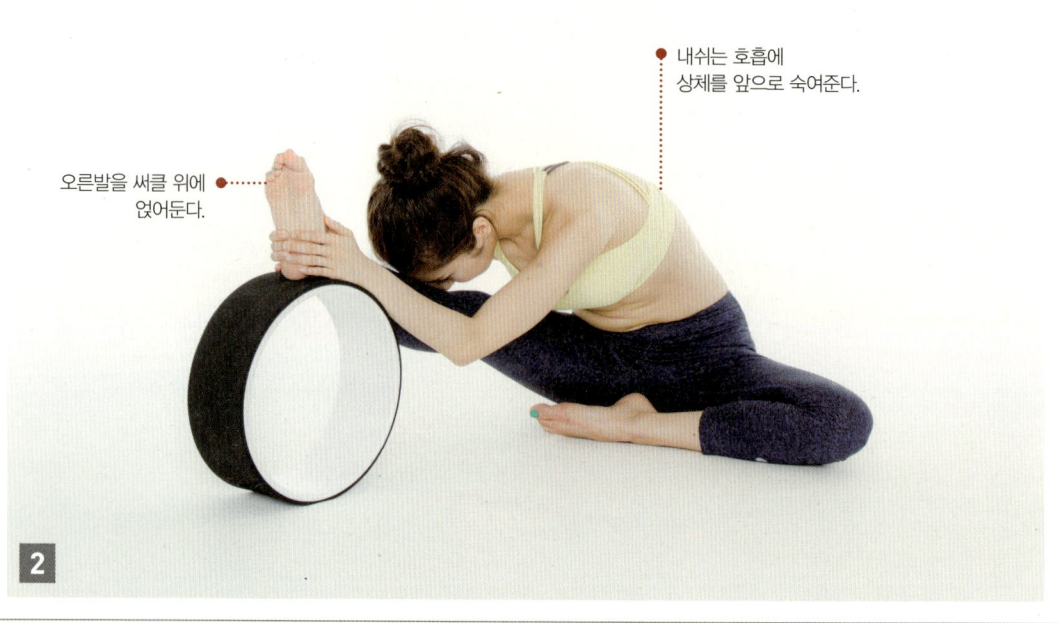

2

자누시르샤사나 B

앉은 자세 05

왼쪽 무릎을 바깥쪽으로 접어준 다음 오른발을 써클 위에 얹고 앞으로 숙여준다. 종아리 근육을 풀어준다.

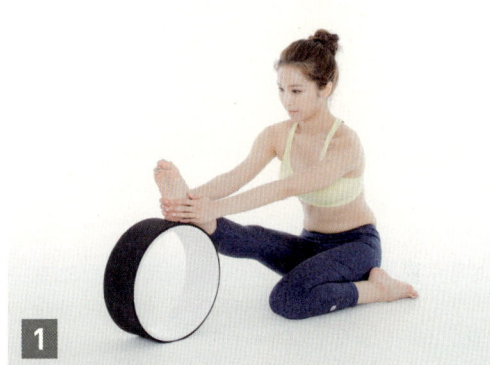
1

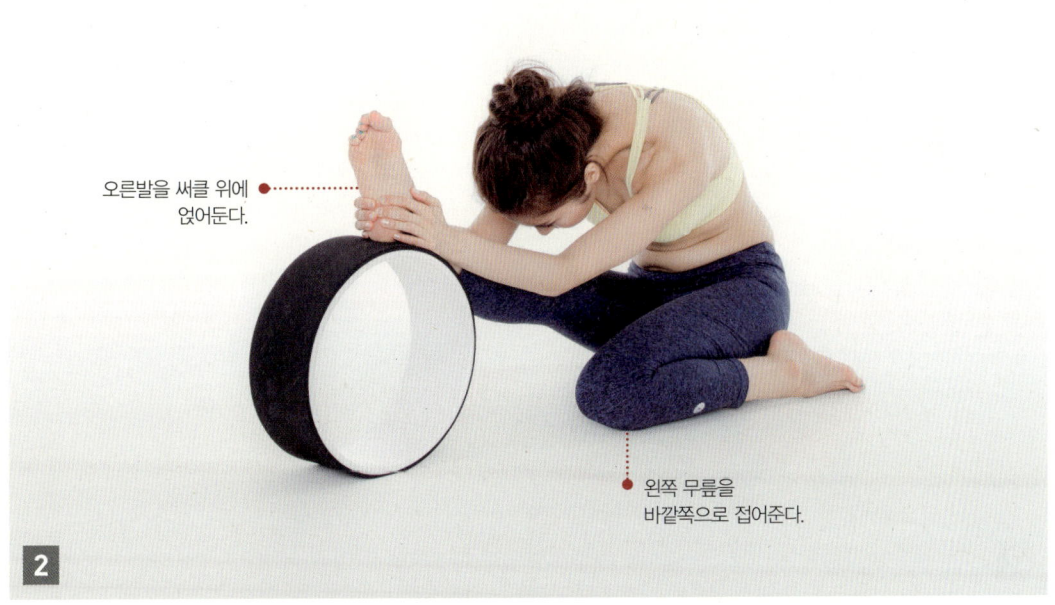

오른발을 써클 위에 얹어둔다.

왼쪽 무릎을 바깥쪽으로 접어준다.

2

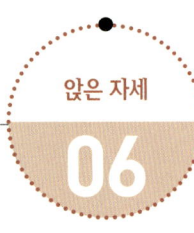

앞은 자세
06

자누시르샤사나 C

왼쪽 발등이 오른쪽 허벅지 안에 올라가도록 하고 오른발을 써클 위에 얹고 내쉬며 앞으로 숙여준다. 발등을 유연하게 한다.

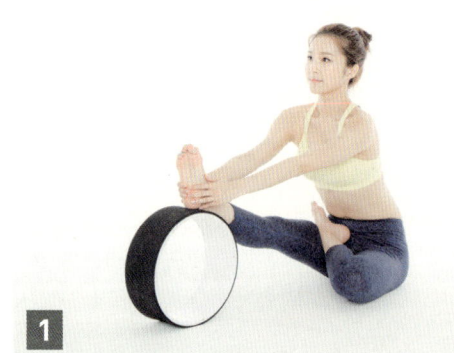

1

오른발을 써클 위에 얹고 내쉬며 앞으로 숙여준다

왼쪽 발등이 오른쪽 허벅지 안에 올라가도록 한다.

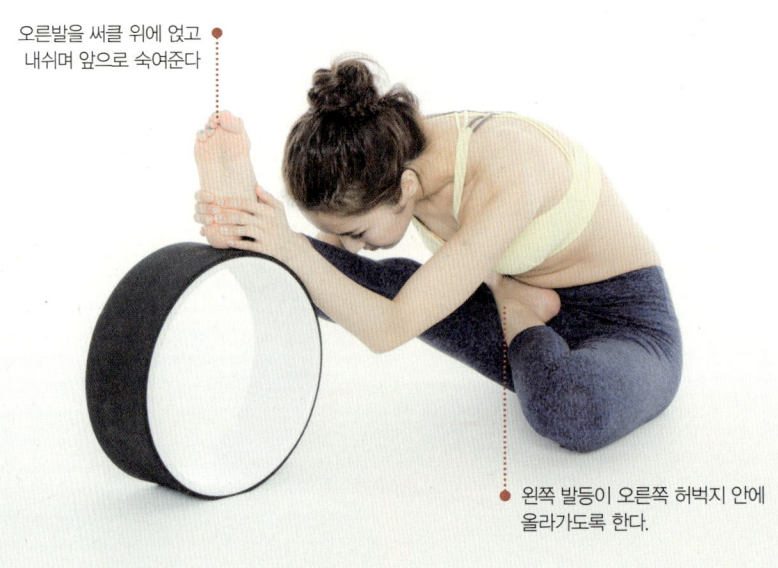

2

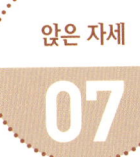

자누시르샤사나

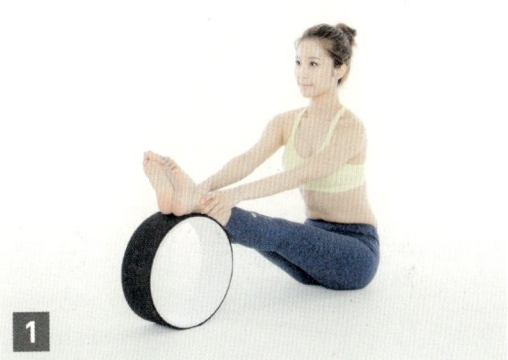

두 발을 써클 위에 얹고 마시며 내쉬는 호흡에 앞으로 숙여준다. 햄스트링을 늘려 다리라인을 아름답게 한다.

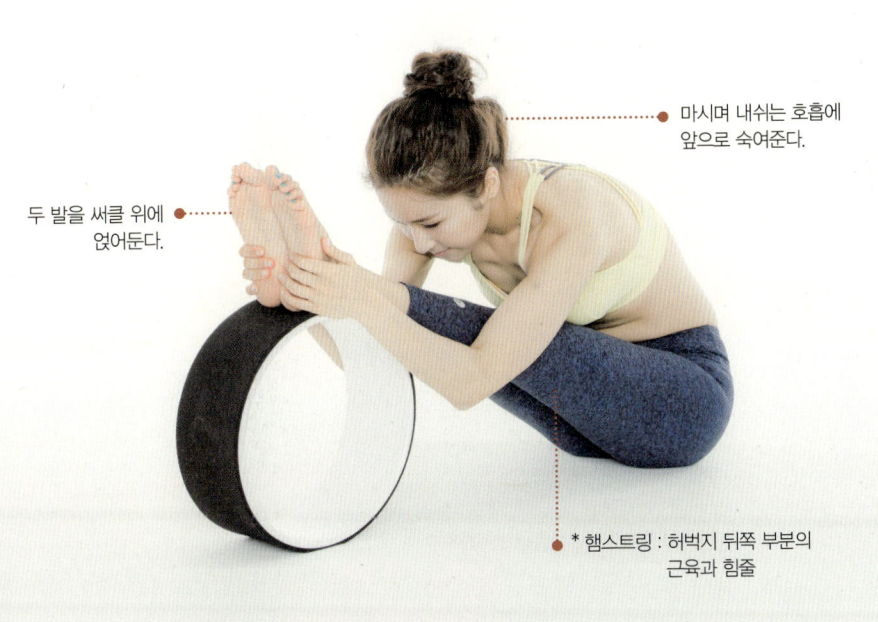

- 두 발을 써클 위에 얹어둔다.
- 마시며 내쉬는 호흡에 앞으로 숙여준다.
- * 햄스트링 : 허벅지 뒤쪽 부분의 근육과 힘줄

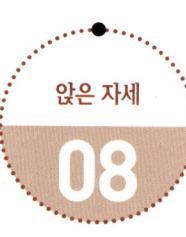

앉은 자세 08

보트자세

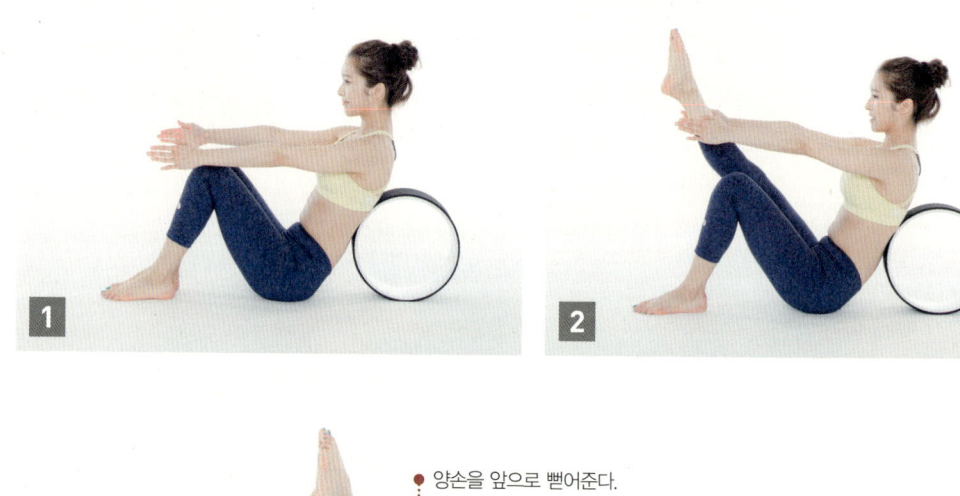

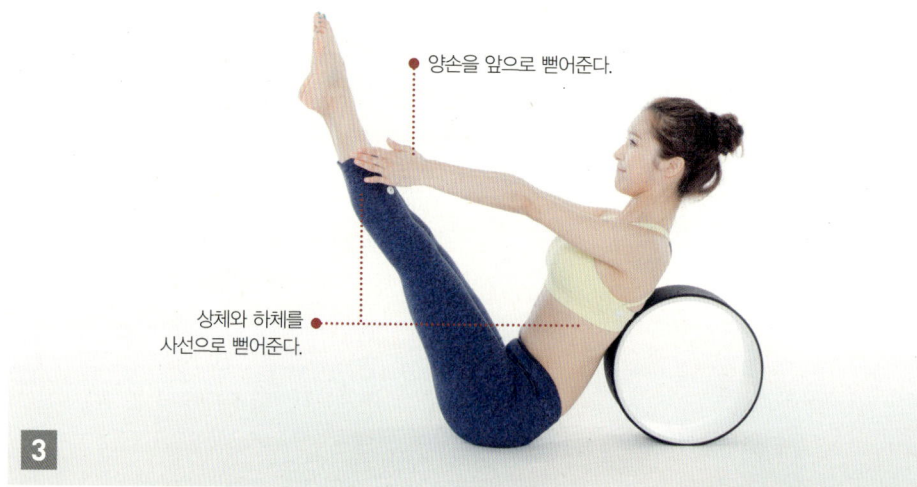

● 양손을 앞으로 뻗어준다.

● 상체와 하체를 사선으로 뻗어준다.

초보자가 할 수 있는 복부운동. 무릎을 굽히고 써클에 기대앉는다. 손을 앞으로 뻗고, 한 다리씩 사선으로 뻗어준다. 허리가 뒤로 굽지 않도록 아랫배를 당기고 상체와 하체를 사선으로 뻗어준다. 30초간 유지한다.

앉은 자세

09 한 다리 전굴자세

CHAPTER 7
앉은 자세

두 다리를 앞으로 뻗은 상태에서 오른쪽 다리를 들어 허벅지 아래에 써클을 위치시킨다. 마시는 호흡에 허리를 펴고 내쉬는 호흡에 오른쪽 다리 가까이 상체를 숙여준다. 써클이 허벅지 뒤쪽 근육의 이완을 효과적으로 돕는다.

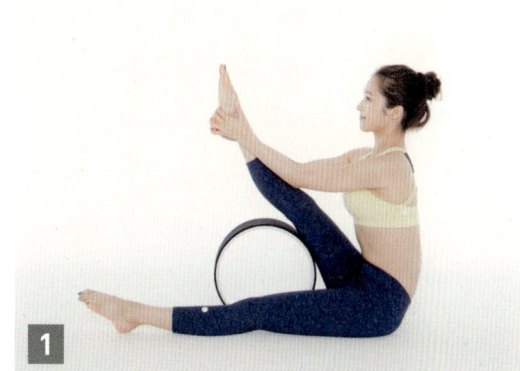
1

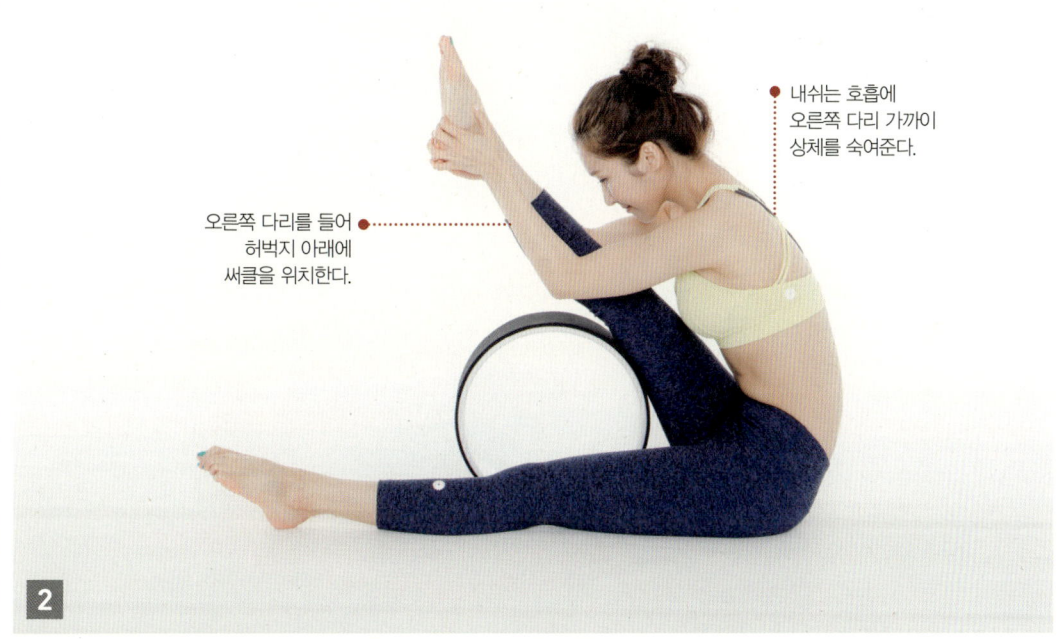
2

● 오른쪽 다리를 들어 허벅지 아래에 써클을 위치한다.

● 내쉬는 호흡에 오른쪽 다리 가까이 상체를 숙여준다.

163

앉은 자세 10

써클 전굴자세

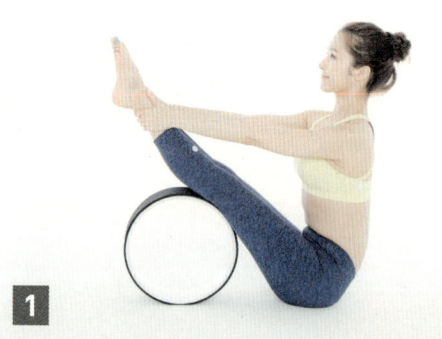

써클에 두 다리 모두 올린 다음 내쉬는 호흡에 앞으로 숙여준다. 써클을 이용하면 허벅지 뒤쪽을 더욱 강하게 자극할 수 있다.

● 내쉬는 호흡에 상체를 앞으로 숙여준다.

● 써클에 두 다리 모두 올려준다.

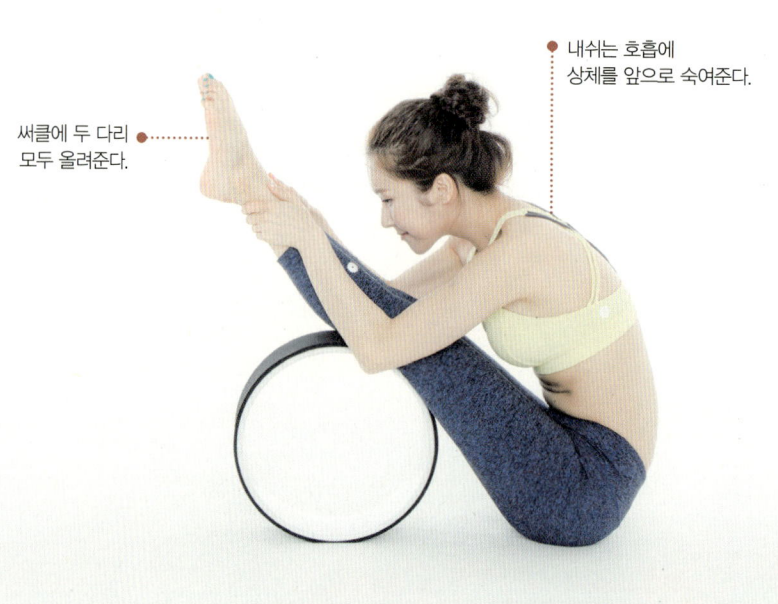

앉은 자세 11

앞으로 숙이기 변형

써클을 이용한 전굴자세다. 써클에 발목을 교차하여 올린 후 내쉬는 호흡에 상체를 길게 늘려 가슴과 다리가 가까워지도록 내려간다. 20초간 유지 후 천천히 돌아온다.

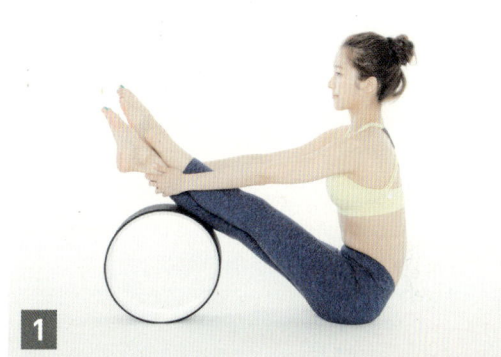

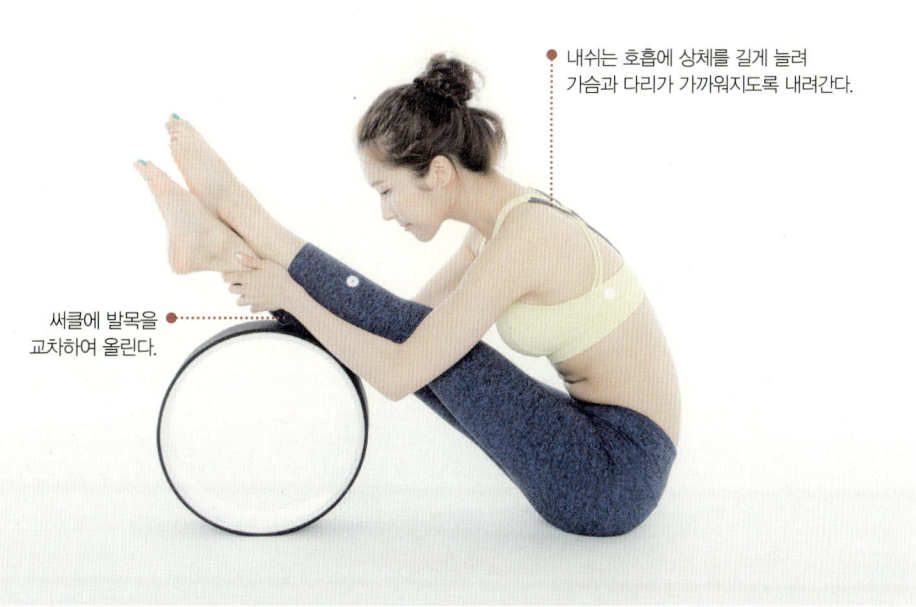

• 내쉬는 호흡에 상체를 길게 늘려 가슴과 다리가 가까워지도록 내려간다.

• 써클에 발목을 교차하여 올린다.

앉은 자세

12

상체 비틀기

써클 위에 오른쪽 다리를 얹고 왼손은 등 뒤 바닥, 오른손으로는 왼발바닥을 잡아준다. 호흡을 내쉬며 다리를 더 뻗어주며 왼팔을 등 뒤로 뻗어준다. 20초 유지 후 반대쪽도 실시한다. 허리라인을 아름답게 해준다.

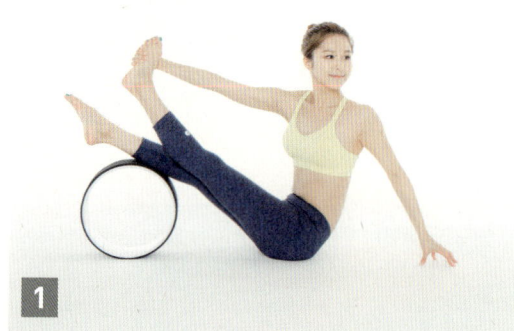

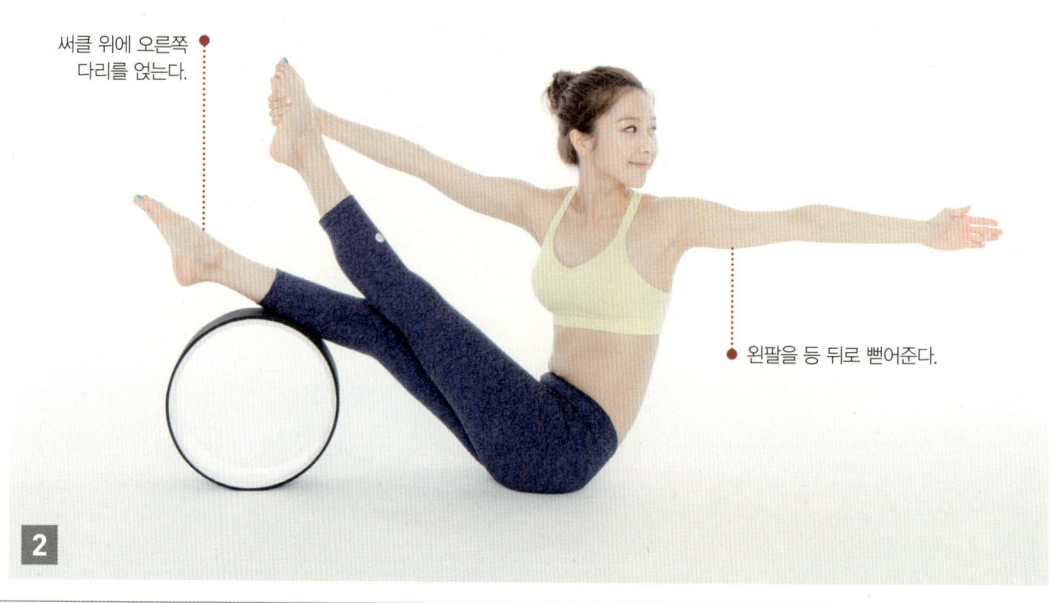

써클 위에 오른쪽 다리를 얹는다.

왼팔을 등 뒤로 뻗어준다.

앉은 자세 13

척추 비틀기

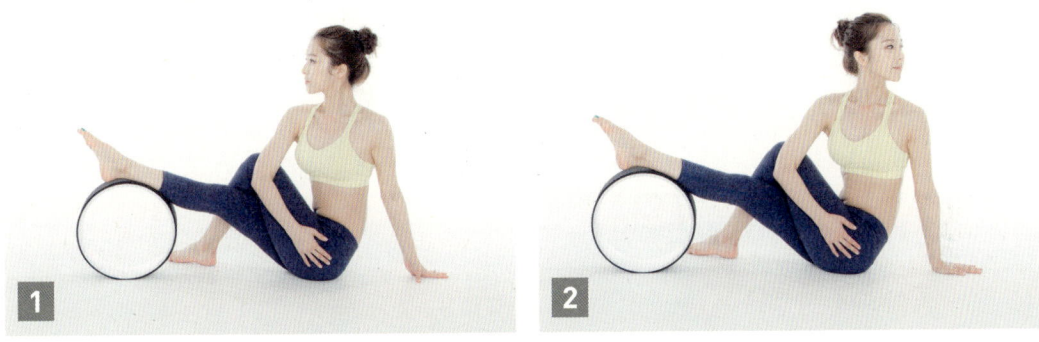

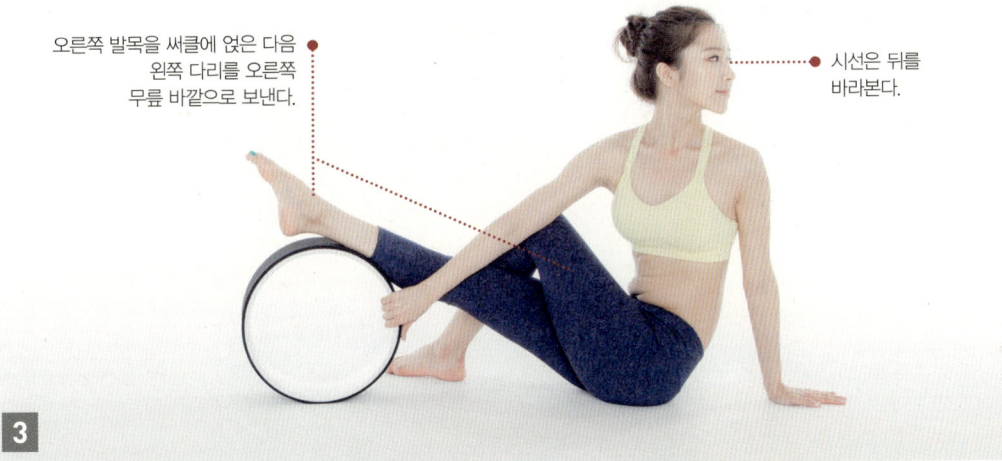

오른쪽 발목을 써클에 얹은 다음 왼쪽 다리를 오른쪽 무릎 바깥으로 보낸다.

시선은 뒤를 바라본다.

오른쪽 발목을 써클에 얹은 다음 왼쪽 다리를 오른쪽 무릎 바깥으로 보낸다. 호흡을 마시며 척추를 길게 펴고, 내쉬면서 오른팔로 왼쪽다리를 밀어주며 상체를 뒤쪽으로 비틀어 준다. 시선은 뒤를 바라보고 오른쪽 손을 뻗어 써클을 잡아본다. 옆구리 지방연소에 효과적이며 소화기능을 도와준다.

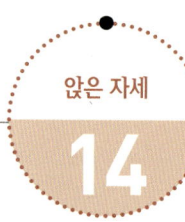

앉은 자세 14

보트자세 변형

써클 위에 종아리를 올린 다음 내쉬는 호흡에 오른쪽 다리를 위로 들어 올린다. 양쪽 다리를 번갈아가며 빠르게 50회 실시한다. 우리 몸에서 큰 근육인 햄스트링을 자극해 몸의 열감을 높여준다.

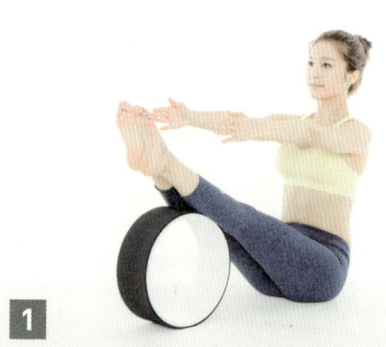

써클 위에 종아리를 올린 다음 내쉬는 호흡에 오른쪽 다리를 위로 들어 올린다.

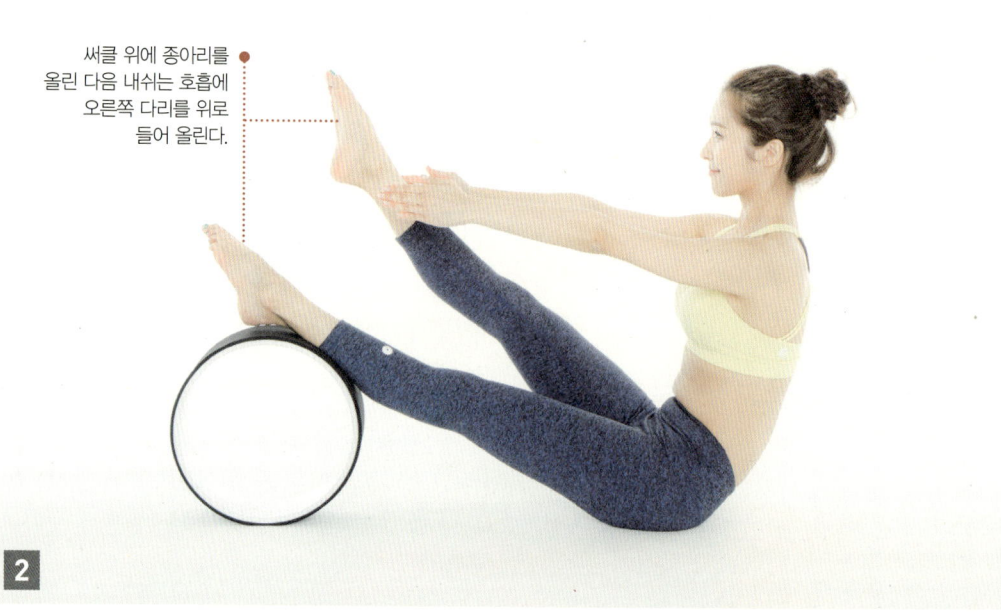

CHAPTER 7

앉은 자세

앉은 자세 15

보트자세 2

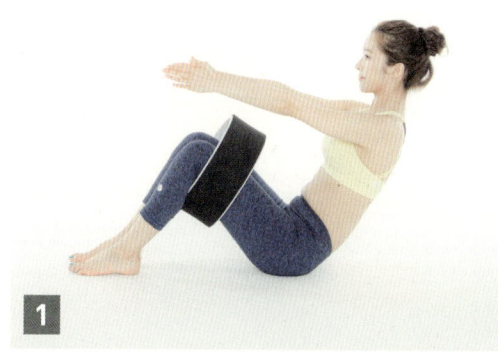

1

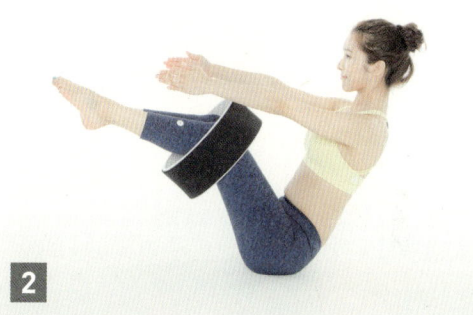

2

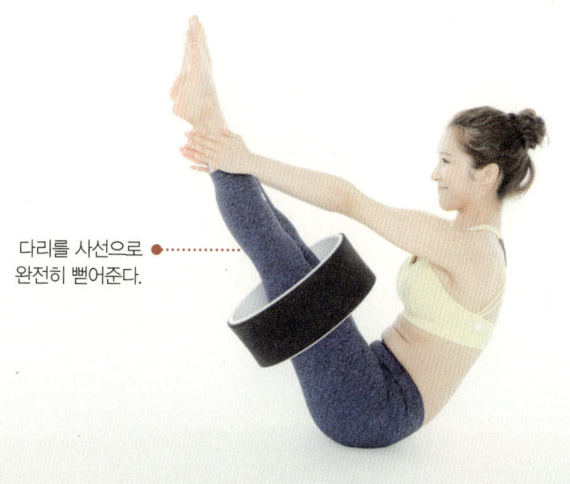

● 다리를 사선으로 완전히 뻗어준다.

3

상체를 사선으로 만들고 써클을 허벅지 바깥쪽으로 끼운다. 팔은 앞으로 뻗고 다리를 사선으로 완전히 뻗어준다. 허벅지의 힘을 길러주며 복부의 상단에 위치한 근육운동에 효과적이다.

앉은 자세 16

보트자세 3

등 뒤에 손을 짚고, 써클을 발목 바깥쪽으로 끼운다. 내쉬는 호흡에 양팔을 앞으로 뻗어준 후 30초간 버틴다. 내전근 강화와 하복부 운동에 효과적이다.

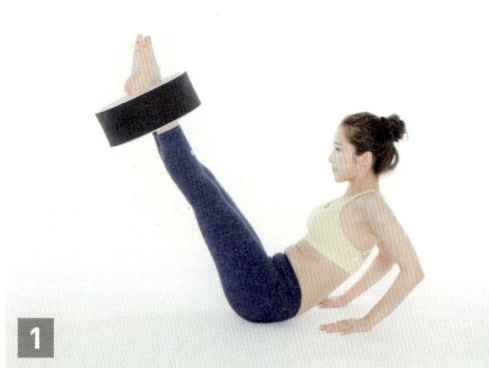

1

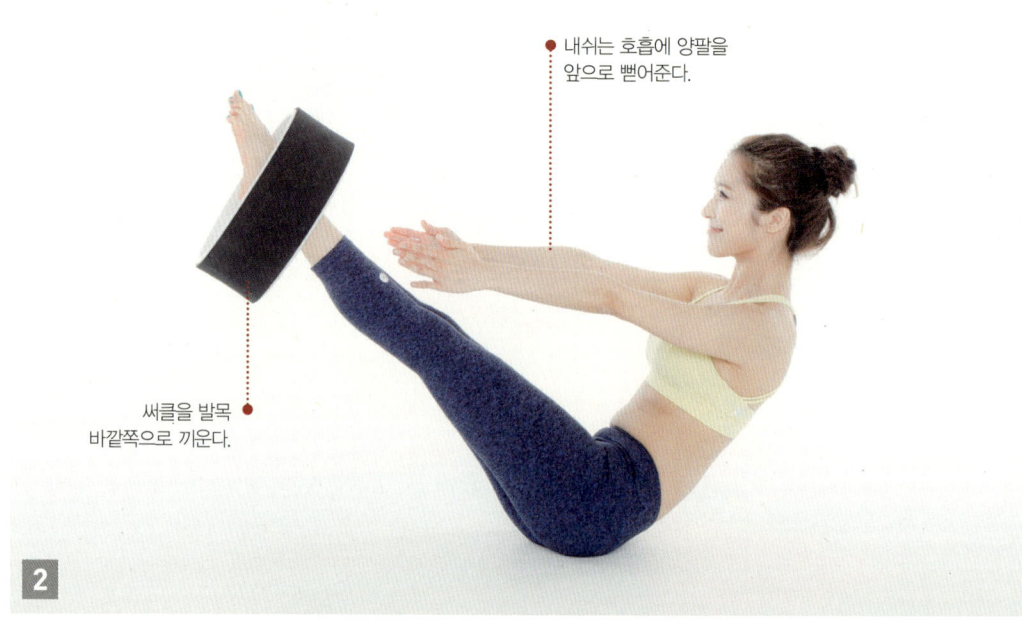

● 내쉬는 호흡에 양팔을 앞으로 뻗어준다.

써클을 발목 바깥쪽으로 끼운다.

2

17 복근 운동 (초급)

앉은 자세

무릎으로 앉은 다음 무릎 사이에 써클을 끼운다. 팔을 앞으로 뻗고 내쉬는 호흡에 천천히, 복부의 힘으로 허리가 휘어지지 않도록 뒤로 내려갔다 마시는 호흡에 올라온다. 이를 10회 반복한다. 복부운동에 효과적이다.

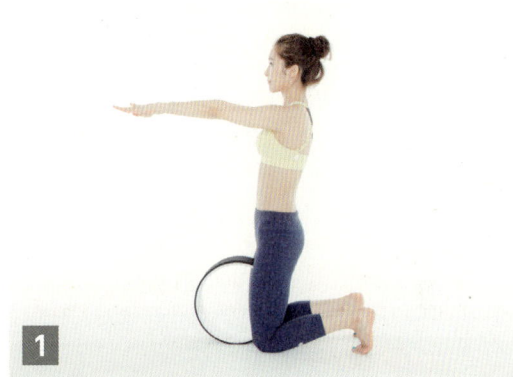

1

내쉬는 호흡에 복부에 힘을 주고 뒤로 젖혀준다.

무릎 사이에 써클을 끼운다.

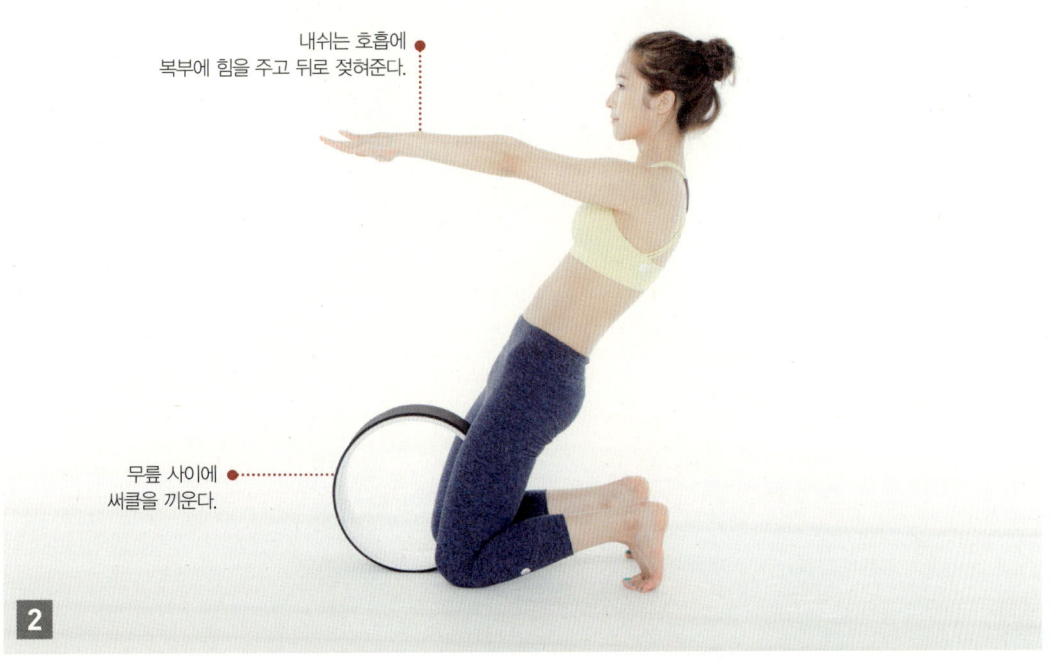

2

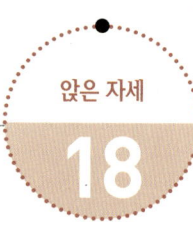

복근 운동 (고급)

무릎으로 앉은 다음 발 사이에 써클을 끼운다. 팔을 앞으로 뻗고 내쉬는 호흡에 천천히, 복부의 힘으로 허리가 휘어지지 않도록 하여 엉덩이에 써클이 닿을 때까지 내려간다. 마시는 호흡에 올라오고 이를 10회 반복한다. 복부운동에 효과적이다.

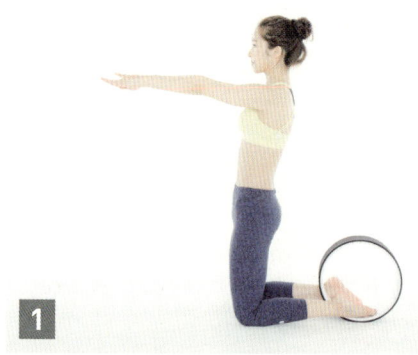

1

내쉬는 호흡에
복부의 힘으로 뒤로 내려간다.

무릎으로 앉은 다음
발 사이에 써클을 끼운다.

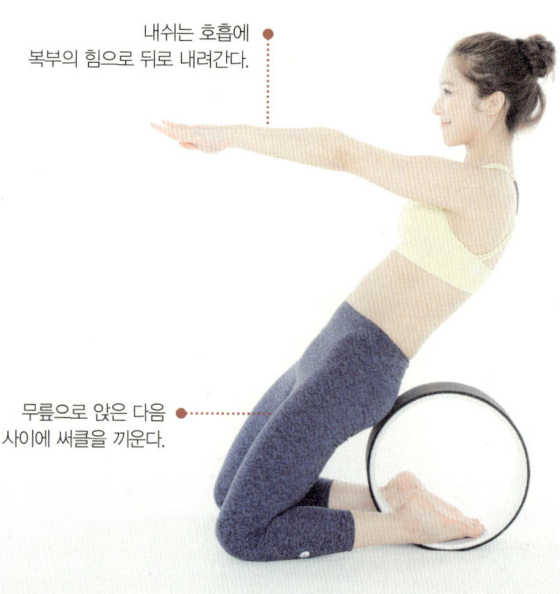

2

앉은 자세

19

복근 운동 (고급 변형)

무릎으로 앉은 다음 발 뒤쪽으로 써클을 두고 왼쪽 발등을 올려둔다. 팔을 앞으로 뻗고 내쉬는 호흡에 천천히, 복부의 힘으로 허리가 휘어지지 않도록 하여 엉덩이에 써클이 닿을 때까지 내려간다. 마시는 호흡에 올라오고 이를 10회 반복한다. 복부운동에 효과적이다.

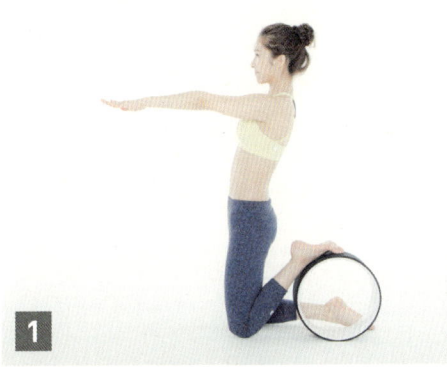

1

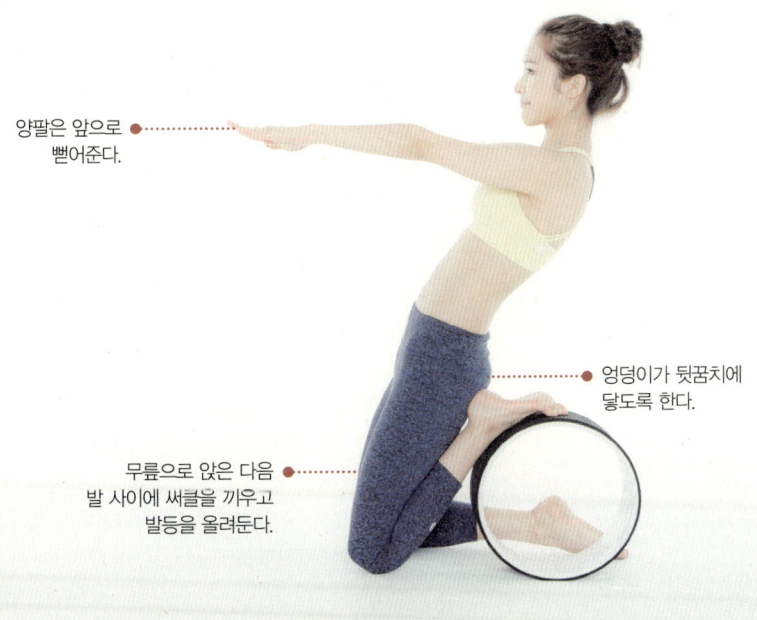

양팔은 앞으로 뻗어준다.

엉덩이가 뒷꿈치에 닿도록 한다.

무릎으로 앉은 다음 발 사이에 써클을 끼우고 발등을 올려둔다.

2

앉은 자세
20

복근 운동 2

천골 아래에 써클을 둔 다음 두 손으로는 바닥을 짚는다. 내쉬는 호흡에 엉덩이를 들어올린다. 다시 써클로 내려와 다리를 직각으로 들어 올린 다음 천장 쪽으로 뻗어준다. 이 동작을 15회 반복한다. 복부운동에 효과적이다.

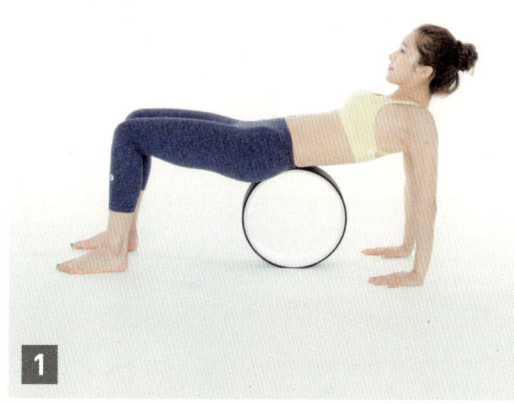

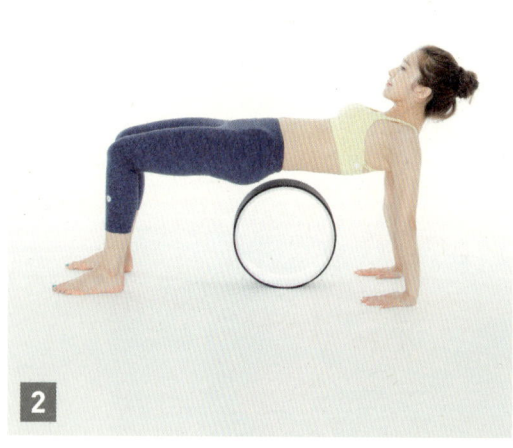

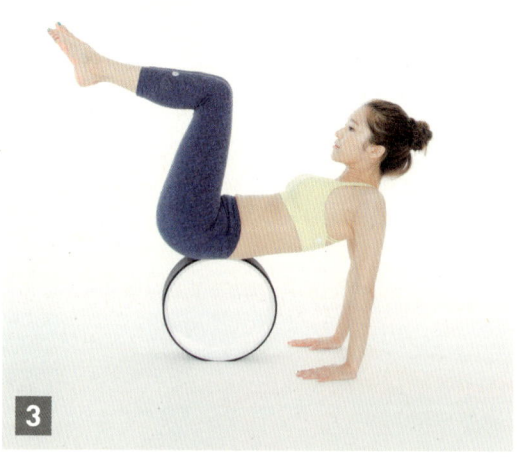

CHAPTER 7
앉은 자세

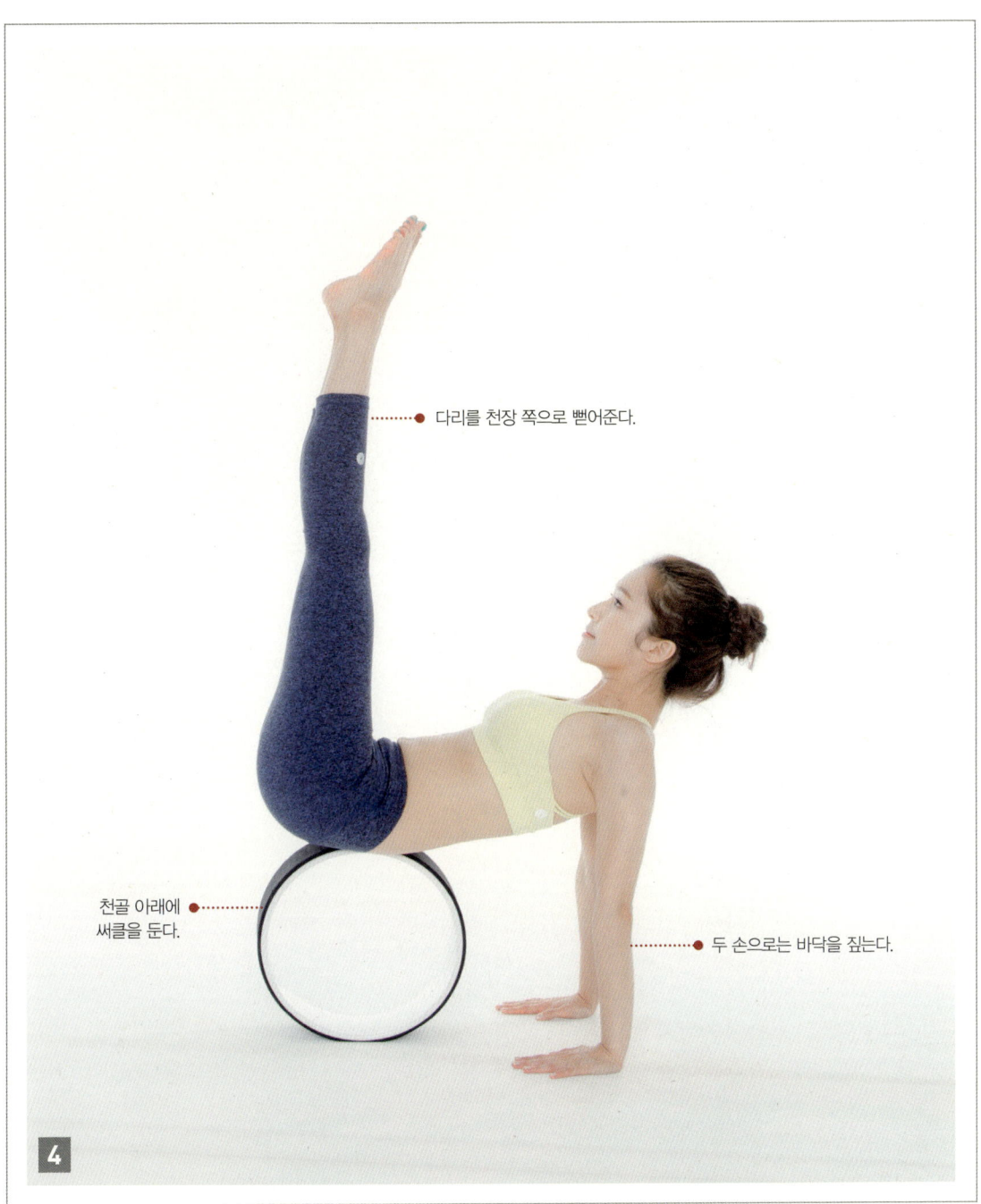

● 다리를 천장 쪽으로 뻗어준다.

● 천골 아래에 써클을 둔다.

● 두 손으로는 바닥을 짚는다.

4

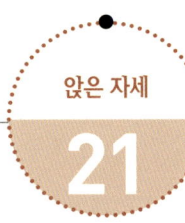

앉은 자세

복근 운동 3

1

2

다리를 머리 위쪽으로 뻗어 올려준다.

허리 굴곡 아래에 써클을 둔다.

3

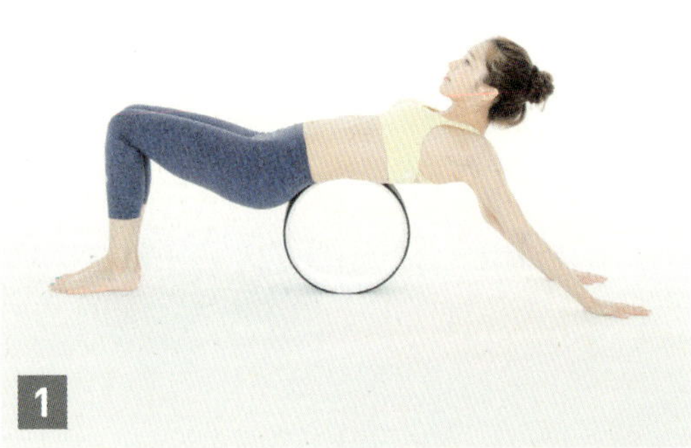

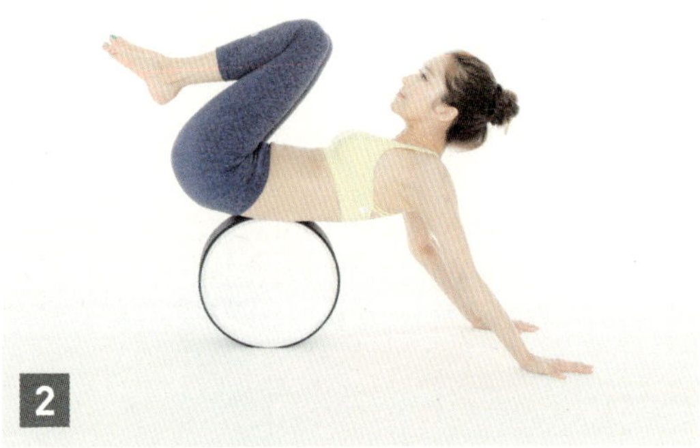

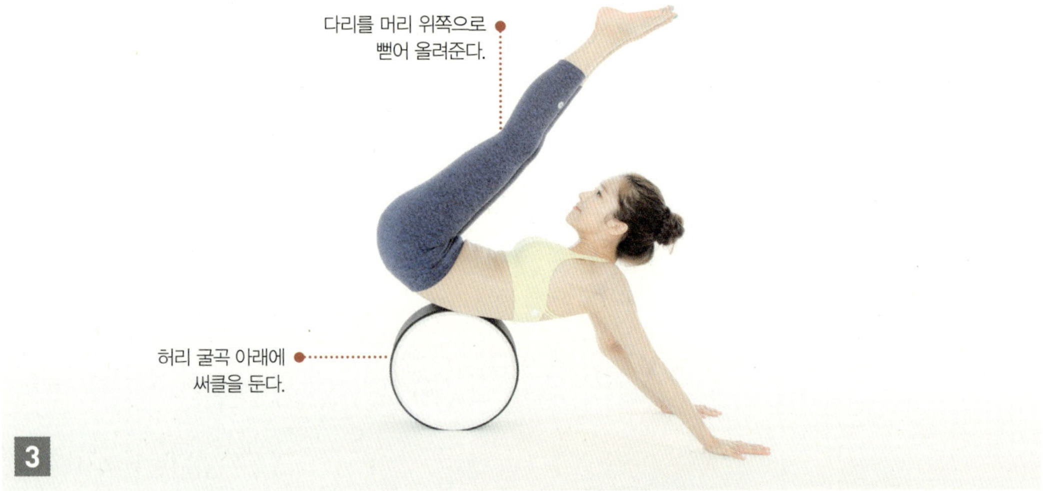

허리 굴곡 아래에 써클을 둔 다음 두 손으로는 멀리 바닥을 짚는다. 내쉬는 호흡에 다리를 가슴 쪽으로 끌어당긴다. 내쉬는 호흡에 다리를 머리 위쪽으로 뻗어 올려준다. 이 동작을 15회 반복한다. 복부운동에 효과적이다.

CHAPTER 7
앉은 자세

앉은 자세
22

허벅지와 복부강화 운동

써클 위에 앉은 다음 손가락으로 바닥을 짚는다. 내쉬는 호흡에 발을 떼어 앞으로 뻗어주며 상체는 앞으로 숙여준다. 균형감각을 키워주며 속근육 강화에 효과적이다.

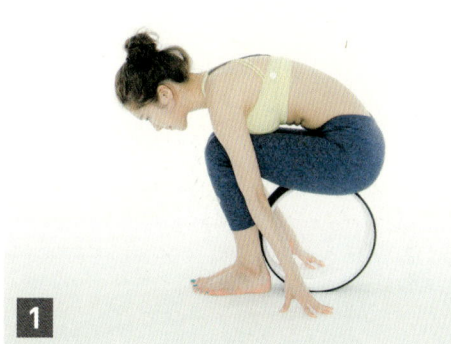

1

내쉬는 호흡에 발을 떼어 앞으로 뻗어준다.

써클 위에 앉은 다음 손가락으로 바닥을 짚는다.

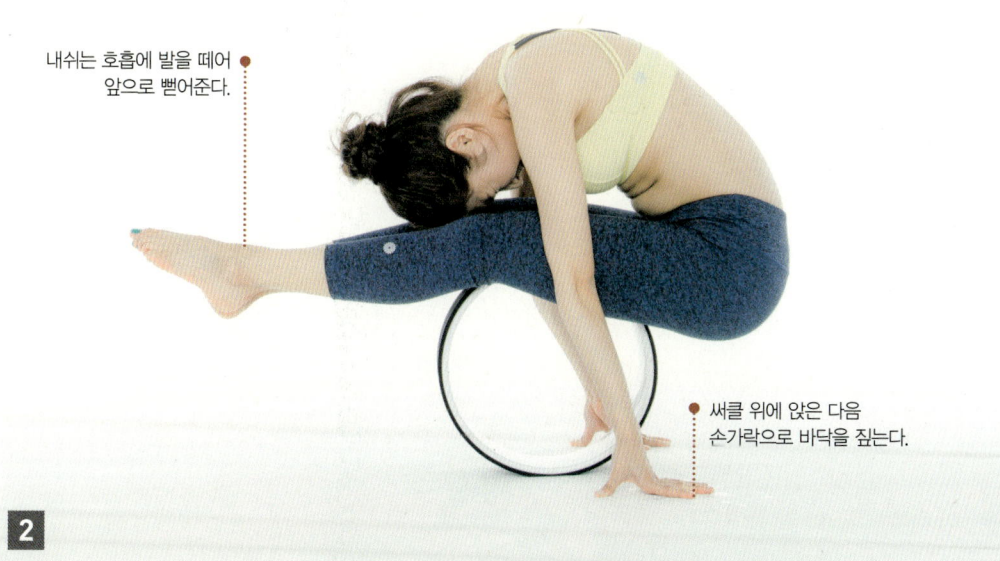

2

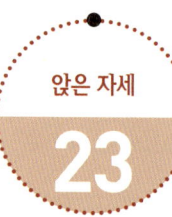

푸르보따나사나 1

플랭크 자세의 반대다. 써클을 천골 아래에 두고 손발로 바닥을 짚는다. 내쉬는 호흡에 먼저 다리를 쭉 펴고 고개를 뒤로 젖혀준다. 이때 목이 과하게 꺾이지 않도록 주의하고 어깨에 기댄 상체가 쳐지지 않도록 한다.

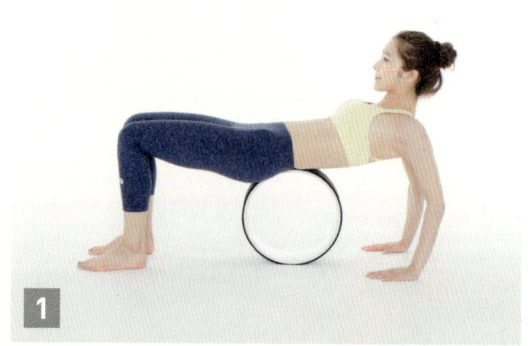

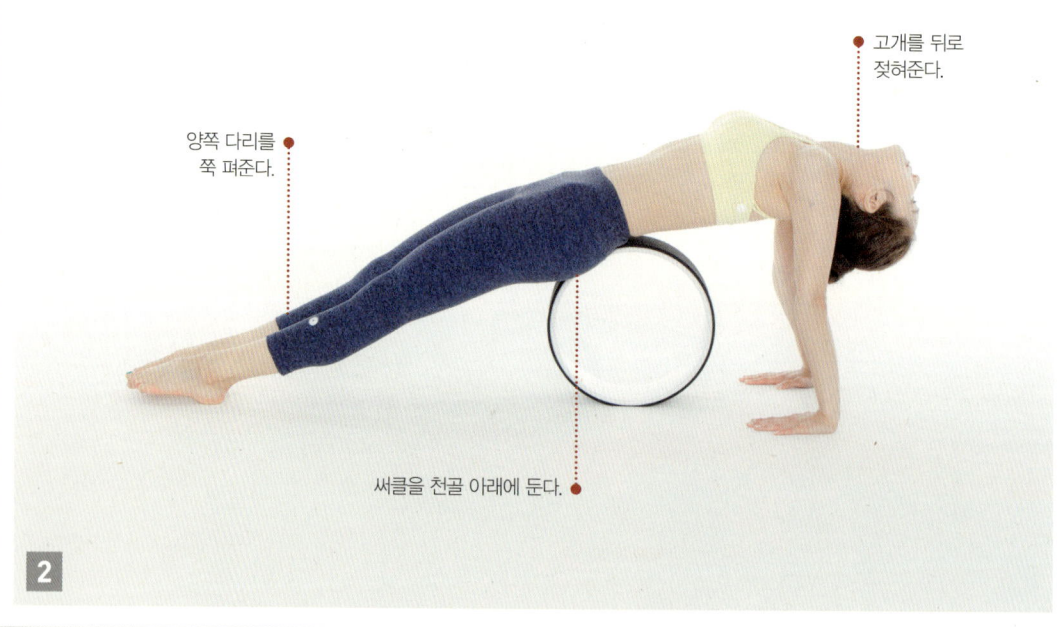

- 고개를 뒤로 젖혀준다.
- 양쪽 다리를 쭉 펴준다.
- 써클을 천골 아래에 둔다.

CHAPTER 7
앉은 자세

앉은 자세
24

푸르보따나사나 2

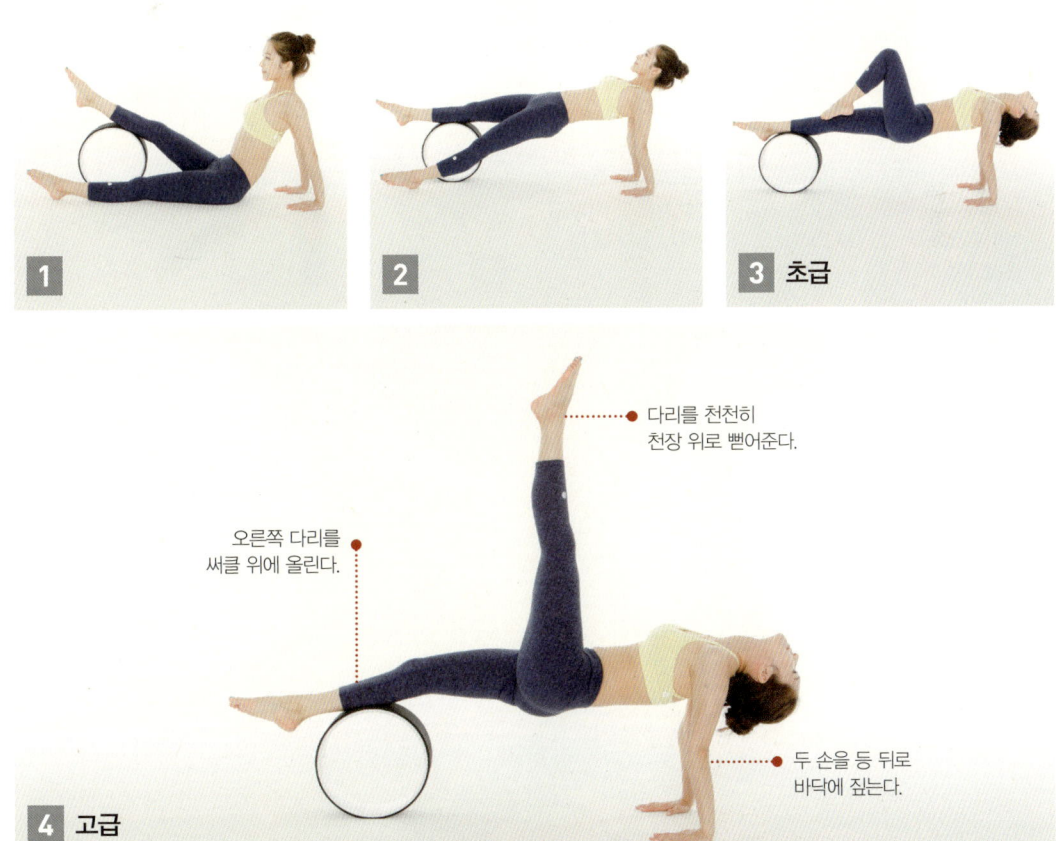

오른쪽 다리를
써클 위에 올린다.

다리를 천천히
천장 위로 뻗어준다.

두 손을 등 뒤로
바닥에 짚는다.

두 손을 등 뒤로 짚고 오른쪽 다리를 써클 위에 올린 다음 내쉬는 호흡에 엉덩이를 들어 몸이 일직선이 되도록 한다. 초급자는 왼쪽 다리를 접어보고 고급자는 천천히 천장 위로 뻗어준다. 어깨근력을 늘려주고 몸의 앞면을 스트레칭 할 수 있다.

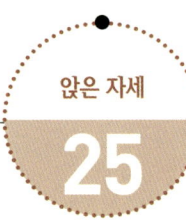

앉은 자세 25

사이드 스트레칭 1

무릎으로 앉은 다음 왼쪽 발꿈치를 멀리 짚어준다. 다리 사이에 써클을 끼우고 손은 머리 위로 깍지를 껴준다. 호흡을 내쉬며 왼쪽으로 기울여준다. 상체가 비틀어지지 않도록 정면을 바라보고 내려간다. 옆구리 운동에 탁월하다.

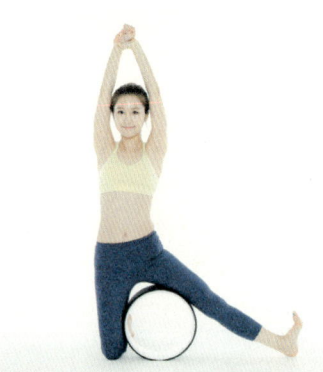

1

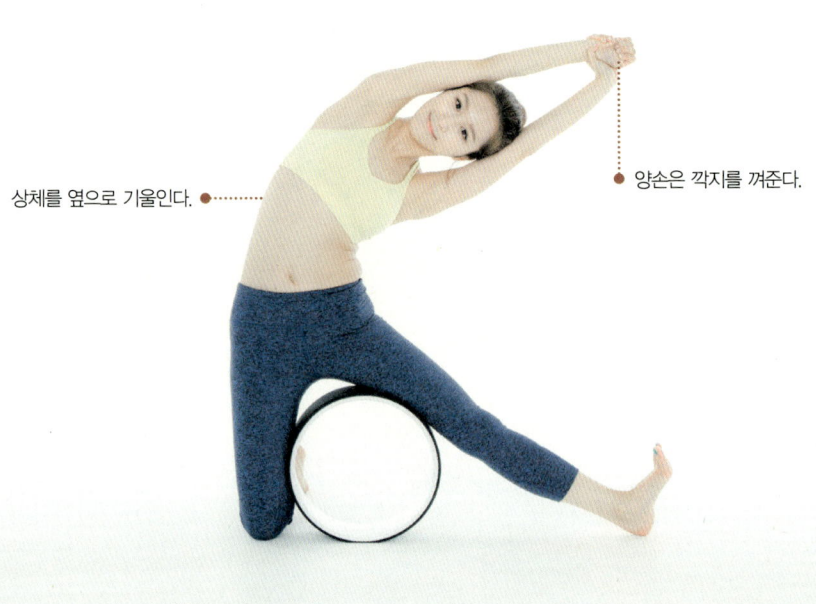

상체를 옆으로 기울인다.

양손은 깍지를 껴준다.

2

CHAPTER 7
앉은 자세

앉은 자세
26

사이드 스트레칭 2

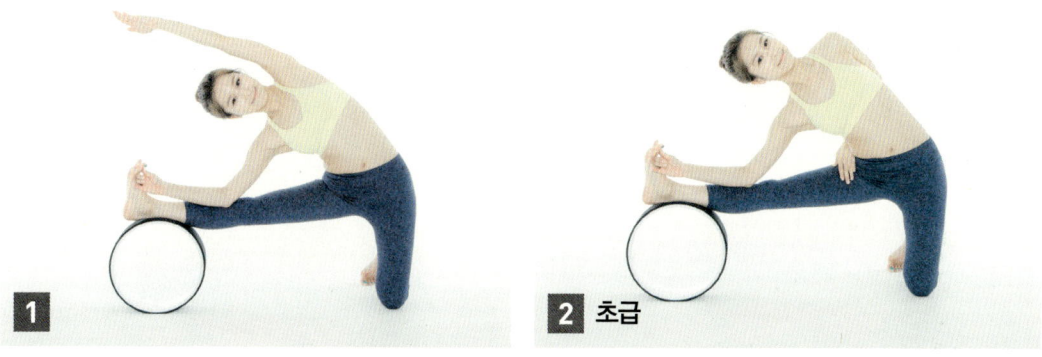

1 　　　2 초급

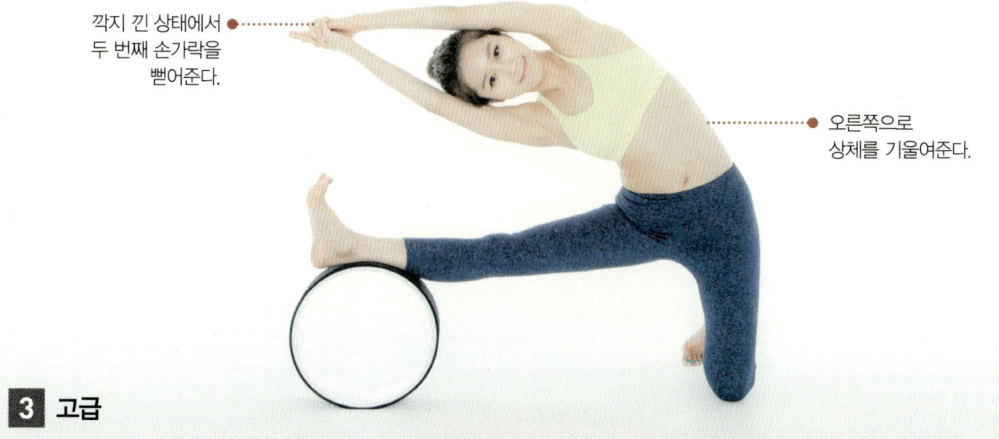

깍지 낀 상태에서
두 번째 손가락을
뻗어준다.

오른쪽으로
상체를 기울여준다.

3 고급

무릎으로 앉아 써클 위에 오른쪽 발목을 얹는다. 이때 왼쪽 다리는 직각을 유지한다. 오른손으로 오른쪽 엄지발가락을 잡고 내쉬는 호흡에 왼손을 귀 옆으로 뻗으며 오른쪽으로 상체를 기울여준다. 골반이 틀어지지 않도록 하며 30초간 유지 후 돌아와 반대편도 반복한다. 초보자는 손을 등 뒤로 돌려 허벅지를 잡을 수 있다. 고급자는 머리위에서 깍지 껴 두 번째 손가락을 뻗어준다.

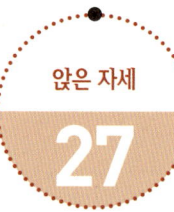

사이드 스트레칭 3

무릎으로 앉아 써클 위에 종아리를 얹는다. 오른손은 써클 앞 바닥을 짚고 왼손은 천장 쪽으로 뻗어준다. 내쉬는 호흡에 왼손으로 오른발을 잡아준다. 골반이 흔들리지 않도록 한다. 종아리와 허벅지 스트레칭에 효과적이다.

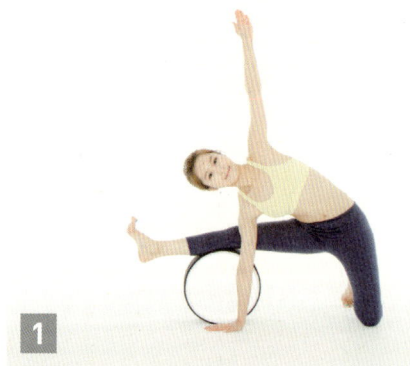

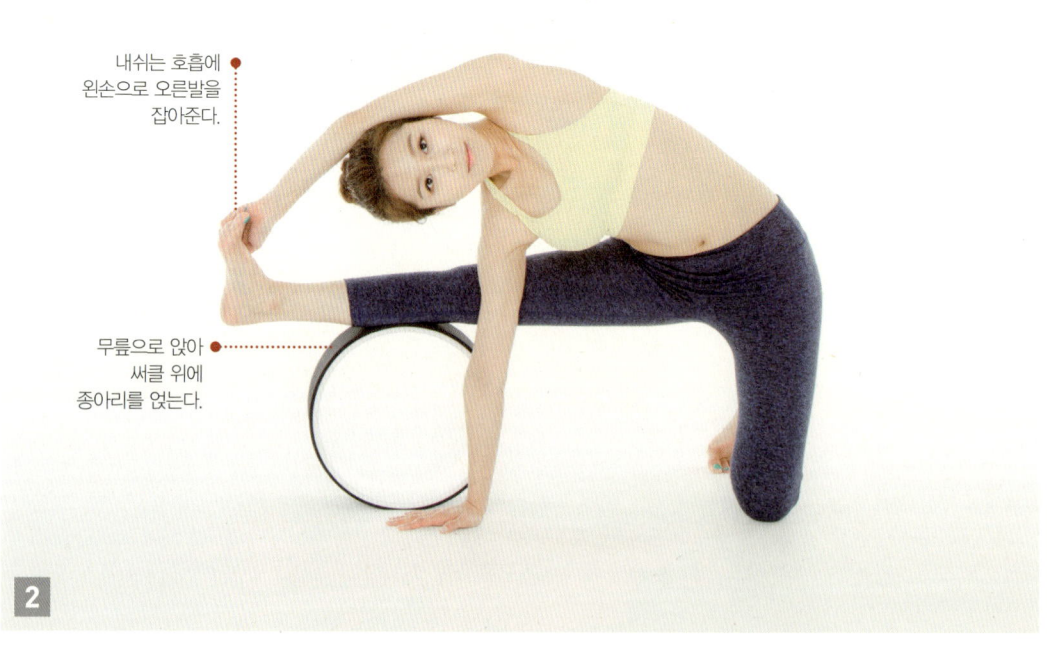

내쉬는 호흡에 왼손으로 오른발을 잡아준다.

무릎으로 앉아 써클 위에 종아리를 얹는다.

CHAPTER 7
앉은 자세

앉은 자세
28
하프하누만

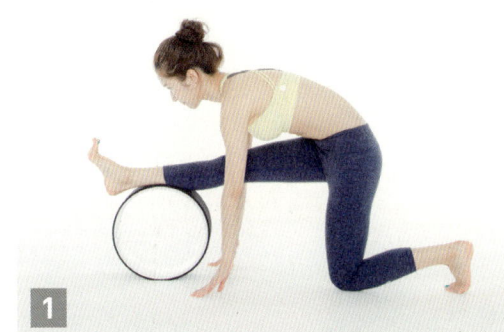

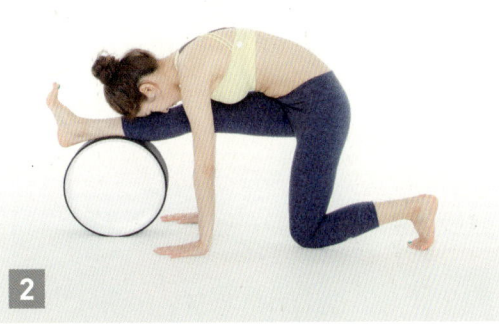

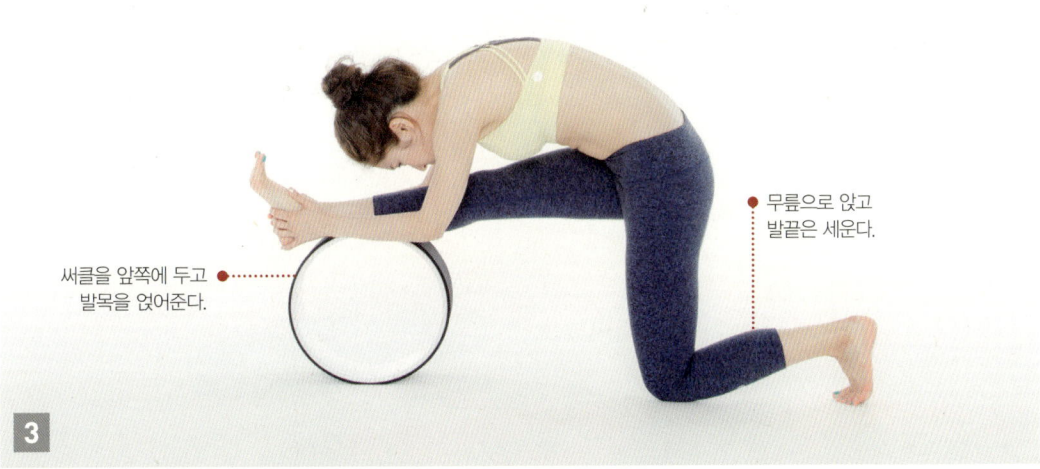

• 써클을 앞쪽에 두고 발목을 얹어준다.

• 무릎으로 앉고 발끝은 세운다.

무릎으로 앉아 써클을 앞쪽에 두고 발목을 얹어준다. 손바닥을 짚고 호흡을 마시며 상체를 편 다음 내쉬며 숙여준다. 손으로 발을 잡아도 무방하다. 하누만 아사나를 하기 위한 준비자세다.

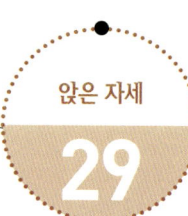

앉은 자세

자누시르샤사나 변형 1

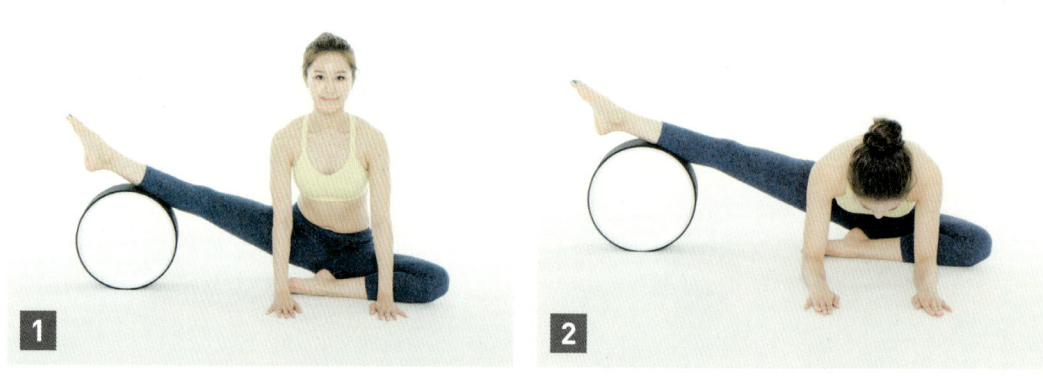

① ②

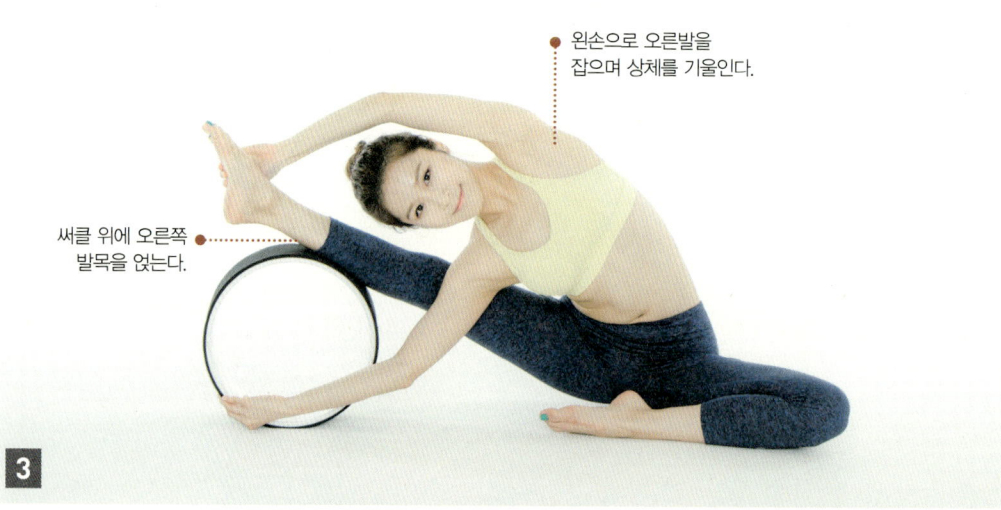

• 왼손으로 오른발을 잡으며 상체를 기울인다.

• 써클 위에 오른쪽 발목을 얹는다.

③

바르게 앉은 자세에서 오른쪽 다리를 옆으로 뻗고 써클 위에 발목을 얹는다. 마시며 내쉬는 호흡에 앞으로 숙여 팔꿈치가 바닥에 닿도록 한다. 호흡을 마시며 제자리로 돌아와 호흡을 내쉬며 왼손으로 오른발을 잡으며 상체를 기울인다. 오른손은 써클을 잡아 안정적으로 유지한다. 내전근을 강하게 이완한다.

CHAPTER 7
앉은 자세

앉은 자세
30

자누시르샤사나 변형 2

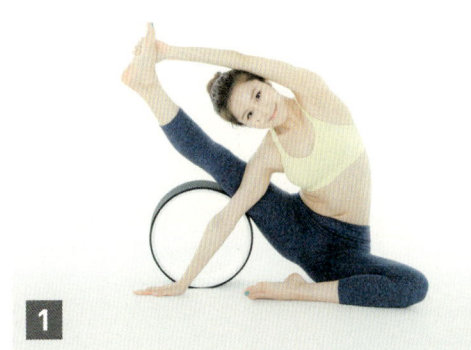

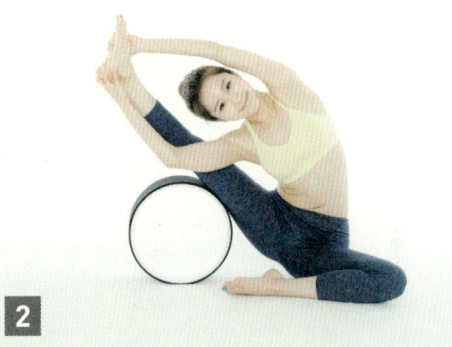

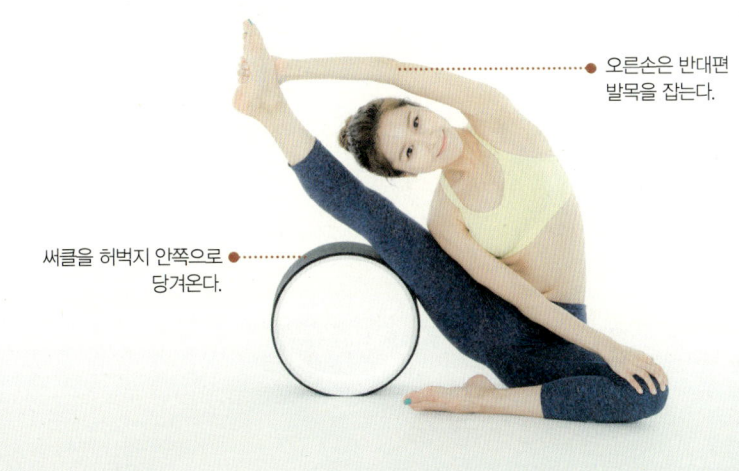

● 오른손은 반대편 발목을 잡는다.

● 써클을 허벅지 안쪽으로 당겨온다.

앞의 자세에서 써클을 허벅지 안쪽으로 당겨온다. 오른손은 바닥을 짚거나 발꿈치를 잡거나 반대편 무릎을 잡을 수 있다. 옆구리 스트레칭과 여성질환 완화에 효과적이다.

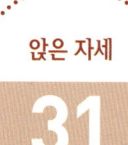

박쥐자세 준비동작

바르게 서서 상체를 숙여 써클을 잡은 다음, 다리를 넓게 벌리며 써클을 앞으로 밀어 상체를 스트레칭 한다.

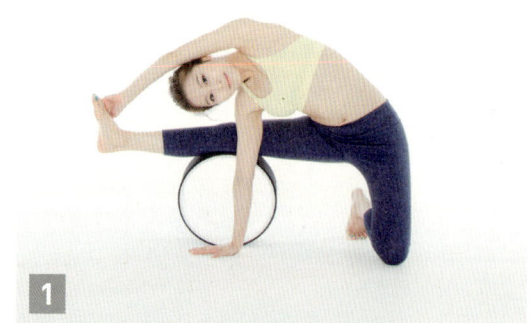

1

오른손은 반대편 발을 잡는다.

왼쪽다리도 일자로 뻗어본다.

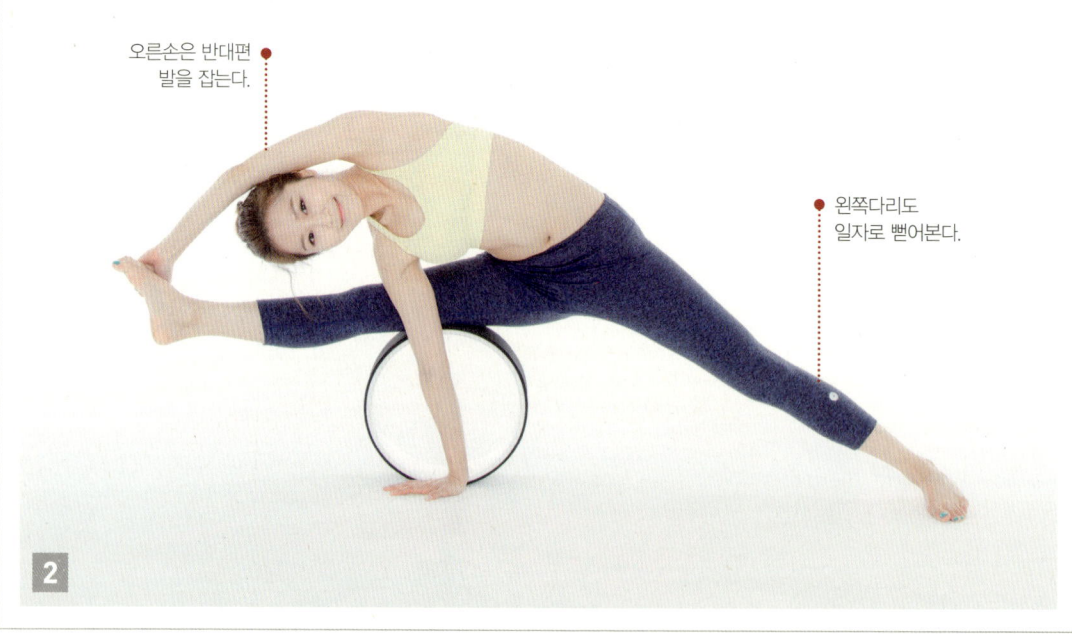

2

CHAPTER 7
앉은 자세

앉은 자세 32

어깨에 다리걸기 자세

왼쪽 다리를 앞으로 뻗어 써클에 종아리를 얹은 다음 오른쪽 다리를 최대한 오른쪽 어깨 뒤로 걸어준다. 서서히 오른쪽 다리와 왼쪽 팔을 완전히 펴준다. 왼쪽 상체가 강하게 스트레칭 되며 고관절을 풀어주는 충분한 준비운동을 한 후에 실시하는 것이 좋다.

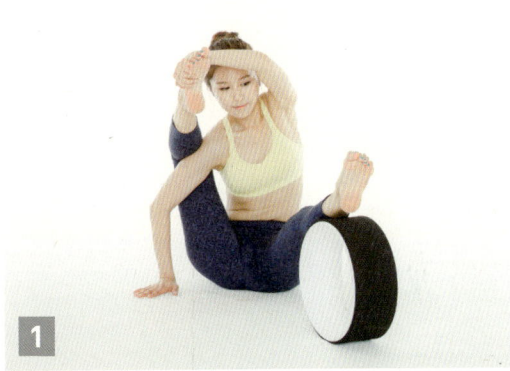

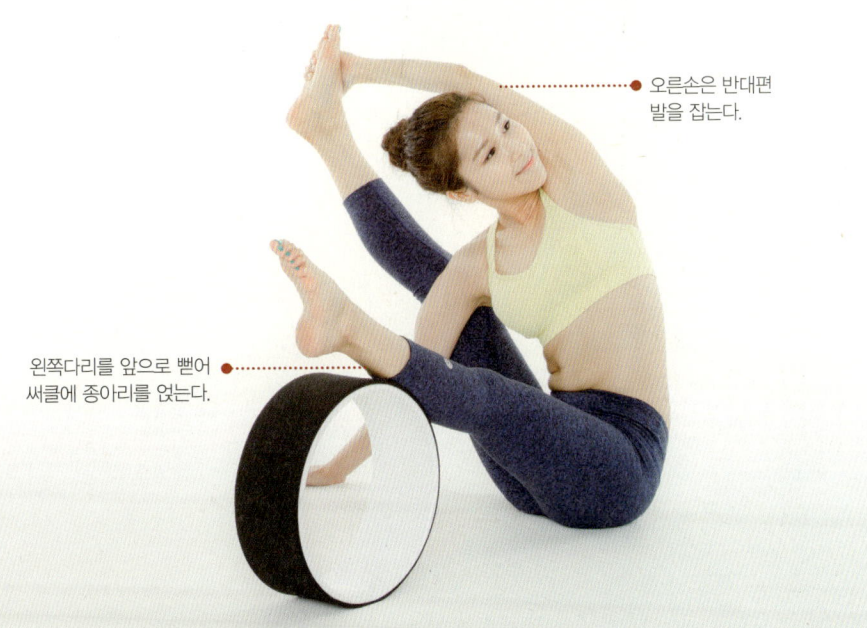

오른손은 반대편 발을 잡는다.

왼쪽다리를 앞으로 뻗어 써클에 종아리를 얹는다.

앉은 자세 32

박쥐자세

써클을 다리 앞쪽에 두고 양 다리를 넓게 벌려주며 발 끝은 위로 향한다. 호흡을 내쉬며 써클을 밀며 앞으로 내려간다. 이때 허리가 굽지 않고 무릎이 바닥에서 뜨지 않도록 한다. 박쥐자세는 생리통을 완화하며 다리 라인을 가꿔준다.

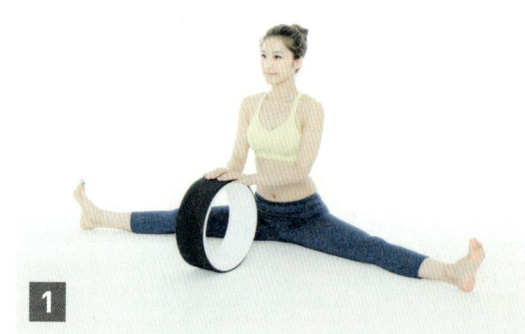

1

- 양손은 앞으로 뻗어 써클을 잡는다.
- 허리가 굽지 않고 무릎이 바닥에서 뜨지 않도록 한다.

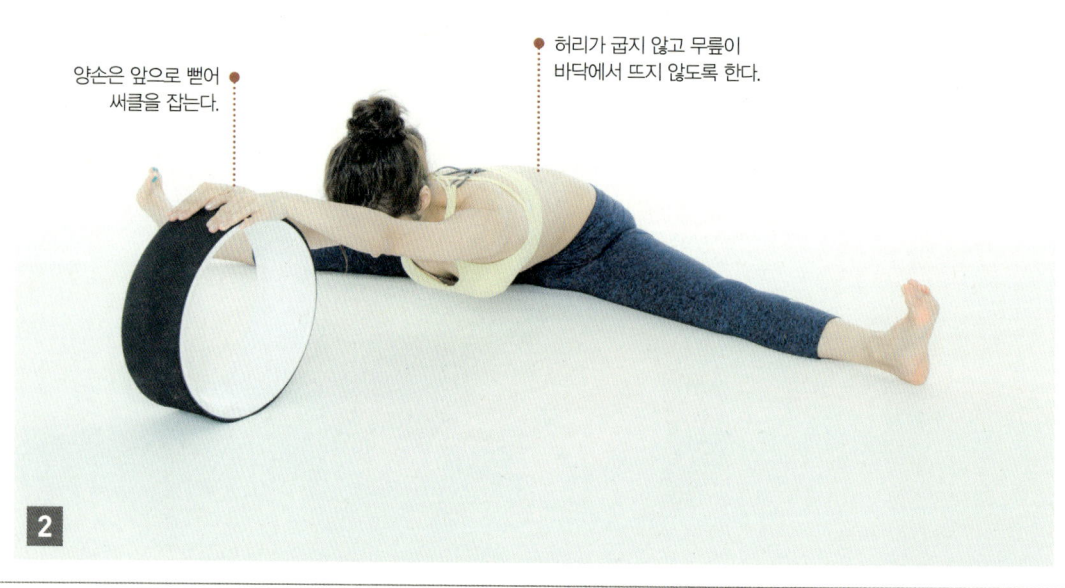

2

CHAPTER 7
앉은 자세

앉은 자세 33

고관절 스트레칭 1

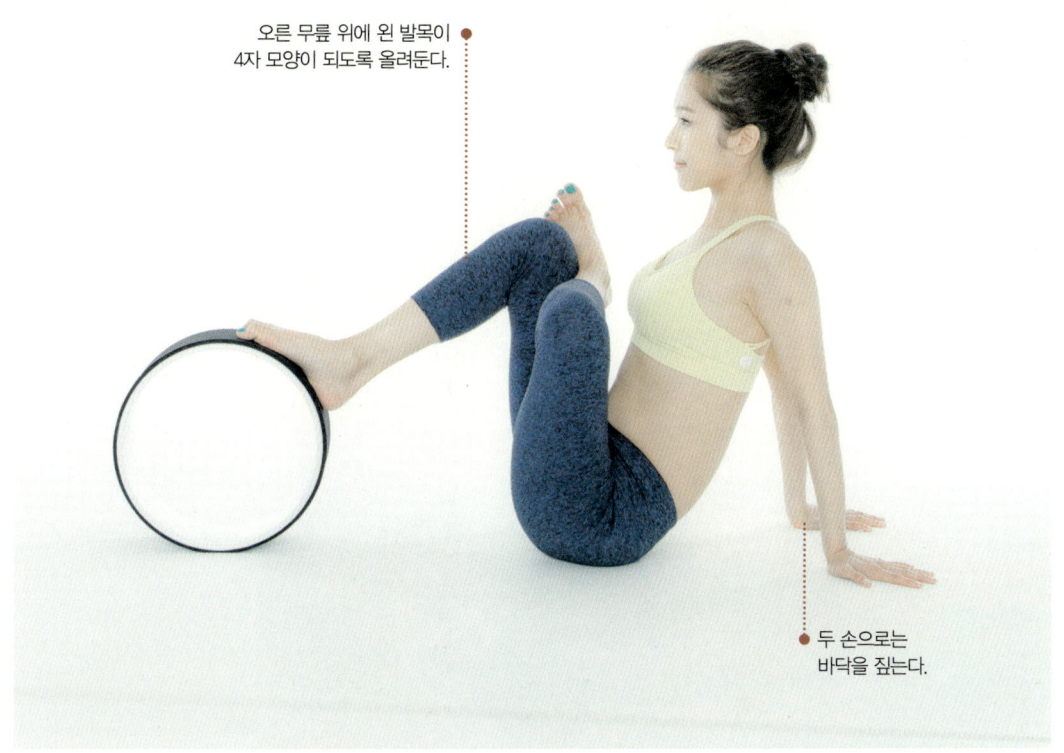

오른 무릎 위에 왼 발목이
4자 모양이 되도록 올려둔다.

두 손으로는
바닥을 짚는다.

등 뒤를 짚고 앉아 먼저 오른 무릎 위에 왼 발목이 4자 모양이 되도록 올려둔다. 그 다음 오른다리를 들어 써클 위에 얹고 지긋이 눌러준다. 긴장되어 있는 하체를 풀어주는 좋은 자세다.

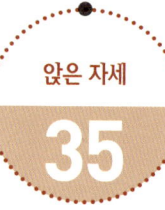

앉은 자세 35

고관절 스트레칭 2

써클 안으로 왼쪽 다리를 넣어준다. 오른쪽 무릎을 접어 아기를 안은 듯이 양 팔꿈치 안으로 각 무릎과 발바닥이 닿도록 안는다. 좌우로 가볍게 흔들어 준 다음 마시고 내쉬는 호흡에 앞으로 숙여준다. 고관절을 풀어주는 좋은 자세다.

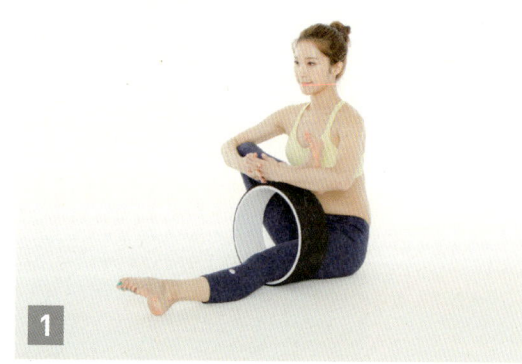

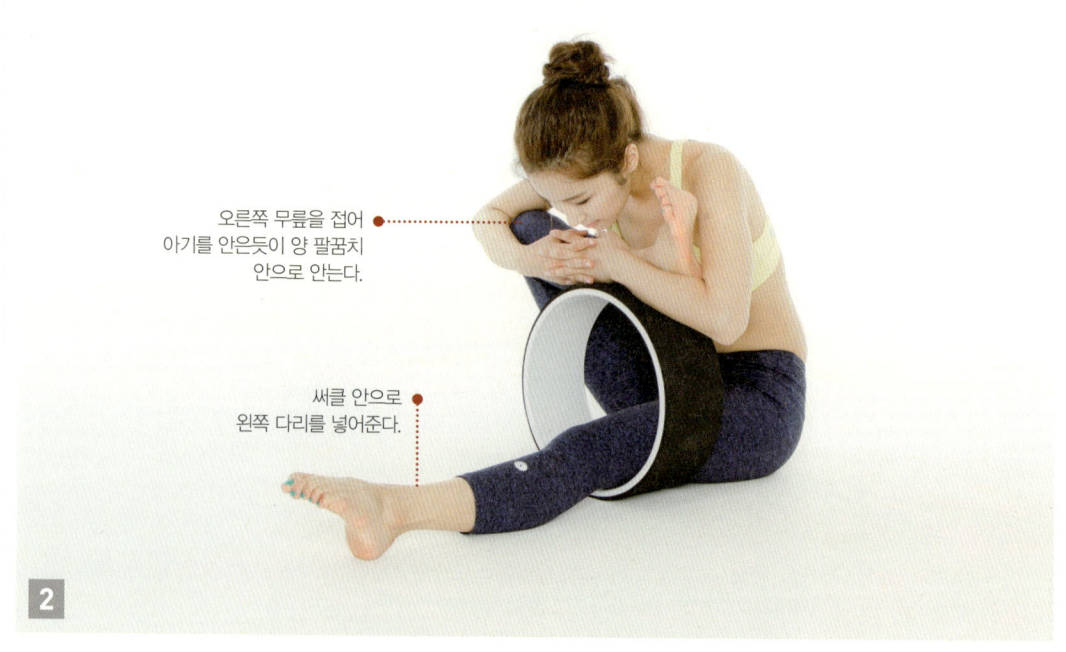

오른쪽 무릎을 접어 아기를 안은듯이 양 팔꿈치 안으로 안는다.

써클 안으로 왼쪽 다리를 넣어준다.

앉은 자세

36

나비자세 1

내쉬는 호흡에 멀리 밀어준다.

양 발바닥을 붙인다.

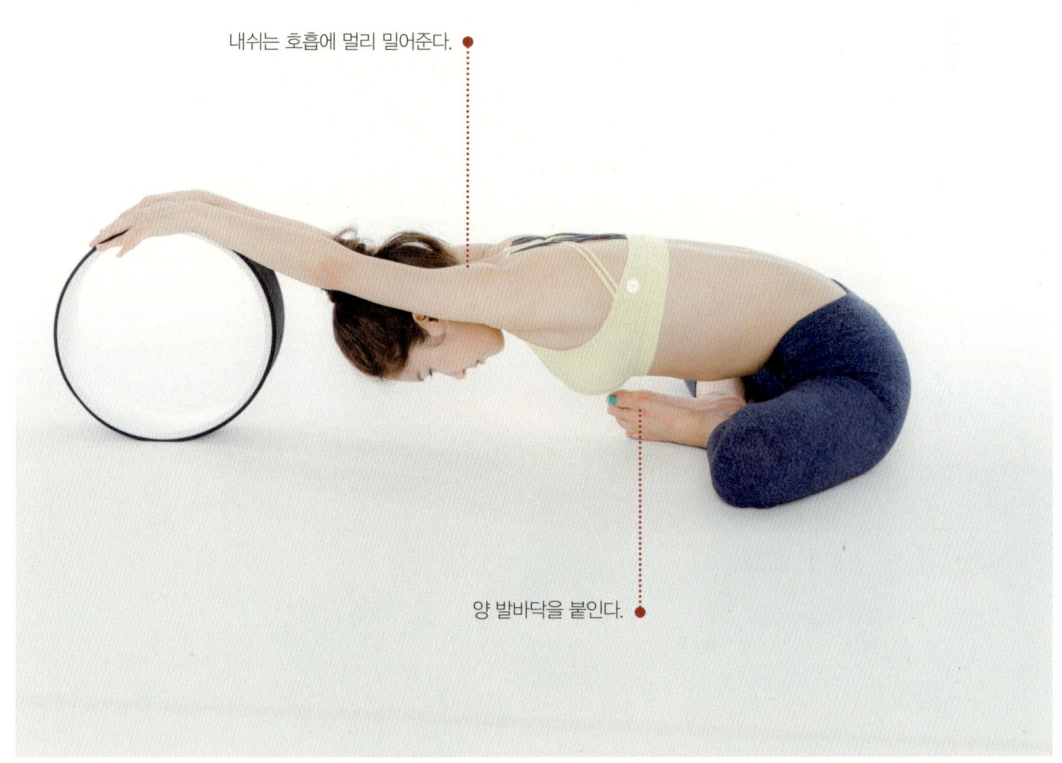

양 발바닥을 붙인 나비자세에서 몸 앞에 써클을 두고 마시고 내쉬는 호흡에 멀리 밀어준다. 고관절과 골반, 등을 이완해준다.

CHAPTER 7
앉은 자세

앉은 자세

37

나비자세 2

발바닥 사이에 써클을 끼우고 나비자세를 만든다. 마시고 내쉬는 호흡에 앞으로 숙여 30초간 유지 후 돌아온다. 좌골과 무릎이 최대한 바닥에 닿도록 한다. 생식기능에 좋으며 임산부에게 좋은 자세다.

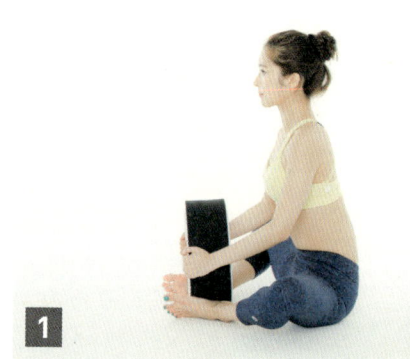

1

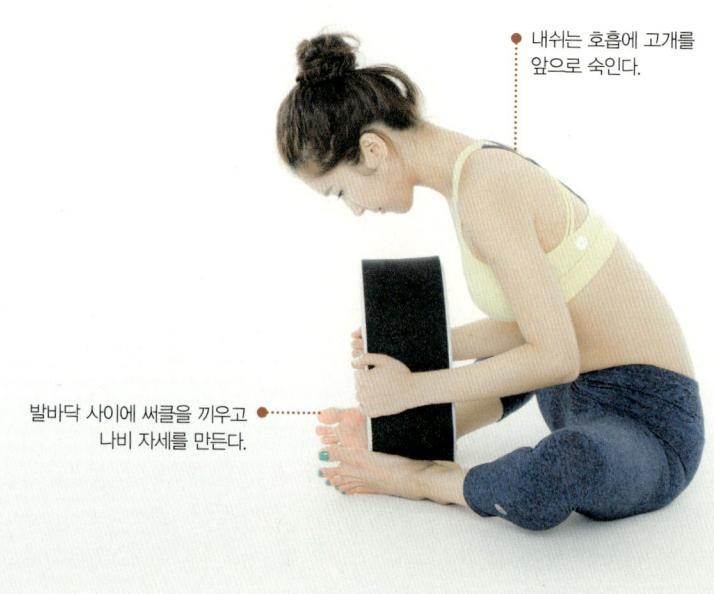

• 내쉬는 호흡에 고개를 앞으로 숙인다.

• 발바닥 사이에 써클을 끼우고 나비 자세를 만든다.

2

앉은 자세 38

나비자세 3

발바닥을 서로 붙이고 써클 위로 얹어준다. 써클을 잡고 앞으로 숙여준다. 더욱 강한 스트레칭을 느낄 수 있고 좌골신경통, 요통에 효과적이다.

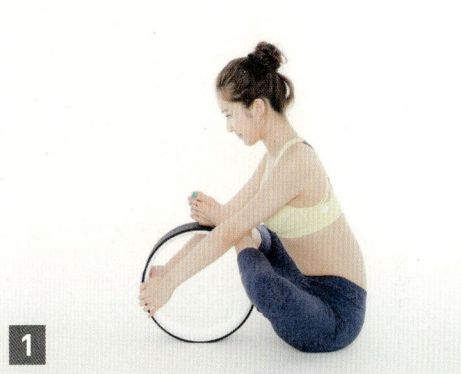

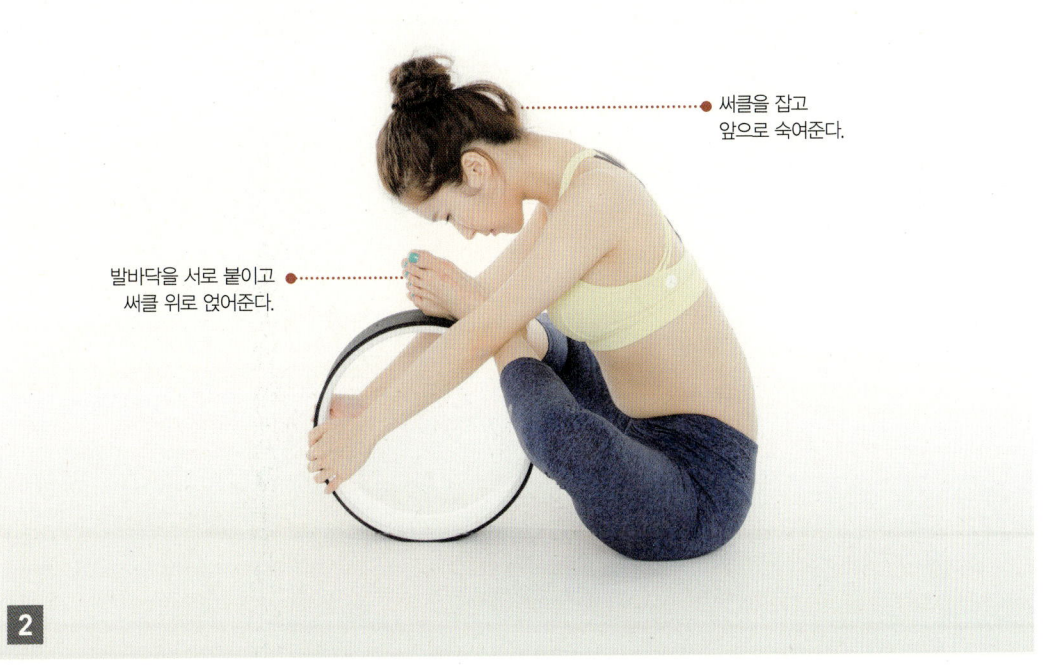

● 써클을 잡고 앞으로 숙여준다.

● 발바닥을 서로 붙이고 써클 위로 얹어준다.

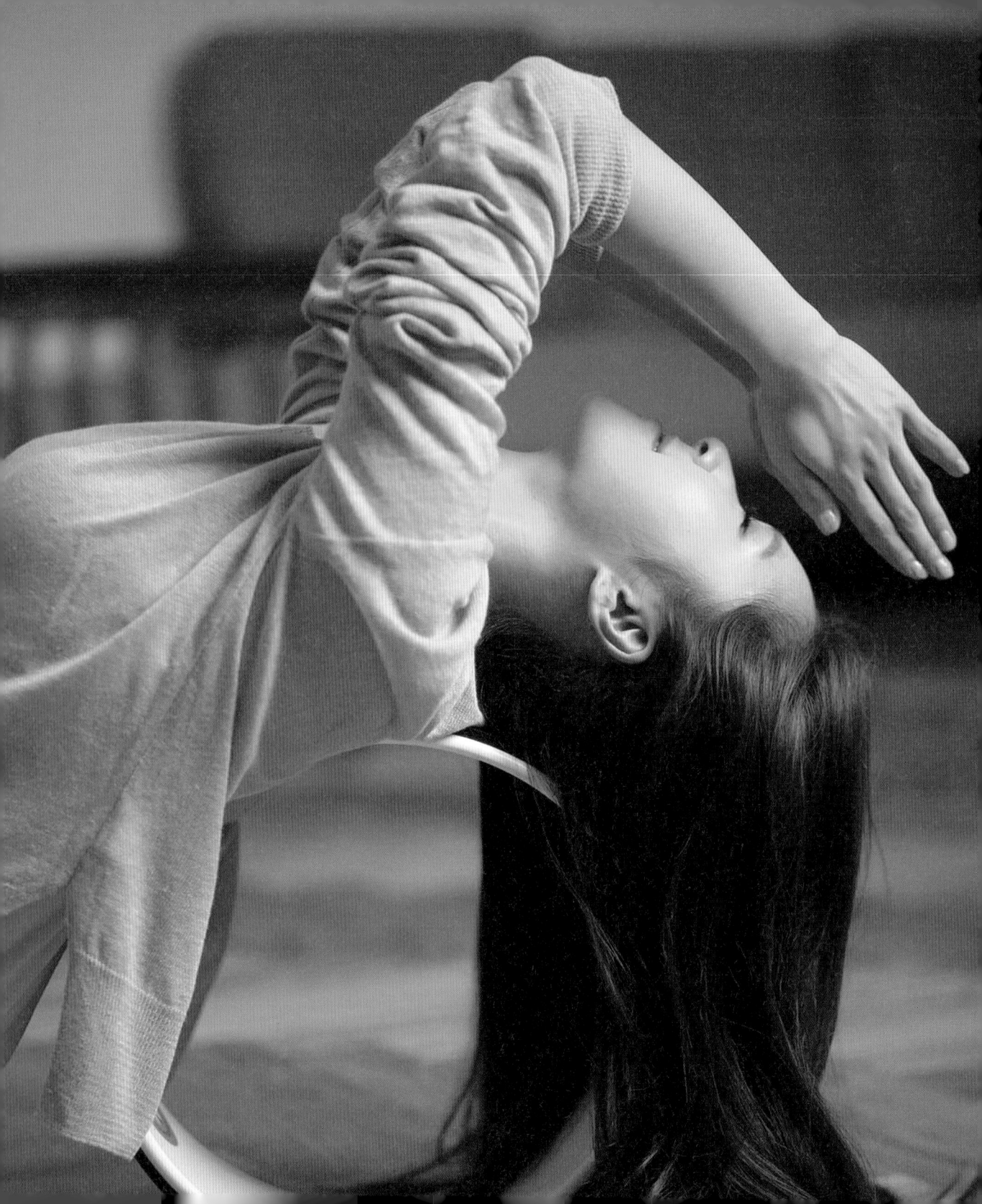

CHAPTER 8

누 운 자 세

호흡법 1
누운 자세

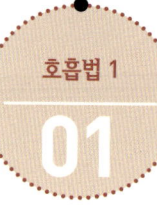

호흡법 1 — 01

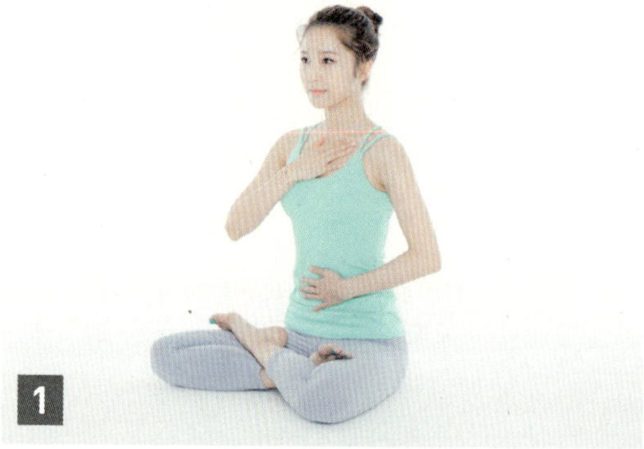

1

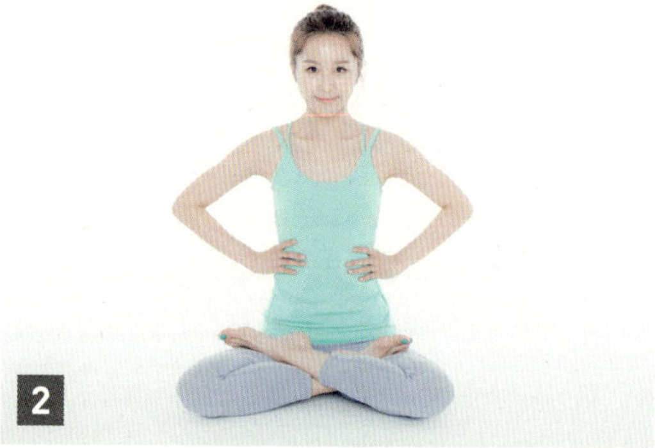

2

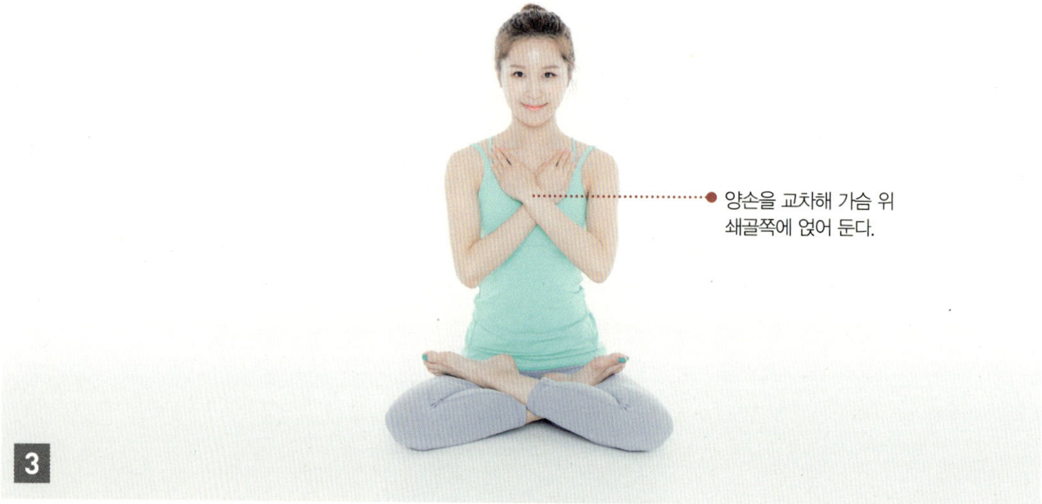

3

● 양손을 교차해 가슴 위 쇄골쪽에 얹어 둔다.

복식호흡 : 한 손은 배에, 한 손은 가슴에 올려준다. 숨을 들이마실 때 배가 나오며 내쉴 때 배가 들어가도록 한다.
흉식호흡 : 두 손을 갈비뼈 옆쪽으로 올려준다. 갈비뼈가 옆으로 움직이도록 깊게 숨을 들이마셨다 내쉬는 호흡을 한다.
쇄골호흡 : 양손을 교차해 가슴 위 쇄골 쪽에 얹어 둔다. 숨을 들이마실 때 쇄골이 위로 올라가는 느낌으로 호흡한다.

01 등 스트레칭 1

써클을 등 뒤에 대고 합장한 뒤 상체만 뒤로 누워준다. 등 근육을 이완해준다.

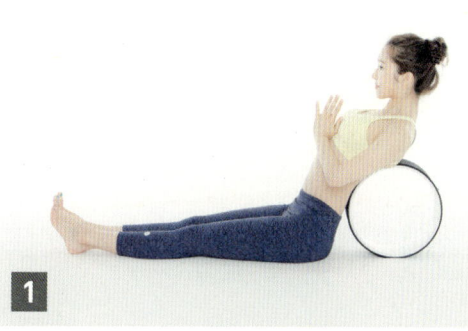

1

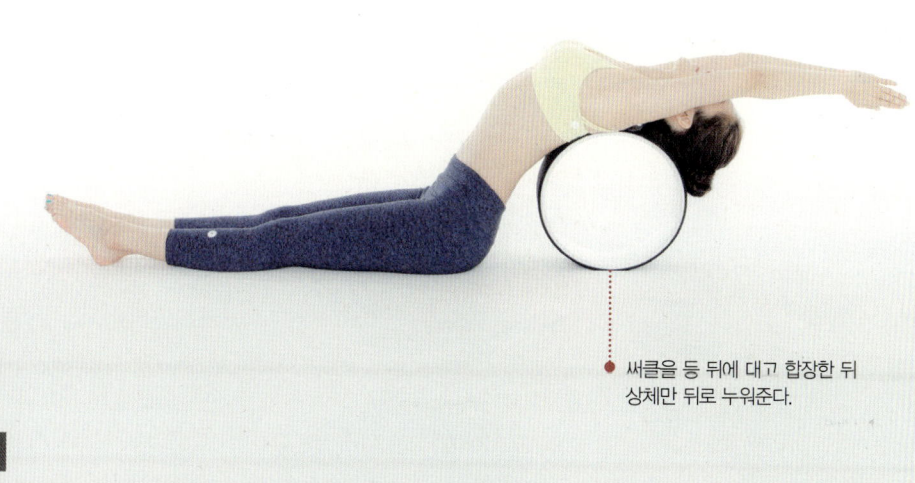

● 써클을 등 뒤에 대고 합장한 뒤 상체만 뒤로 누워준다.

2

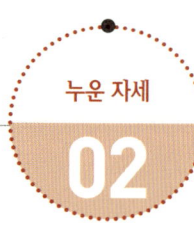

누운 자세 02

등 스트레칭 2

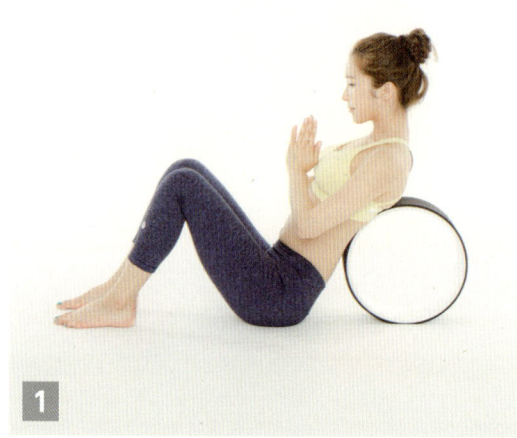

써클을 등 뒤에 대고 합장한 뒤 머리 위로 뻗으며 뒤로 누워준다. 손끝이 바닥에 닿으며 천천히 다리를 멀리 뻗어준다. 30초 호흡. 등 근육을 이완해준다.

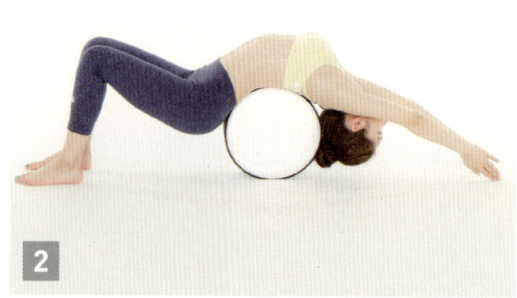

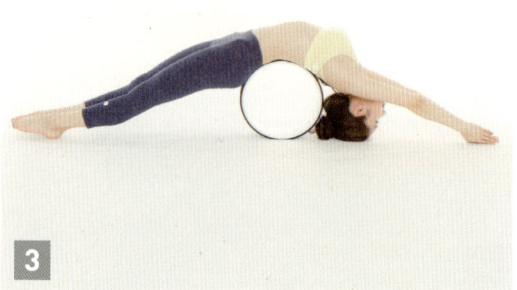

CHAPTER 8
누운 자세

발을 교차해준다. 팔을 옆으로 뻗어 손바닥이 바닥에 닿게 하면 어깨뼈 근육을 풀어줄 수 있다.

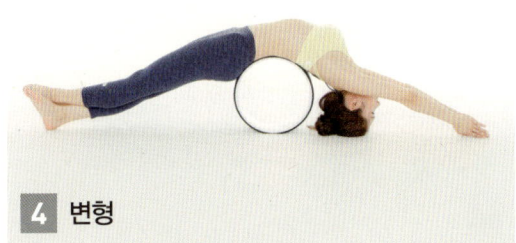
4 변형

● 발을 교차해 준다.

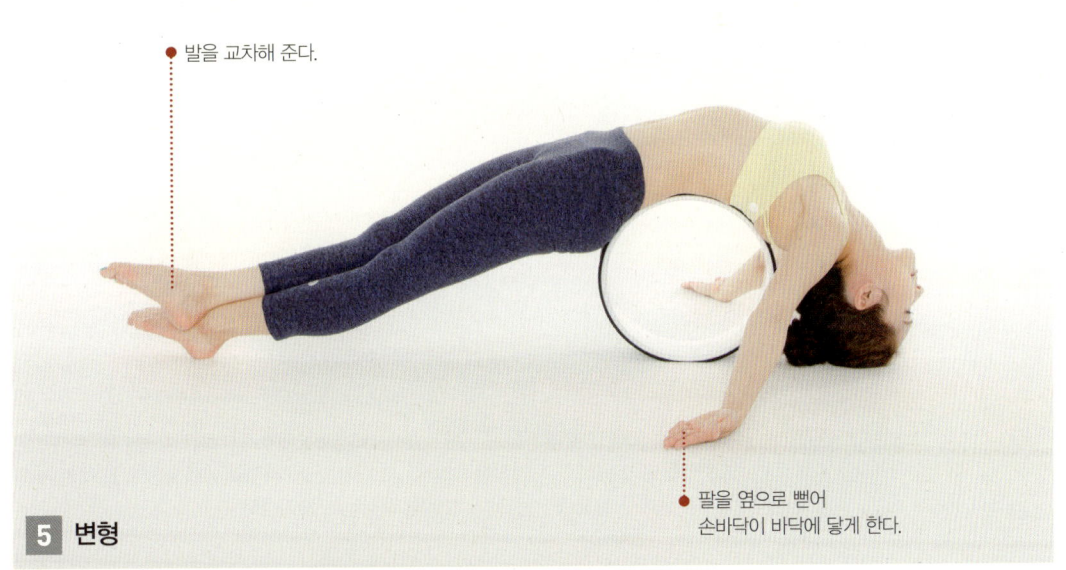

5 변형

● 팔을 옆으로 뻗어 손바닥이 바닥에 닿게 한다.

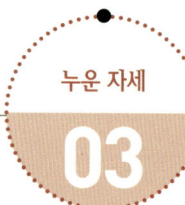

누운 자세

누운 독수리 자세

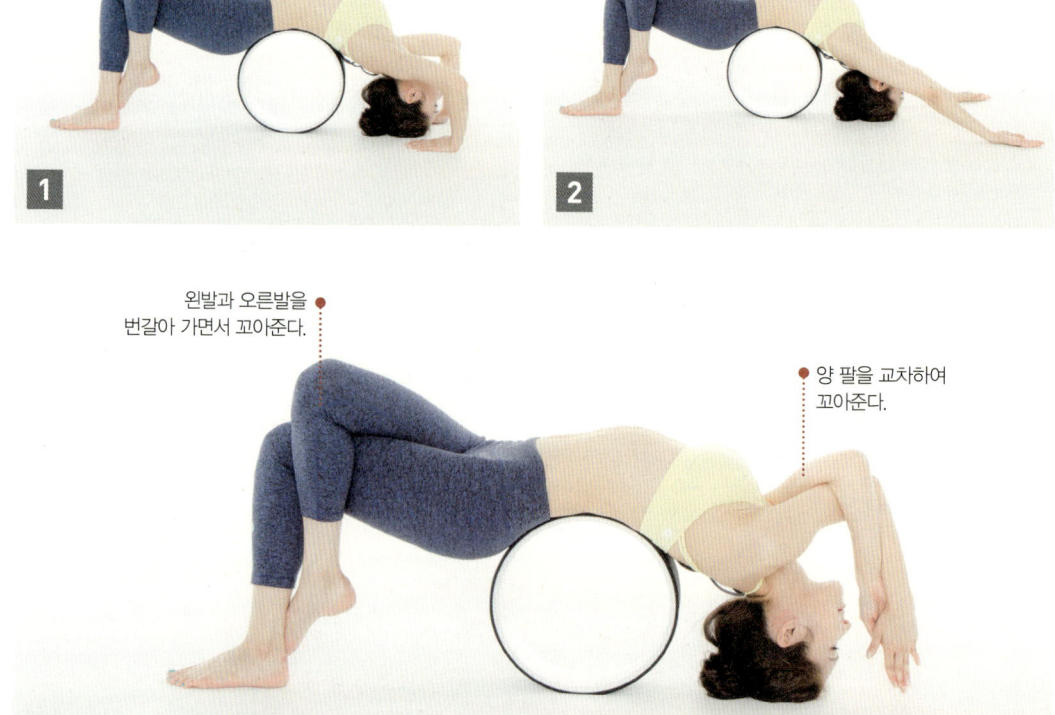

왼발과 오른발을 번갈아 가면서 꼬아준다.

양 팔을 교차하여 꼬아준다.

3 변형

써클을 허리에 대고 누운 다음 왼발을 직각으로 굽히고 오른발을 그 위로 꼬아준다. 양 손끝이 몸 쪽을 향하도록 손바닥을 머리 위로 짚어준다. 호흡 10회 동안 허리와 등을 이완해주고 다리를 바꿔서 꼬아준다. 머리 쪽의 혈액순환을 도와 피부를 맑게 하고 피로를 풀 수 있다. 손등이 바닥에 닿게끔 팔을 뻗어주거나 양팔을 교차하여 꼬아준다.

CHAPTER 8
누운 자세

누운 자세 04
복부운동

천골과 허리 아래쯤에 써클이 오도록 하고 다리는 90도로 굽혀준다. 가슴 앞에 합장하고 마시는 호흡에 상체가 뒤로 누우며 마시는 호흡에 다시 돌아온다. 호흡과 함께 30회 반복한다. 복근과 척추기립근 강화에 효과적이다.

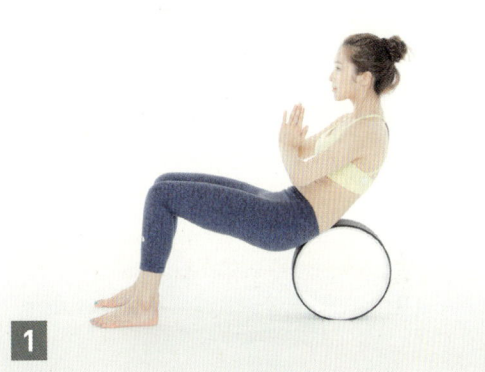

1

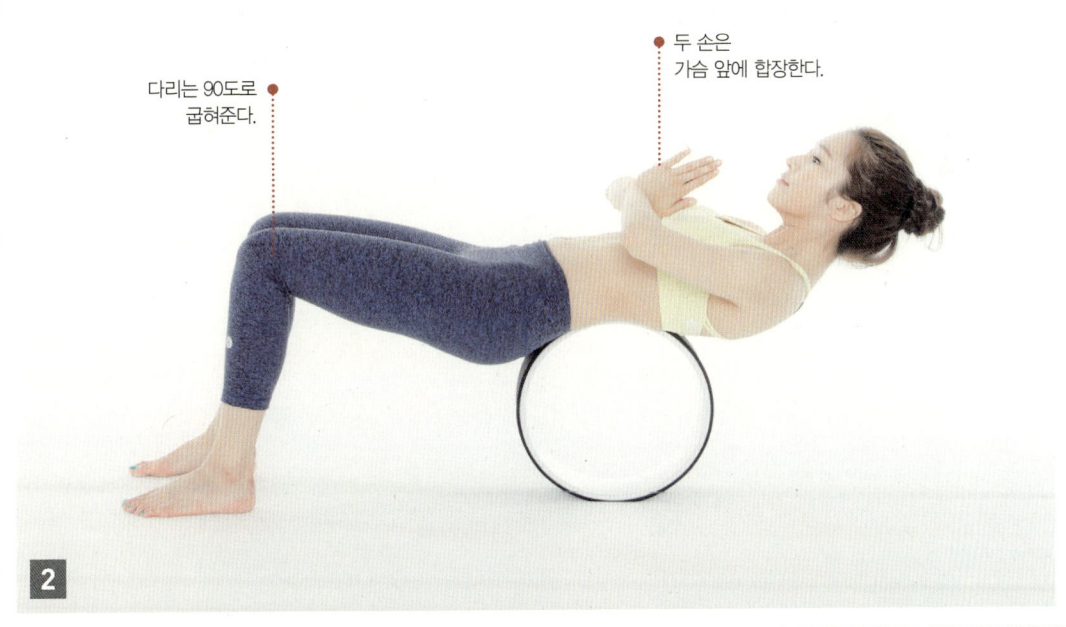

다리는 90도로 굽혀준다.

두 손은 가슴 앞에 합장한다.

2

누운 자세 05

허리 스트레칭

써클이 허리 아래에 오도록 눕는다. 다리는 직각으로, 손끝은 몸 쪽을 향하도록 바닥을 짚어준다. 써클을 잡으며 팔꿈치가 바닥에 닿도록 하면 겨드랑이가 확장돼 노폐물 배출에 효과적이다.

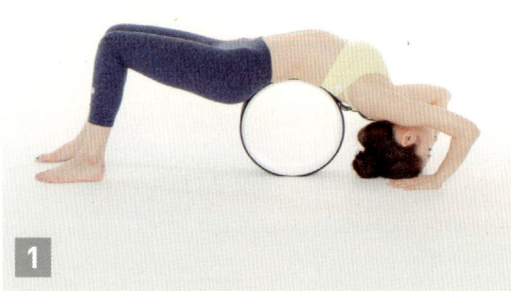

1

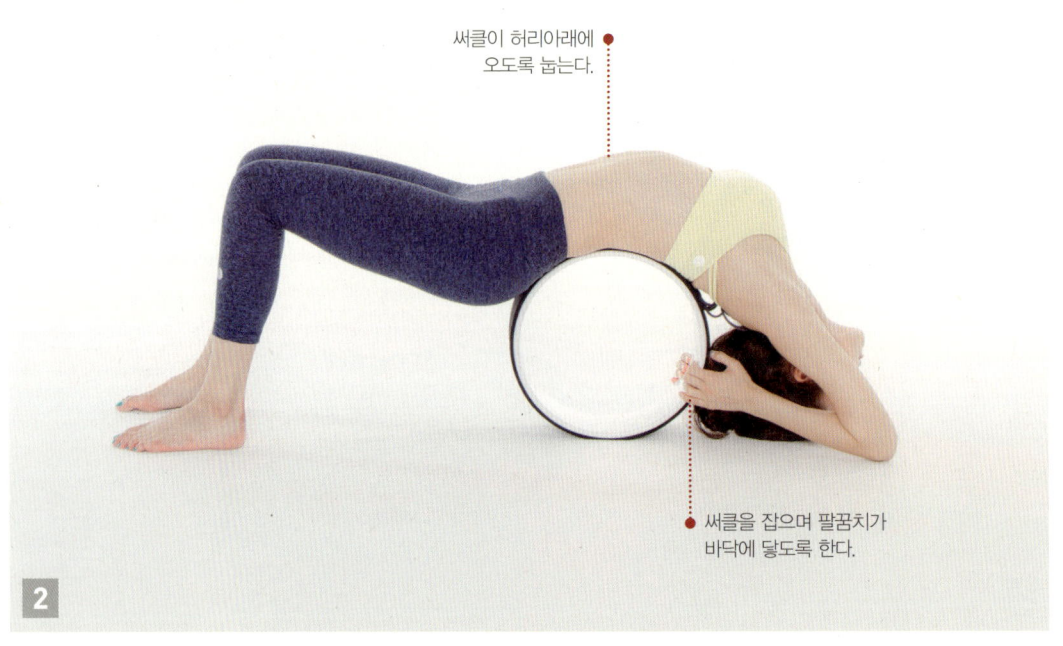

써클이 허리아래에 오도록 눕는다.

써클을 잡으며 팔꿈치가 바닥에 닿도록 한다.

2

CHAPTER 8
누운 자세

누운 자세 06
팔 운동 1

바닥에 등을 대고 누워 무릎을 세우고 써클을 잡아 두 팔을 뻗어준다. 마시는 호흡에 왼쪽으로 써클을 돌려주고 내쉬며 오른쪽으로 돌려준다. 어깨와 팔을 풀어주는 데 좋은 동작이다.

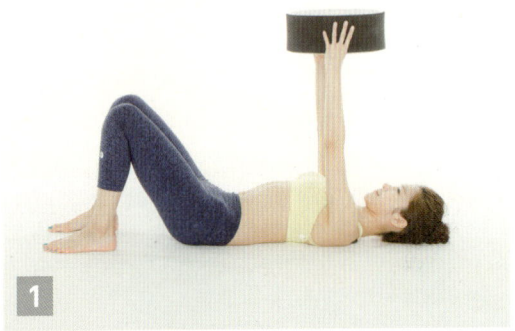

1

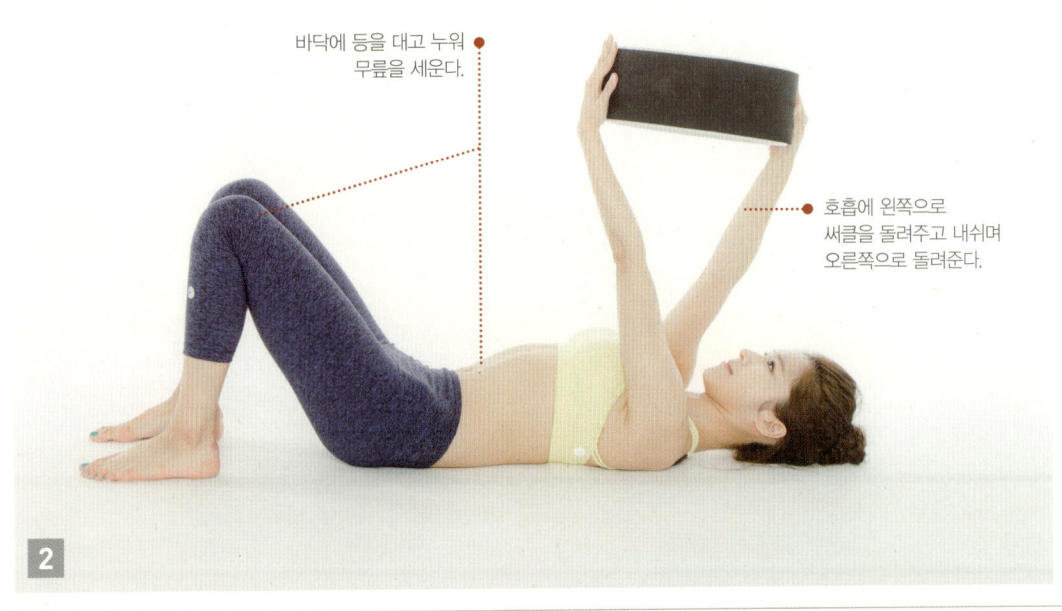

바닥에 등을 대고 누워 무릎을 세운다.

호흡에 왼쪽으로 써클을 돌려주고 내쉬며 오른쪽으로 돌려준다.

2

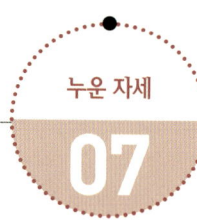

누운 자세 07

허리 트위스트

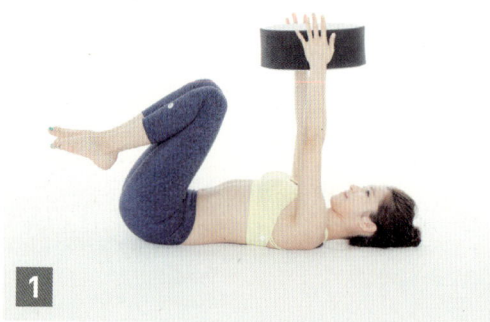

1

등을 대고 누워 무릎을 모아 들어준다. 써클을 잡고 팔을 뻗어주며 내쉬는 호흡에 상체는 왼쪽 다리는 오른쪽으로 비틀어준다. 마시며 중앙으로 돌아오고 내쉬며 반대편으로 비틀어준다. 탄력있고 건강한 가슴과 허리를 만들어준다.

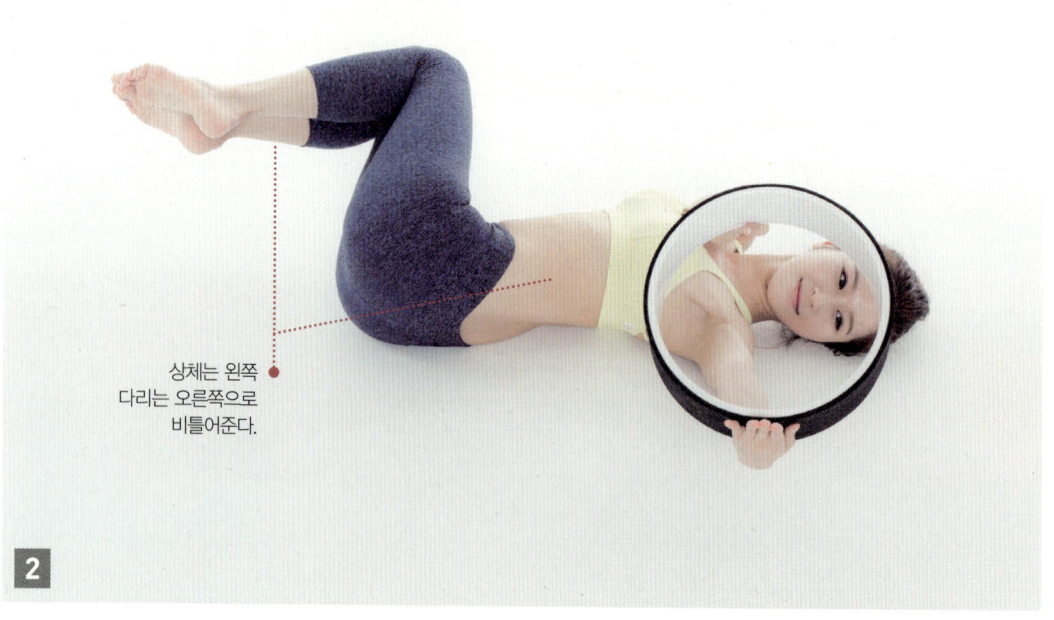

상체는 왼쪽 다리는 오른쪽으로 비틀어준다.

2

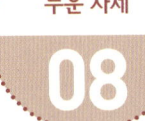

브릿지자세 1

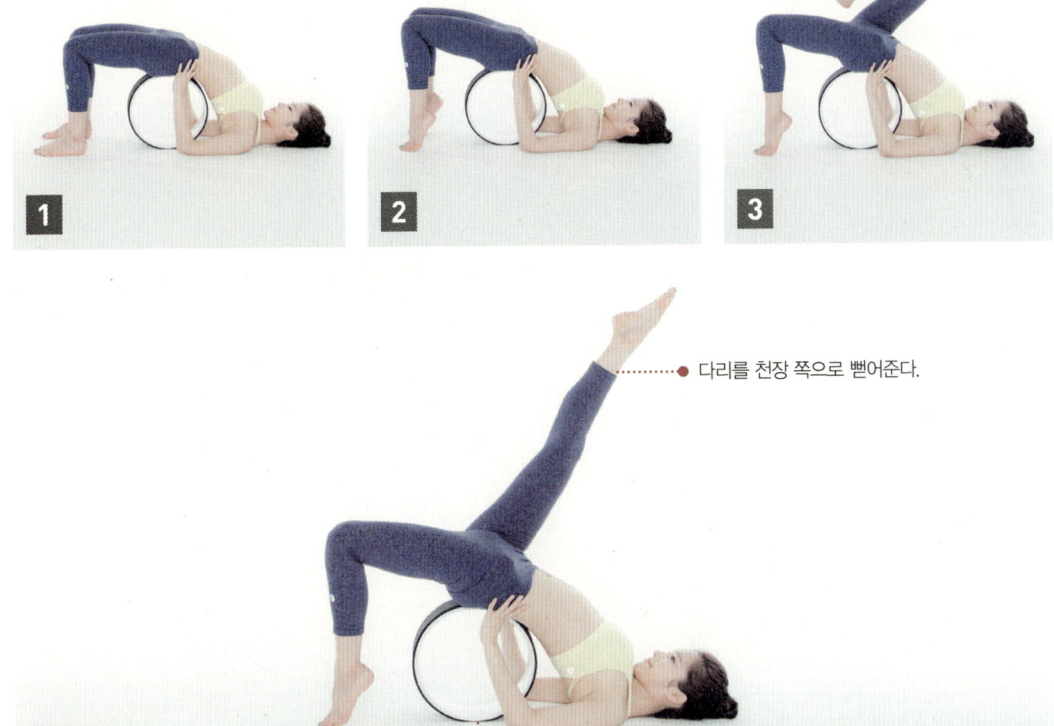

다리를 천장 쪽으로 뻗어준다.

천골 아래에 써클을 둔다. 팔꿈치로 바닥을 지탱한다.

브릿지자세를 만든 후 써클을 천골 아래에 둔다. 팔꿈치로 바닥을 지탱하고 발꿈치를 들어 엉덩이를 더 위로 들어 올려주며 천천히 오른쪽 다리를 천장으로 뻗어준다. 호흡을 할수록 엉덩이를 조여 더 높이 올려보되 목이 눌리지 않게 조심한다. 하체 근력을 높여준다.

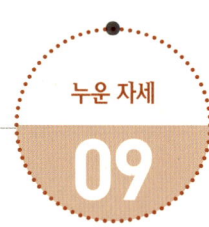

브릿지자세 2

| 1 | 2 | 3 |

한 다리를 위로
길게 뻗어준다.

써클 위에
한 쪽 발을 올려둔다.

4

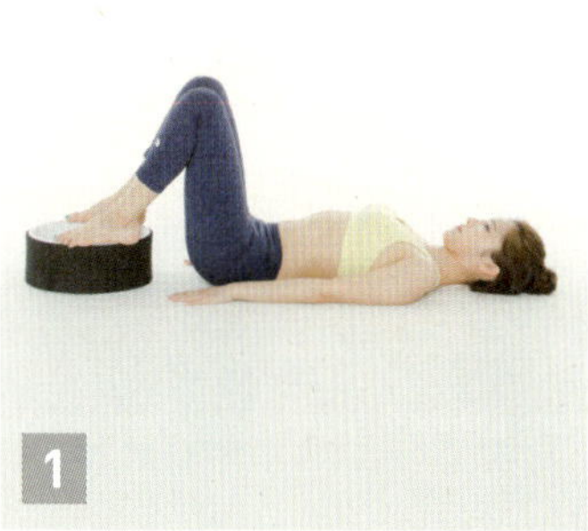

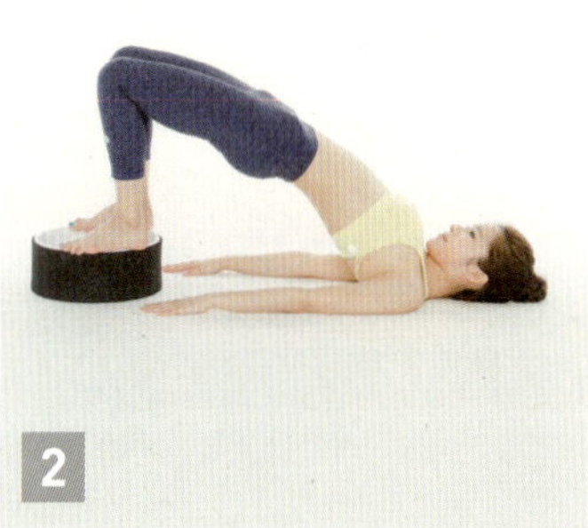

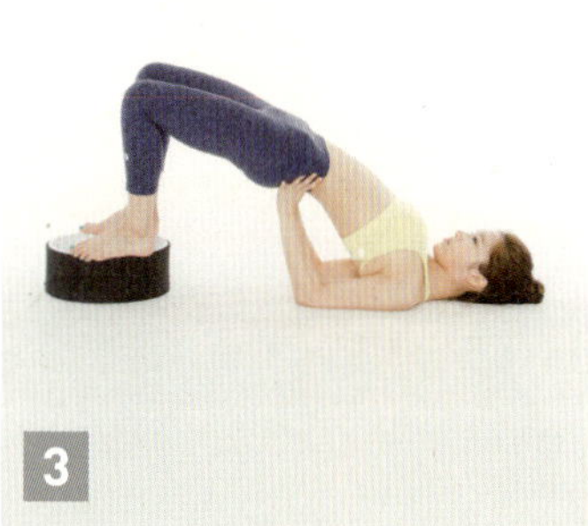

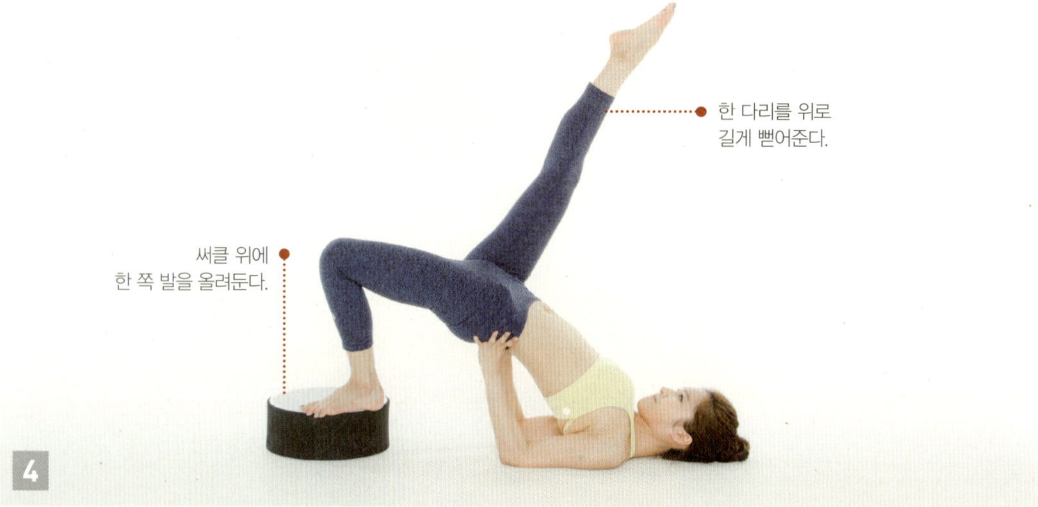

힙업에 효과적이다. 바닥에 누워 써클 위에 양 발을 올려둔다. 내쉬는 호흡에 엉덩이의 힘으로 높게 들어올린다. 한 다리를 위로 길게 뻗어본다. 다리는 안쪽으로 조이고 엉덩이도 계속 조여 준다. 1분 유지 후 돌아온다.

CHAPTER 8
누운 자세

누운 자세
10

브릿지자세 3

써클이 오른쪽 종아리 아래에 오도록 하고 왼쪽 다리는 굽혀준다. 내쉬는 호흡에 엉덩이를 들어준다. 양쪽 반복한다. 골반의 균형을 맞춰준다.

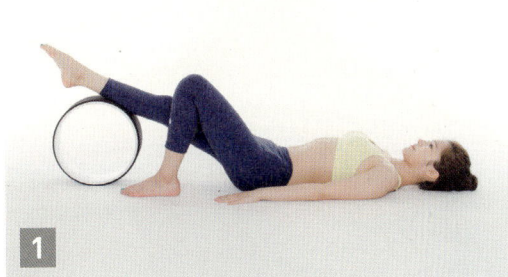

써클이 오른쪽 종아리 아래에 오도록 한다.

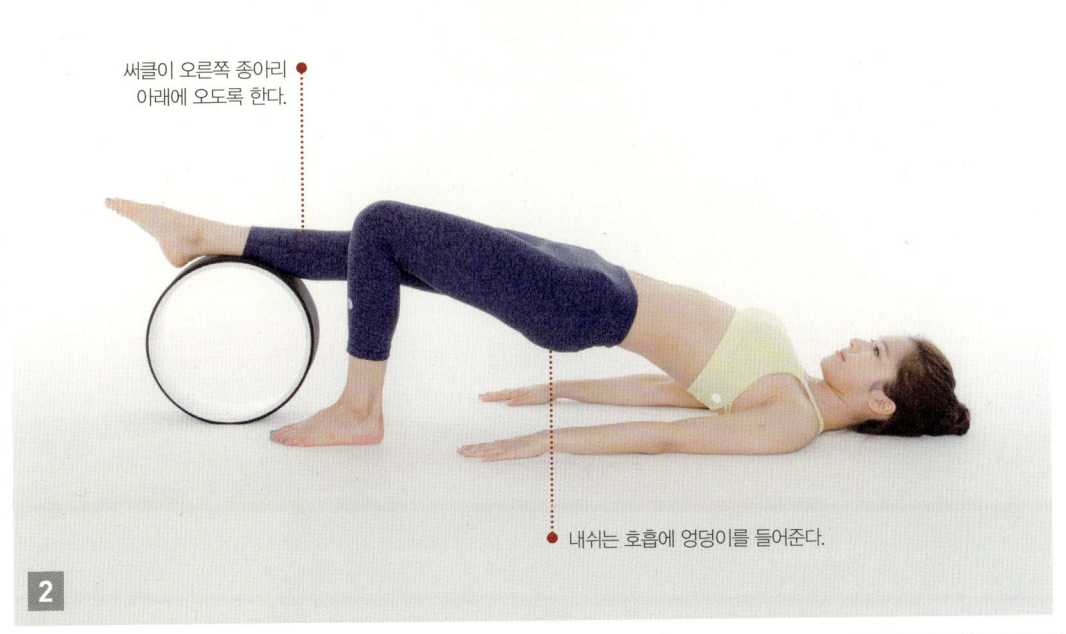

내쉬는 호흡에 엉덩이를 들어준다.

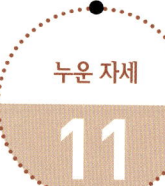

누운 자세 11

브릿지자세 4

써클이 발목 아래에 오도록 한 후 내쉬는 호흡에 엉덩이를 높이 올려준다. 중심을 잡고 엉덩이 근육을 강하게 조여 준다. 1분간 유지한다. 허리를 강하게 하고 엉덩이 근육을 발달시킨다.

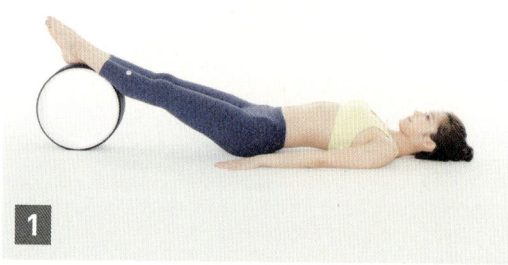

1

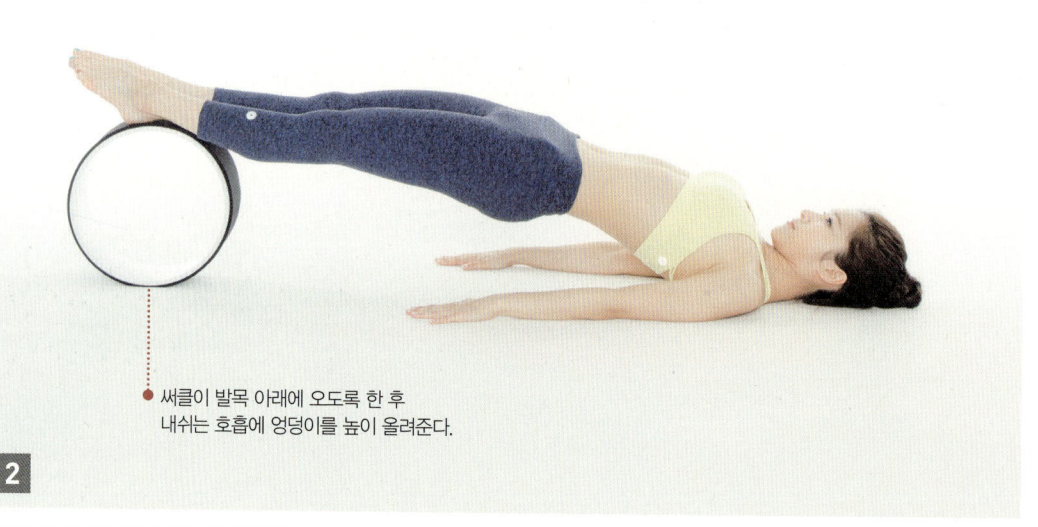

● 써클이 발목 아래에 오도록 한 후 내쉬는 호흡에 엉덩이를 높이 올려준다.

2

누운 자세 12

브릿지자세 5

고급자가 할 수 있는 브릿지자세다. 써클 위에 발바닥을 올린 후 내쉬는 호흡에 엉덩이와 배를 높이 끌어올려준다. 목이 과하게 눌리지 않도록 주의한다. 엉덩이와 허리근육을 강하게 자극한다.

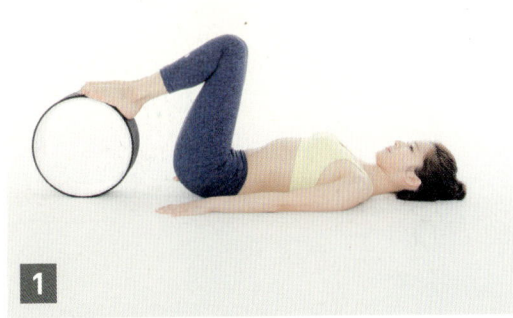
1

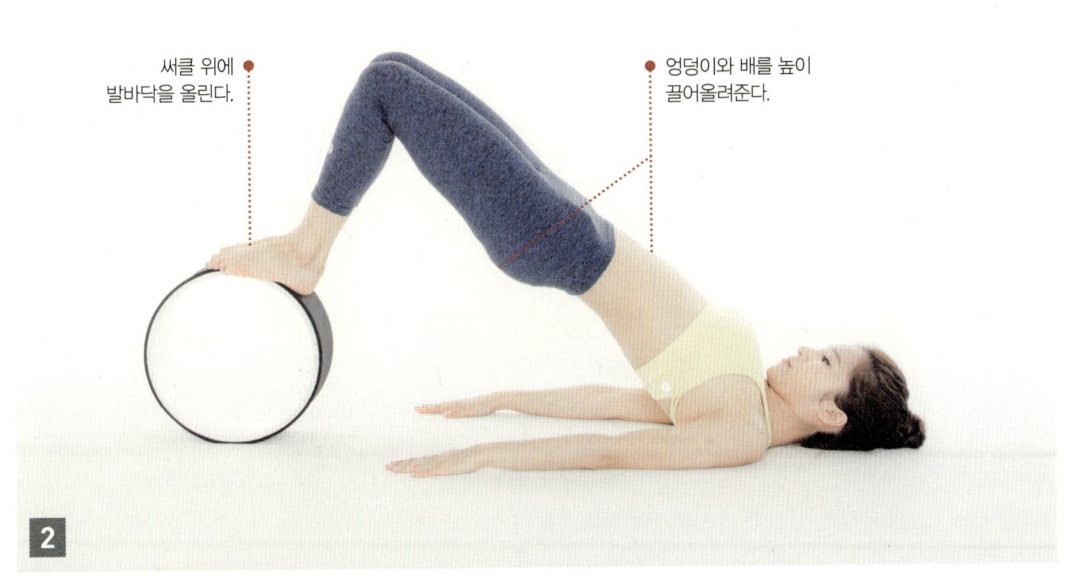

써클 위에 발바닥을 올린다.

엉덩이와 배를 높이 끌어올려준다.

2

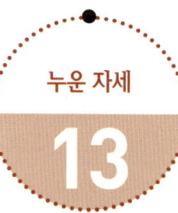

쟁기자세 2 / 어깨서기 자세 변형 2

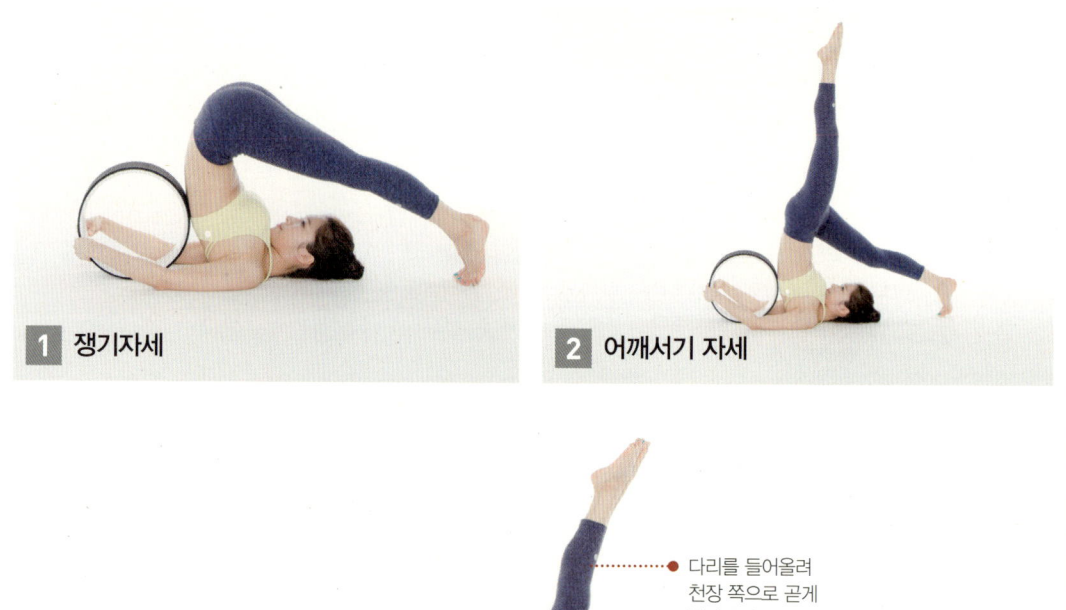

1 쟁기자세

2 어깨서기 자세

• 다리를 들어올려 천장 쪽으로 곧게 뻗어준다.

• 써클을 등 뒤에 붙여 잡아준다.

3

무릎을 굽히고 누운 다음 발을 머리 위로 넘겨주고 써클을 등 뒤에 붙여 잡아준다. 머리 위로 넘어간 다리를 하나씩 들어 올려 천장 쪽으로 곧게 뻗어준다. 혈액순환에 매우 좋은 동작이다.

어깨서기 자세 변형

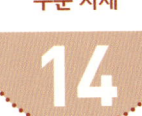

> 한다리씩 접어 발등이 허벅지로 올라오는 연꽃자세를 만들어 준다.

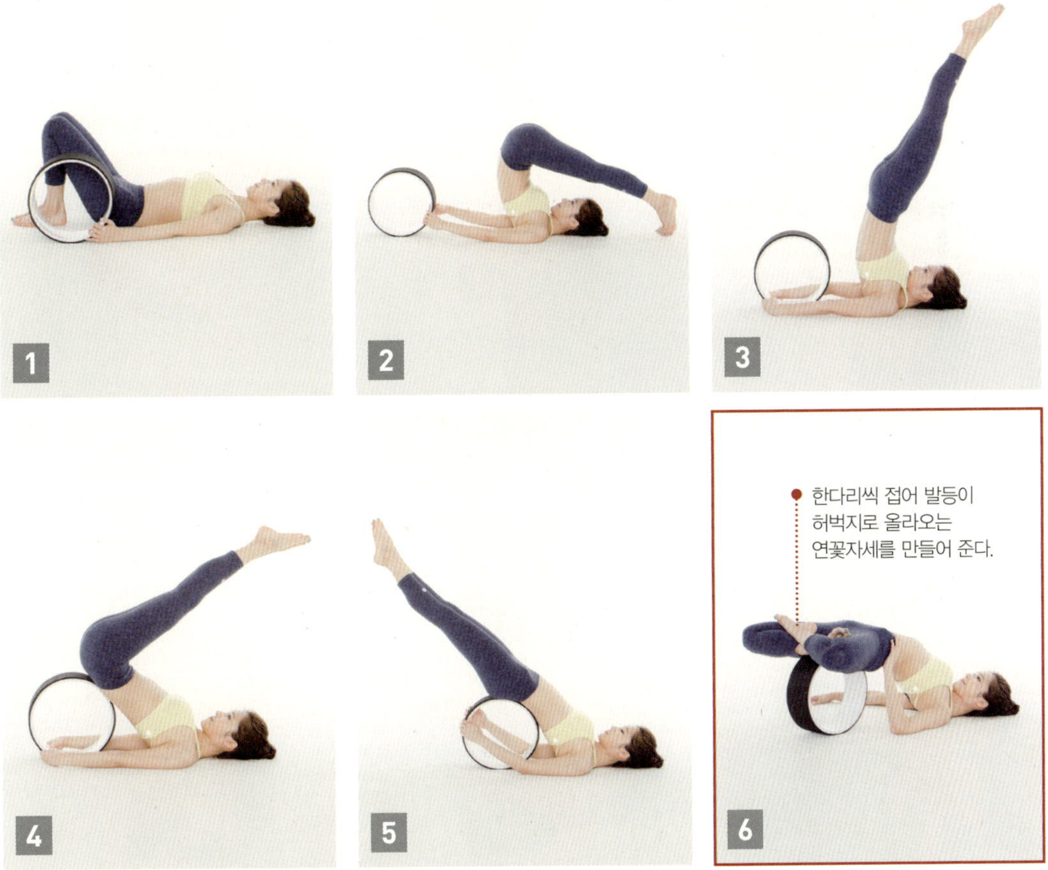

무릎을 굽히고 누운 다음 발을 머리 위로 넘겨주고 씨클을 등 뒤로 멀리 잡아준다. 머리 위로 넘어간 다리를 하나씩 들어 올려 천장 쪽으로 곧게 뻗어준다. 천천히 복근을 이용하여 천골이 씨클에 닿도록 내려온다. 다리는 머리 위쪽을 향한다. 복근을 이용해 다리를 천천히 아래쪽으로 내려 몸이 사선으로 뻗도록 한다. 한 다리씩 접어 발등이 허벅지로 올라오는 연꽃자세를 만들어 준다. 한 손씩 허리를 받쳐본다. 골반교정과 생리불순에 효과적이다. 고관절을 유연하게 하며 혈액순환을 돕는다.

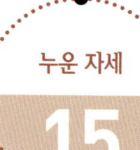

누운 자세 15

다리 스트레칭 1

오른 다리를 천장 위로 뻗어 써클을 걸어주고 내쉬는 호흡에 몸쪽으로 당겨준다. 반대쪽도 반복한다. 다리를 스트레칭 해준다.

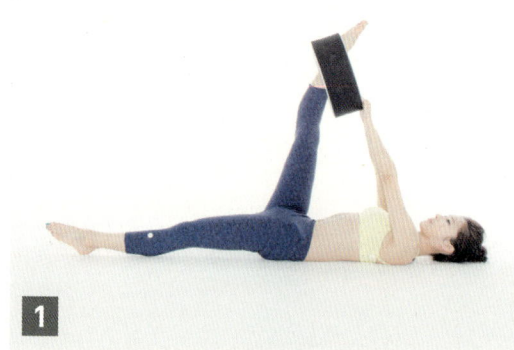

1

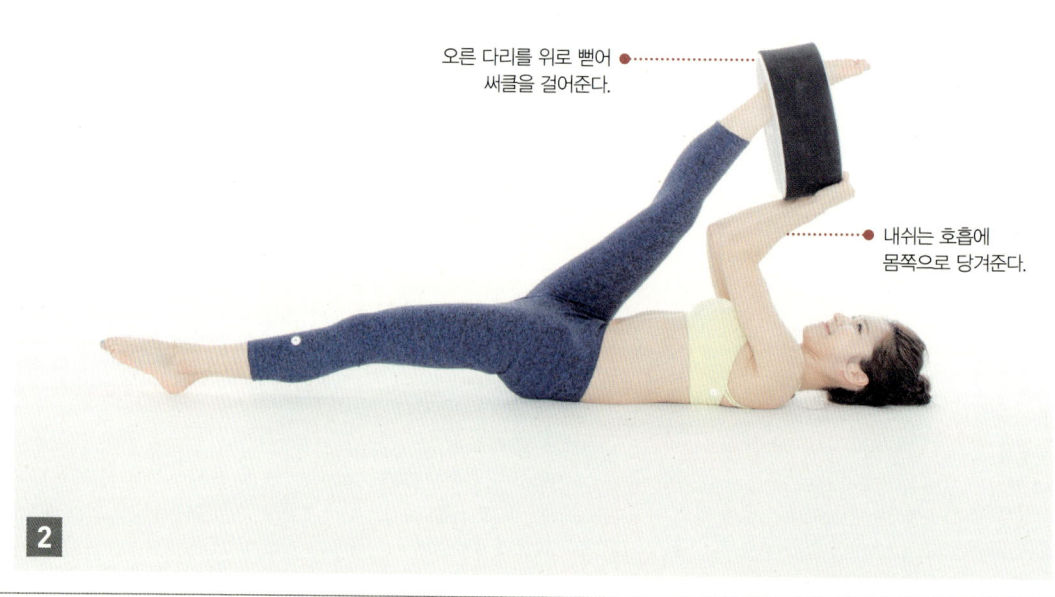

오른 다리를 위로 뻗어 써클을 걸어준다.

내쉬는 호흡에 몸쪽으로 당겨준다.

2

CHAPTER 8
누운 자세

누운 자세 16

다리 스트레칭 2

오른 다리를 천장 위로 뻗어 써클을 걸어주고 내쉬는 호흡에 머리와 다리가 가까워지도록 당겨준다. 반대쪽도 반복한다. 햄스트링을 스트레칭해주며 복부운동도 함께 된다.

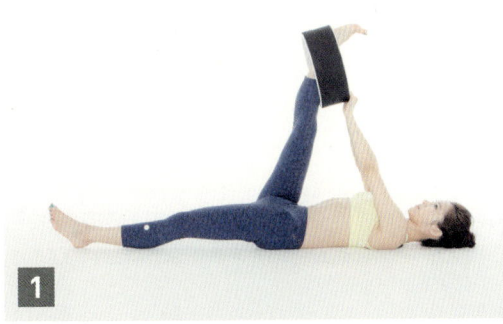

1

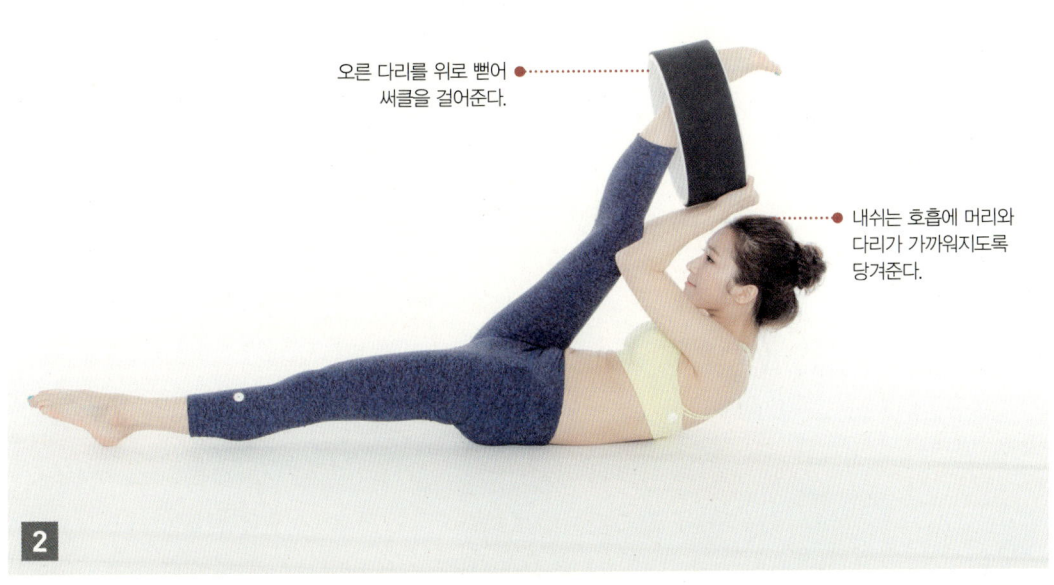

오른 다리를 위로 뻗어 써클을 걸어준다.

내쉬는 호흡에 머리와 다리가 가까워지도록 당겨준다.

2

누운 자세 17

다리 스트레칭 3

두 다리를 천장 쪽으로 뻗고 써클을 걸어 내쉬는 호흡에 바닥 가까이로 끌어당겨 30초간 유지해준다. 엉덩이 근육을 이완해준다.

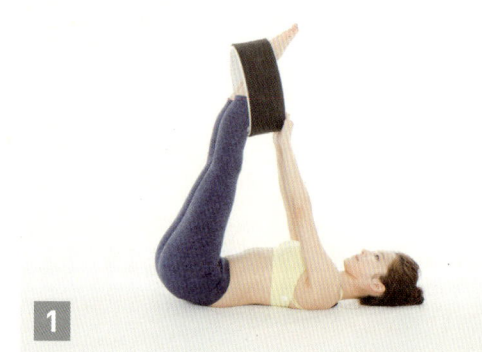

1

오른 다리를 위로 뻗어 써클을 걸어준다.

내쉬는 호흡에 바닥 가까이로 끌어당겨준다.

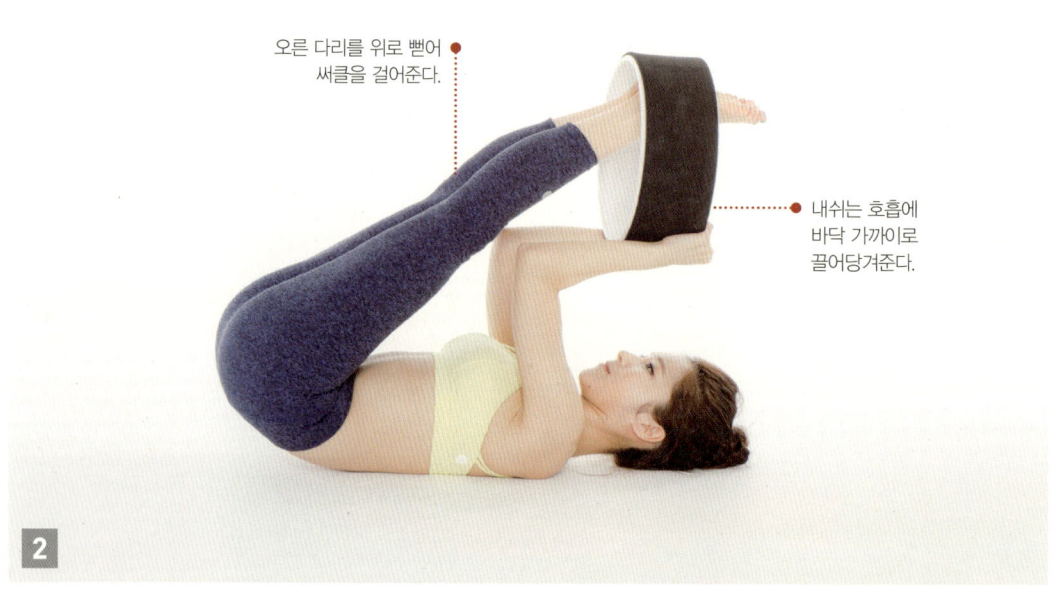

2

CHAPTER 8
누운 자세

누운 자세
18

고관절 스트레칭 & 허리강화 운동

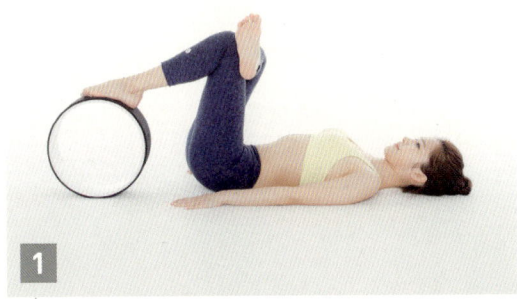
1

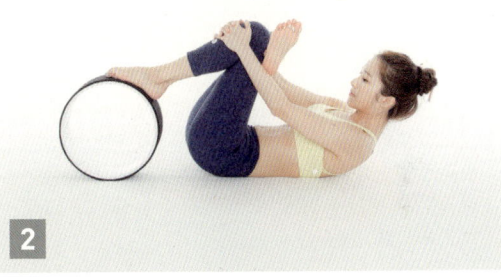
2

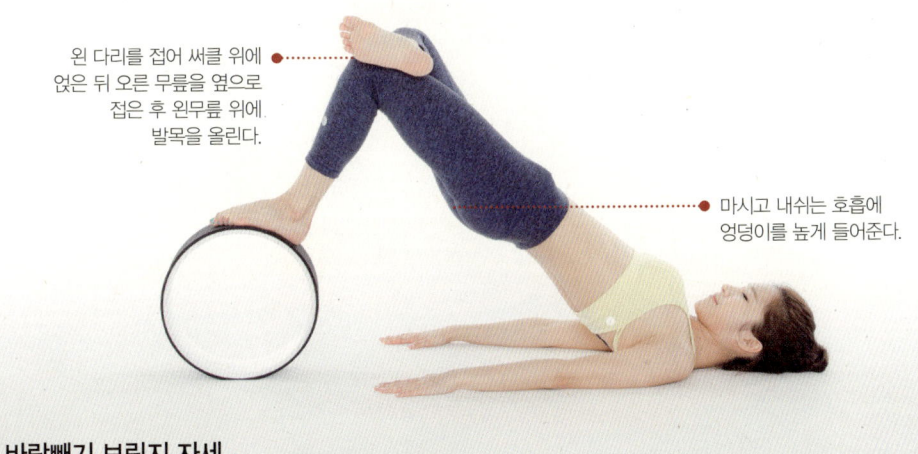

왼 다리를 접어 써클 위에 얹은 뒤 오른 무릎을 옆으로 접은 후 왼무릎 위에 발목을 올린다.

마시고 내쉬는 호흡에 엉덩이를 높게 들어준다.

3 바람빼기 브릿지 자세

왼 다리를 접어 써클 위에 얹은 뒤 오른 무릎을 옆으로 접은 후 왼 무릎 위에 발목을 올린다. 내쉬는 호흡에 왼쪽 무릎을 잡고 상체를 들어준다. 엉덩이 속근육이 풀어진다. 다시 돌아와 무릎위에 발목을 얹은 채로 마시고 내쉬는 호흡에 엉덩이를 높게 들어준다. 엉덩이 근력을 강화한다.

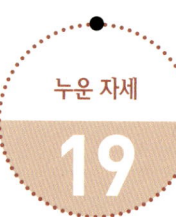

누운 자세 19

허리 비틀기 & 다리 스트레칭

오른발에 써클을 걸어 내쉬는 호흡에 발은 왼쪽으로 상체는 오른쪽으로 비틀어준다. 마시는 호흡에 정면으로 돌아오고 다시 호흡을 내쉬며 다리를 오른쪽으로 넘기고 써클은 반대손으로 잡아준다. 골반을 교정하고 허리를 날씬하게 해준다.

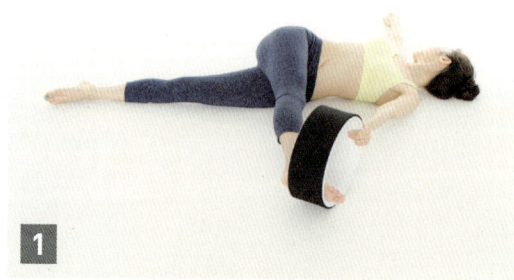

1

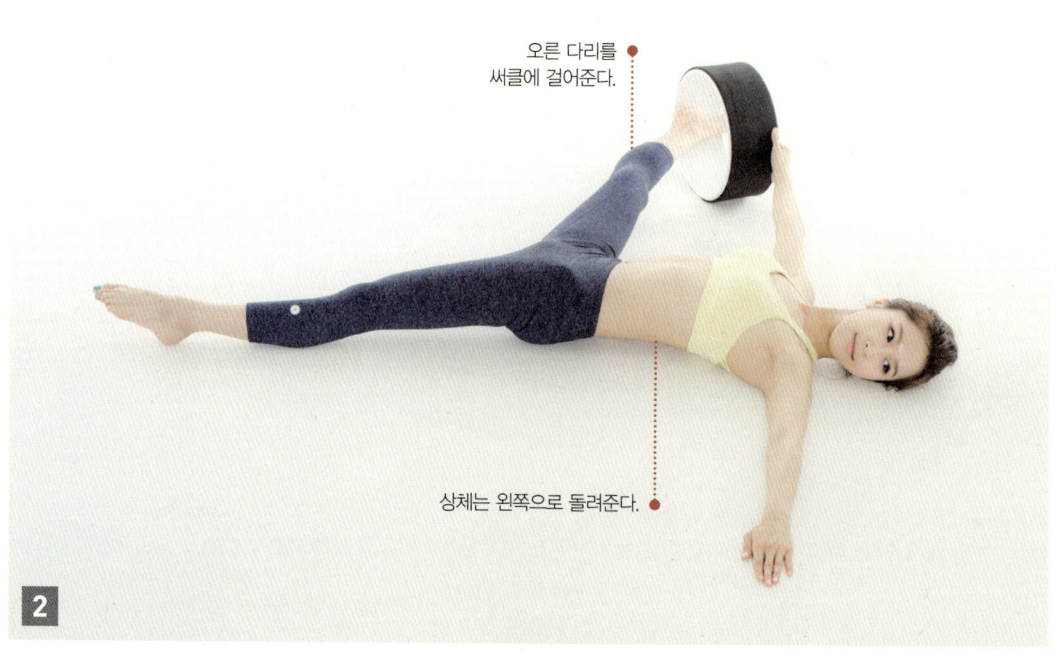

오른 다리를 써클에 걸어준다.

상체는 왼쪽으로 돌려준다.

2

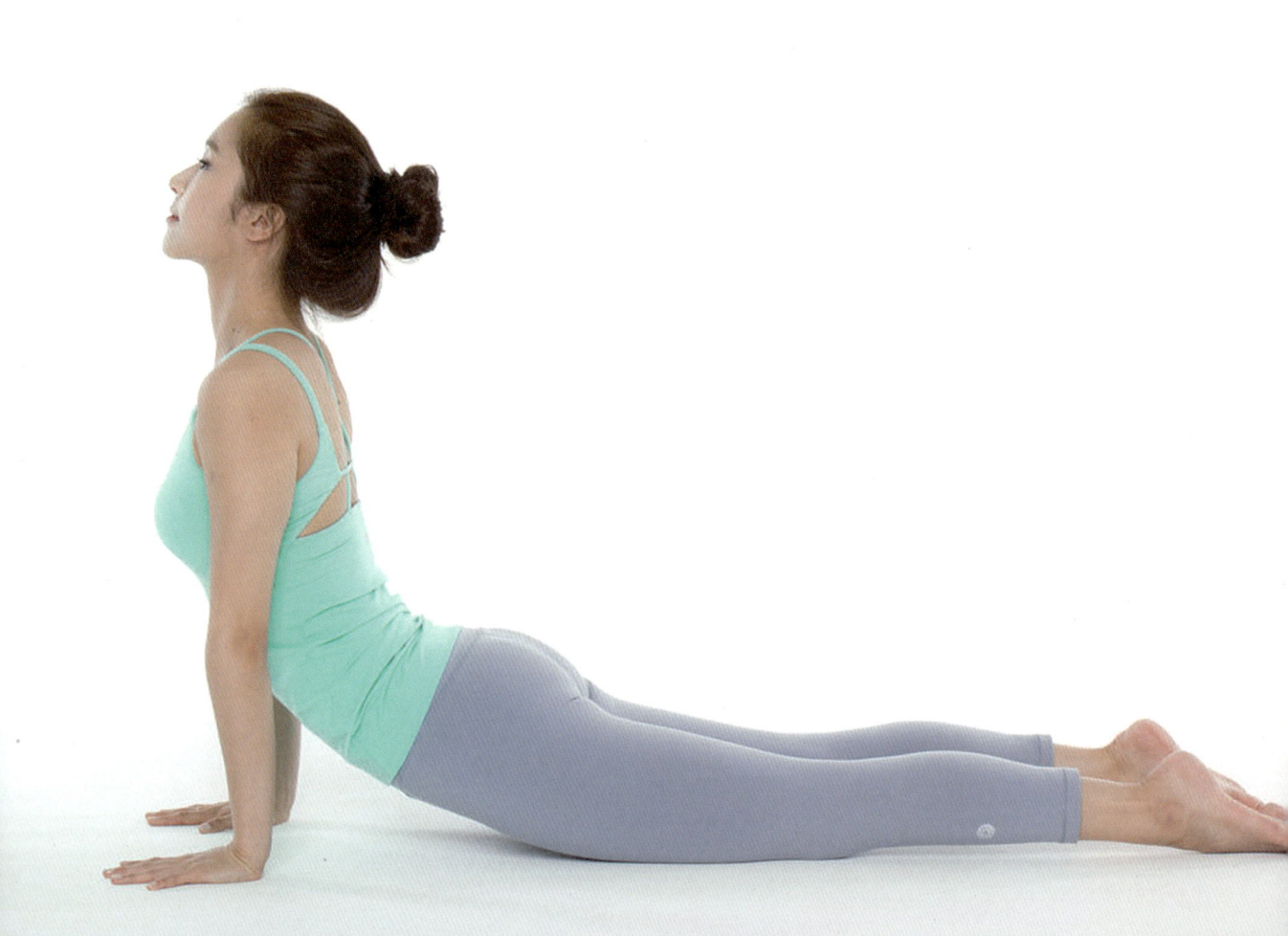

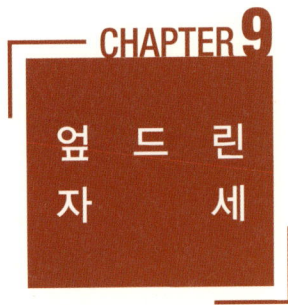

CHAPTER 9
엎드린 자세

호흡법 2
엎드린 자세

호흡법 2

01

교호흡

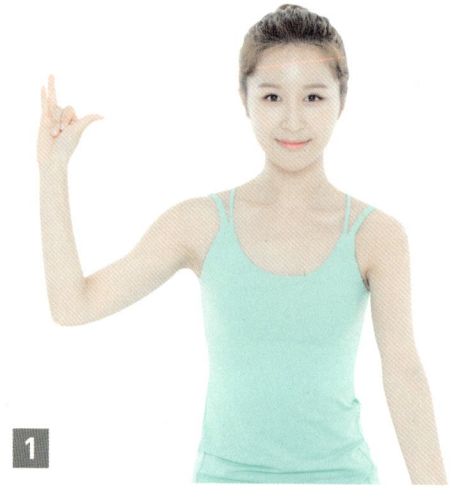
1

2

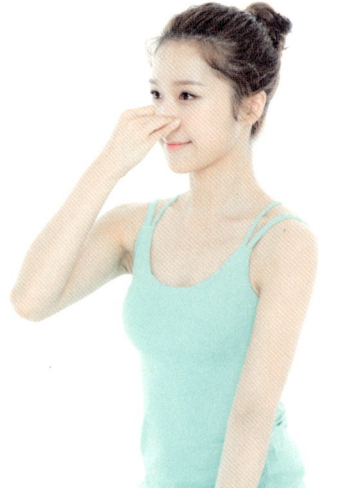
3

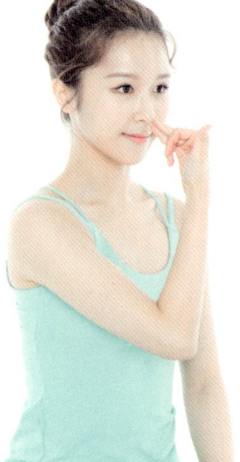
4

CHAPTER 9
호흡법 2

한쪽 손은 엄지와 집게손가락을 붙여 작은 원을 만들고 손끝이 땅을 향하는 무드라를 하고, 다른 손은 주먹을 쥔 상태에서 엄지손가락과 집게손가락을 편다. 엄지 손가락으로 오른쪽 코를 막고 왼쪽 코로 숨을 들이쉰다. 양쪽 코를 막고 잠시 숨을 멈춘다. 약손가락과 새끼손가락으로 왼쪽 코를 막은 채 오른쪽 코로 숨을 내쉰다. 여전히 왼쪽 코를 막은 채 오른쪽 코를 통해 숨을 들이마신다. 반대쪽 호흡을 위해 다시 양쪽 코를 막은 채 잠시 숨을 멈춘 후 엄지손가락으로 오른쪽 코를 막고 왼쪽 코로 숨을 내쉰다. 한 세트를 8-10회 반복한다.

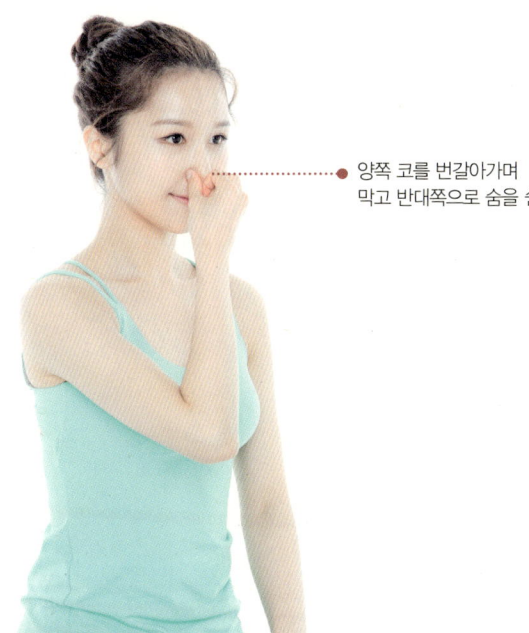

양쪽 코를 번갈아가며 막고 반대쪽으로 숨을 쉰다.

5

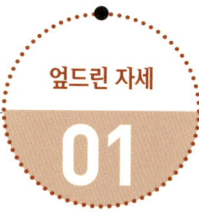

엎드린 자세

01

플랭크 변형 1

배 아래 써클을 둔 플랭크 자세에서 오른 팔은 앞으로 왼 다리는 뒤로 뻗어준다. 반대편도 반복한다.

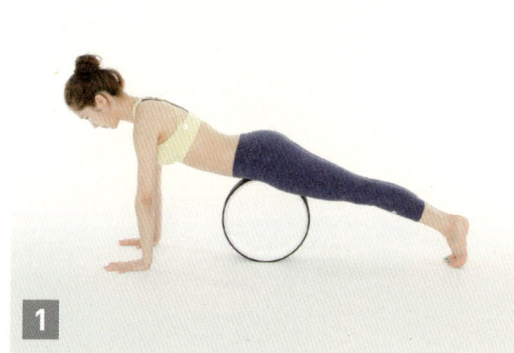

1

● 오른팔은 앞으로 뻗어준다.

● 배 아래 써클을 둔다.

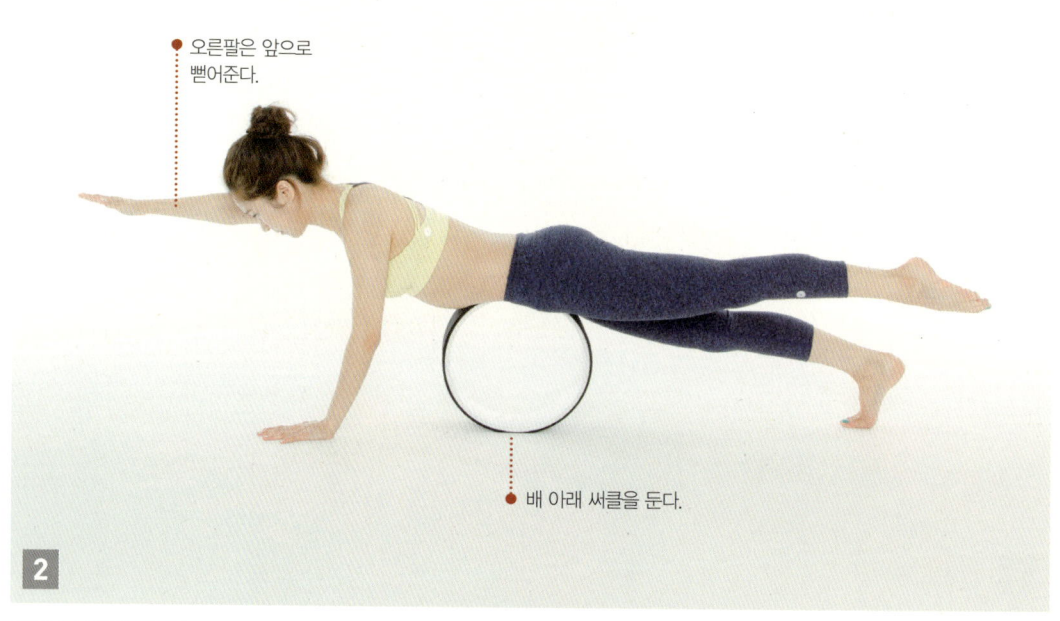

2

CHAPTER 9

엎드린 자세

02

플랭크 변형 2

배 아래 써클을 둔 플랭크 자세에서 복부의 힘으로 써클에서 배를 띄워본다. 1분간 유지 후 내려온다.

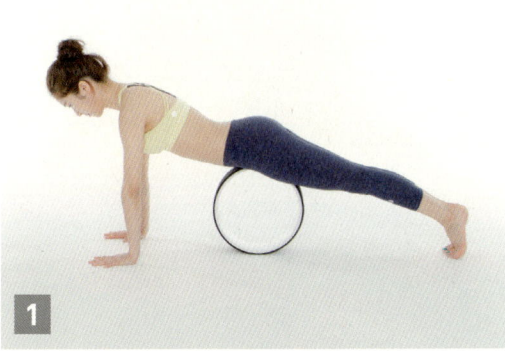

1

● 복부의 힘으로 써클에서 배를 띄우고 1분간 유지 후 내려온다.

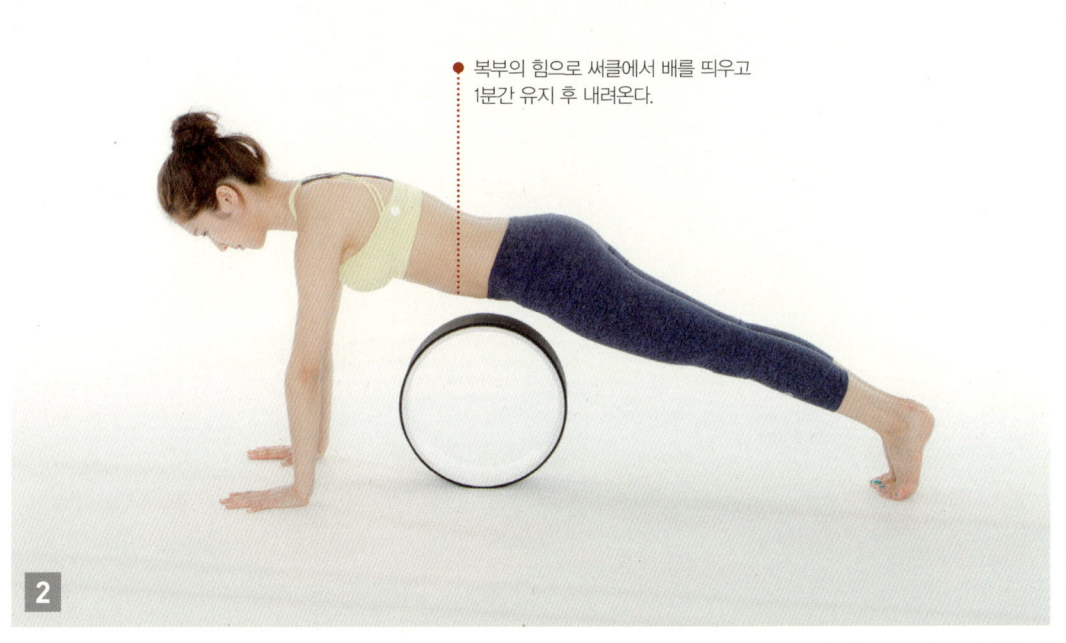

2

엎드린 자세

03

플랭크 변형 3

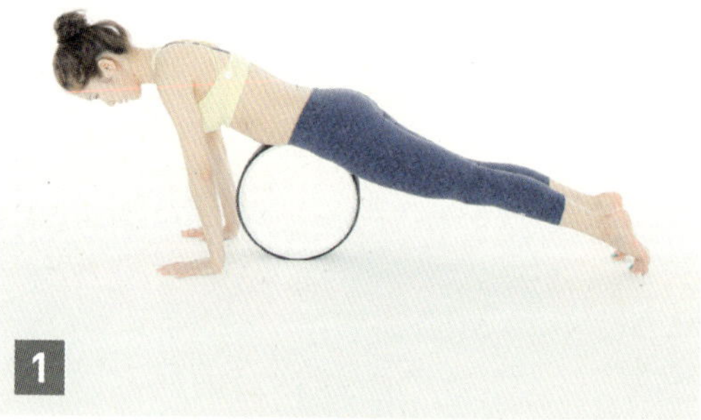

1

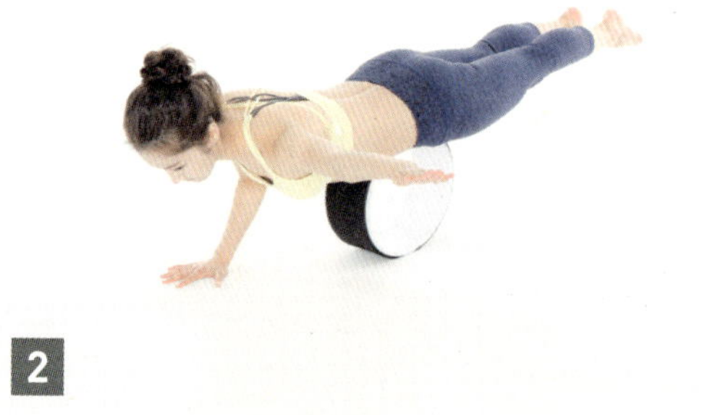

2

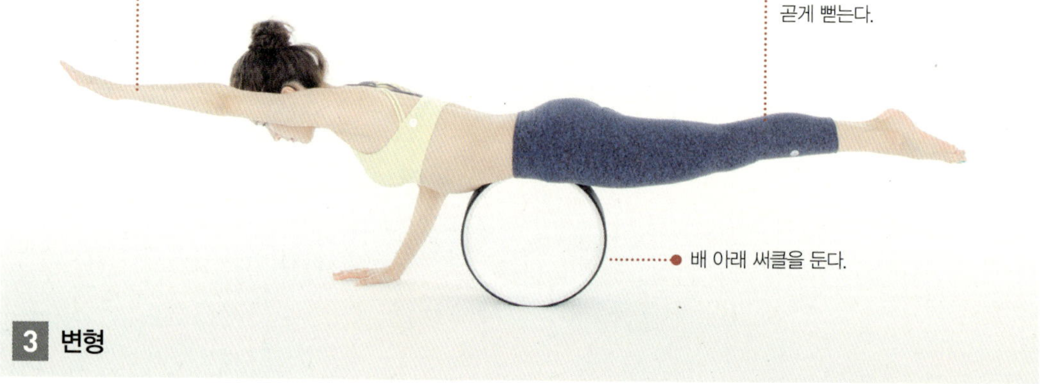

- 왼팔을 앞으로 뻗어준다.
- 다리는 일직선으로 곧게 뻗는다.
- 배 아래 써클을 둔다.

3 변형

플랭크 자세에서 내쉬는 호흡에 두 다리를 띄우고 왼팔을 옆으로 뻗어주고 다시 앞으로 뻗어준다. 반대편도 반복한다. 복부와 팔라인 정리에 효과적이다.

04 팔굽혀 펴기 1

두 손과 왼쪽 무릎은 바닥을 짚고, 써클 위에 오른쪽 허벅지를 올려둔다. 내쉬는 호흡에 팔꿈치를 굽혀 내려간다. 가슴근육 발달에 도움이 된다.

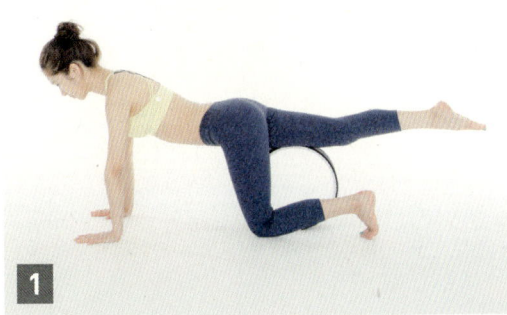

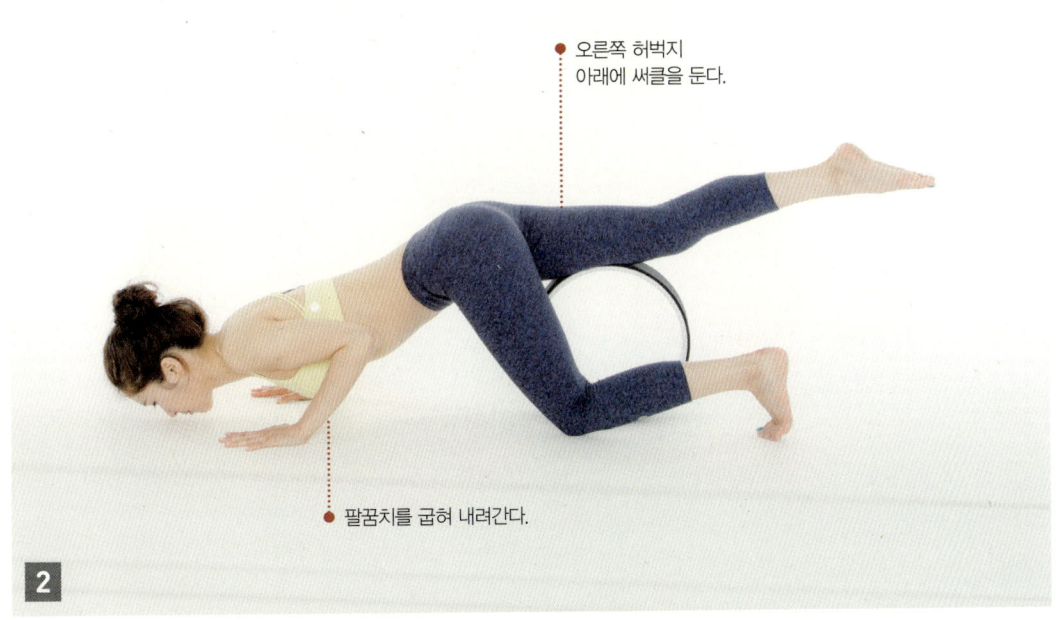

● 오른쪽 허벅지 아래에 써클을 둔다.

● 팔꿈치를 굽혀 내려간다.

엎드린 자세 05

팔굽혀 펴기 2

두 손은 바닥을 짚고, 써클 위에 아랫배가 닿도록 올라간다. 내쉬는 호흡에 팔꿈치를 굽혀 내려간다. 이때 몸은 일직선을 유지한다. 팔과 복부 라인정리에 도움이 된다.

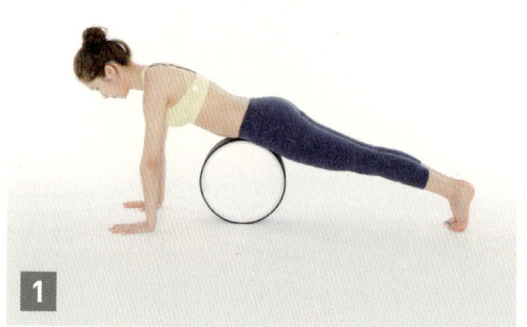

1

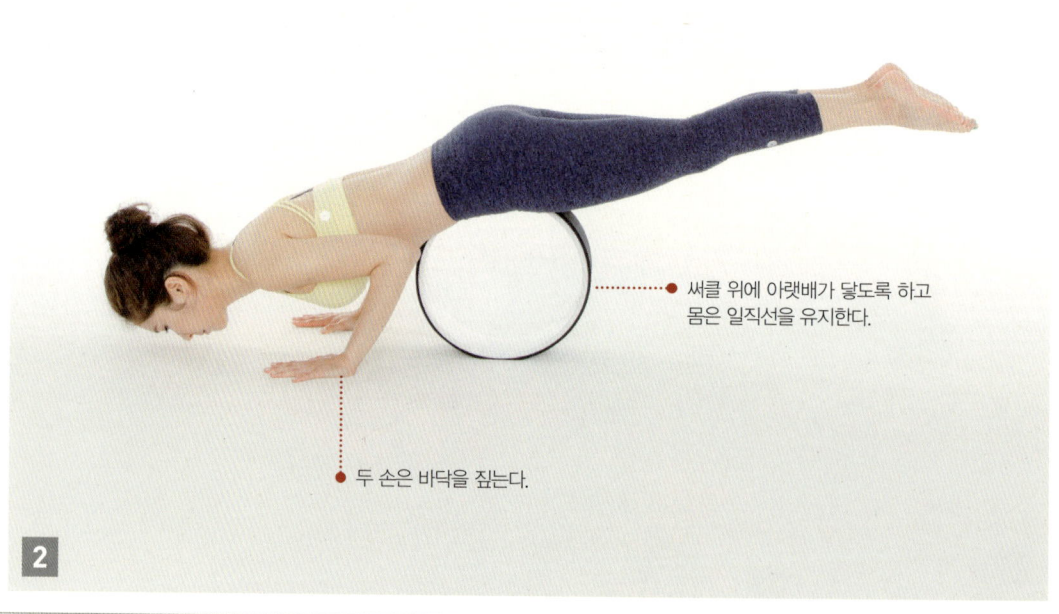

● 써클 위에 아랫배가 닿도록 하고 몸은 일직선을 유지한다.

● 두 손은 바닥을 짚는다.

2

팔굽혀 펴기 3

두 손은 바닥을 짚고, 써클 위에 오른쪽 허벅지를 올리고 왼다리는 뒤쪽으로 뻗어준다. 내쉬는 호흡에 팔꿈치를 굽혀 내려간다. 이때 몸은 일직선을 유지한다. 팔꿈치가 몸에서 떨어지지 않도록 한다.

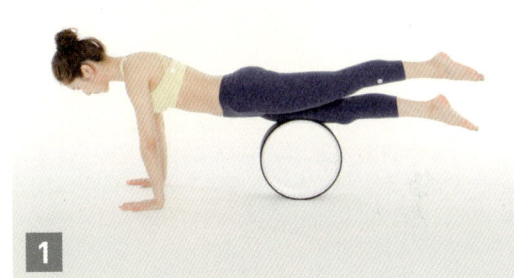

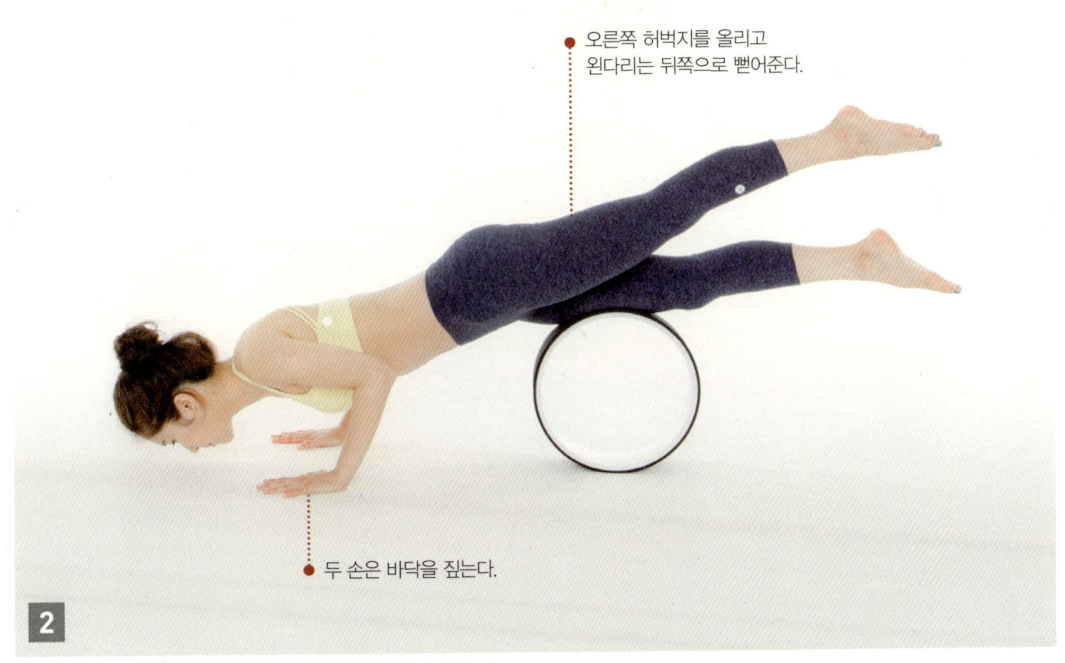

● 오른쪽 허벅지를 올리고 왼다리는 뒤쪽으로 뻗어준다.

● 두 손은 바닥을 짚는다.

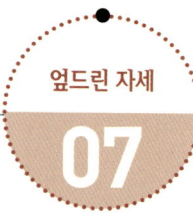

엎드린 자세 07

팔굽혀 펴기 4

손으로 바닥을 짚고 허벅지로 써클 위에 올라가 발목끼리 교차한다. 팔은 바닥과 직각을 유지한다. 내쉬는 호흡에 팔을 굽혀 상체가 바닥 가까이 내려왔다가 마시는 호흡에 다시 올라온다. 10회 반복한다. 상체와 복부운동에 효과적이다.

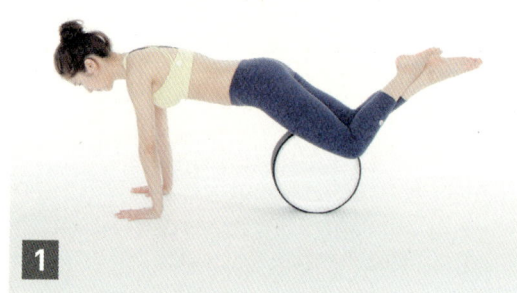

허벅지로 써클 위에 올라가 발목끼리 교차한다.

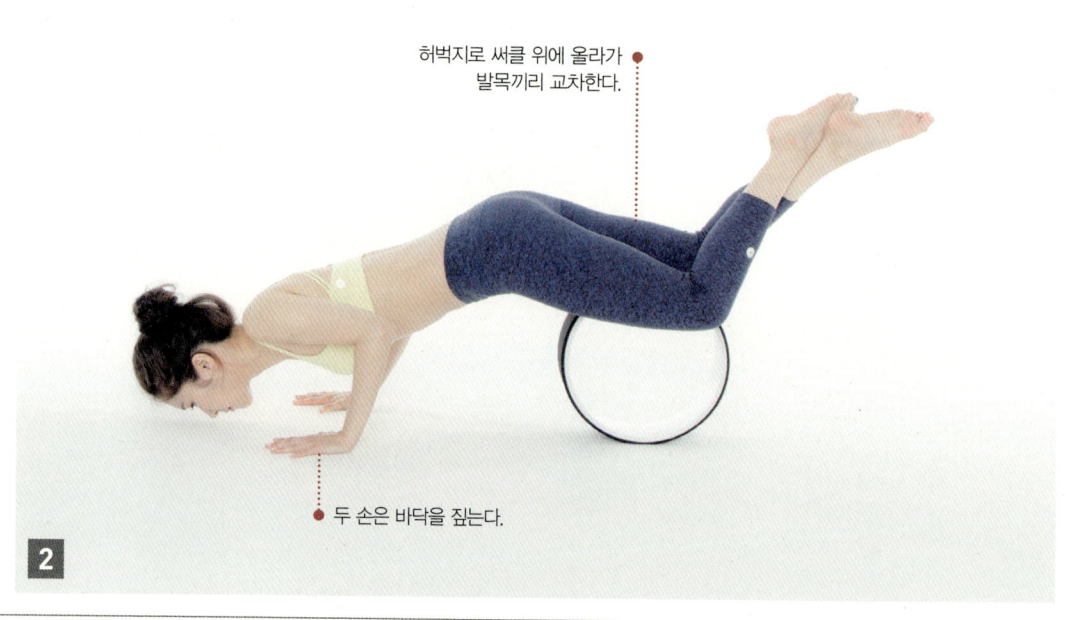

두 손은 바닥을 짚는다.

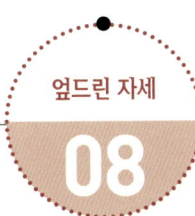

팔굽혀 펴기 5

두 손은 바닥을 짚고, 써클 위에 오른쪽 무릎을 접어 무릎을 올리고 왼다리는 뒤쪽으로 뻗어준다. 내쉬는 호흡에 팔을 굽혀 상체가 바닥 가까이 내려왔다가 마시는 호흡에 다시 올라온다. 10회 반복한다. 하체와 등운동에 효과적이다.

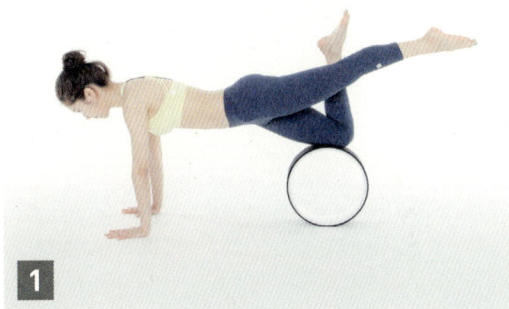

1

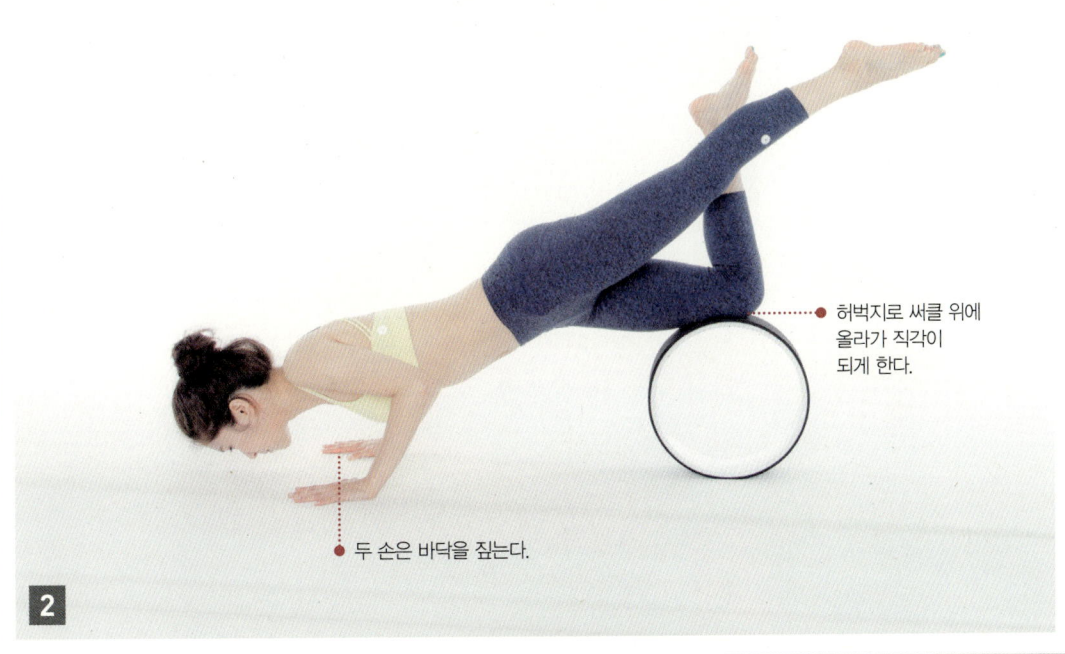

● 허벅지로 써클 위에 올라가 직각이 되게 한다.

● 두 손은 바닥을 짚는다.

2

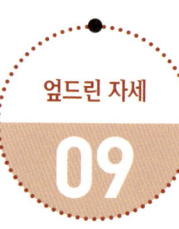

엎드린 자세 09

복부강화 운동 1

양 발의 간격은 주먹하나 정도, 손과 발의 간격은 1.5 미터 정도로 하여 손과 발을 기점으로 상·하체를 천장쪽으로 길게 늘려준다. 전신을 이완해준다. 5회 호흡 후 내쉬는 호흡에 오른쪽 무릎을 접어 가슴쪽으로 최대한 끌어당긴다. 발을 번갈아가며 10회 반복한다. 부위별 복근 생성에 효과적이다.

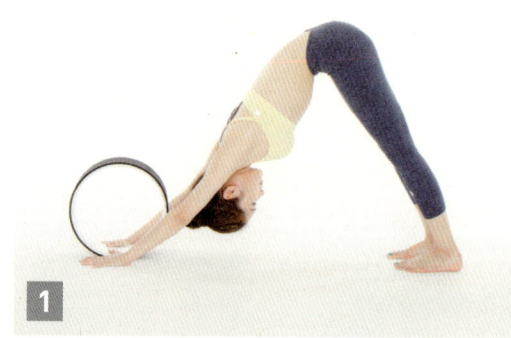

1

무릎을 접어 가슴쪽으로 최대한 끌어당긴다.

두 손은 바닥을 짚는다.

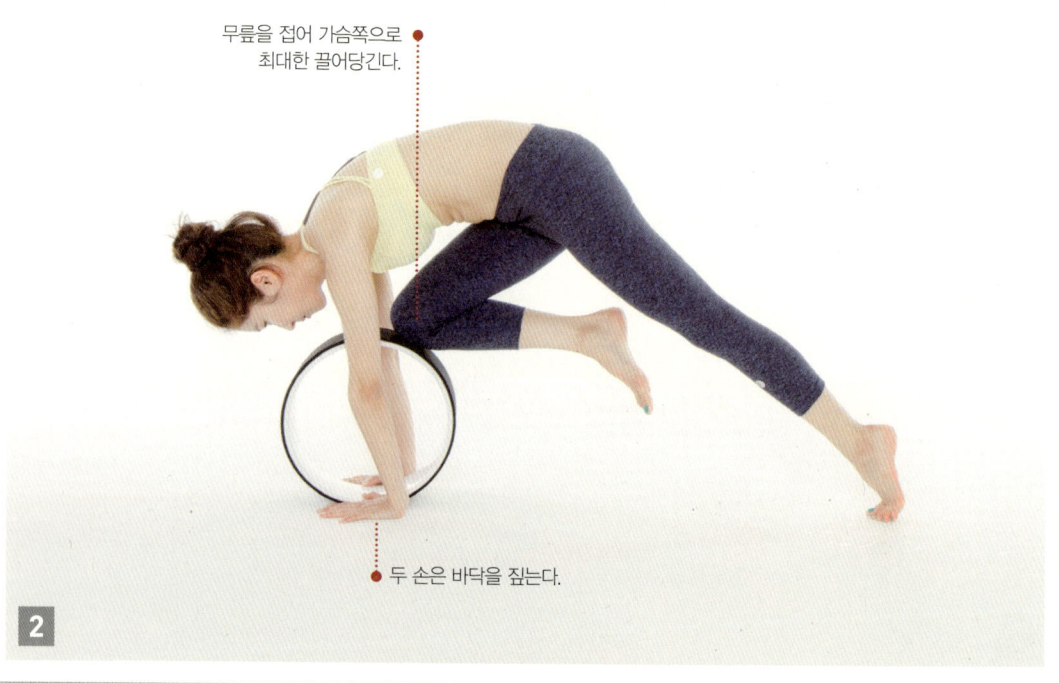

2

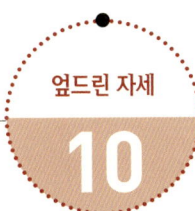

CHAPTER 9
엎드린 자세

복부강화 운동 2

손바닥을 짚고 써클 위에 정강이가 닿도록 올라간다. 마시고 내쉬는 호흡에 복부로 끌어당겨 팔과 상체가 일직선이 되게끔 써클을 당겨온다. 복부 운동에 효과적이며 핸드스탠딩(손으로 서는 역립자세) 연습동작으로 응용이 가능하다.

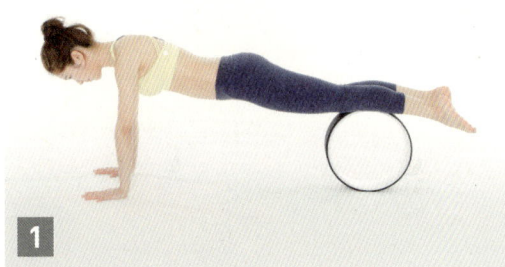

1

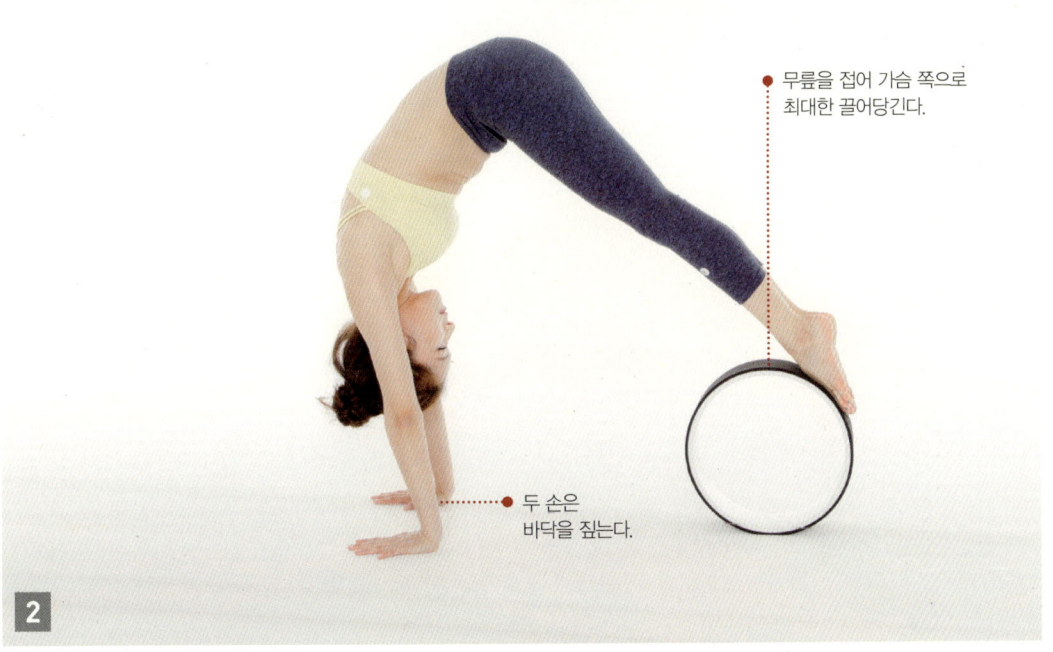

• 무릎을 접어 가슴 쪽으로 최대한 끌어당긴다.

• 두 손은 바닥을 짚는다.

2

엎드린 자세 11

가슴닿기 자세

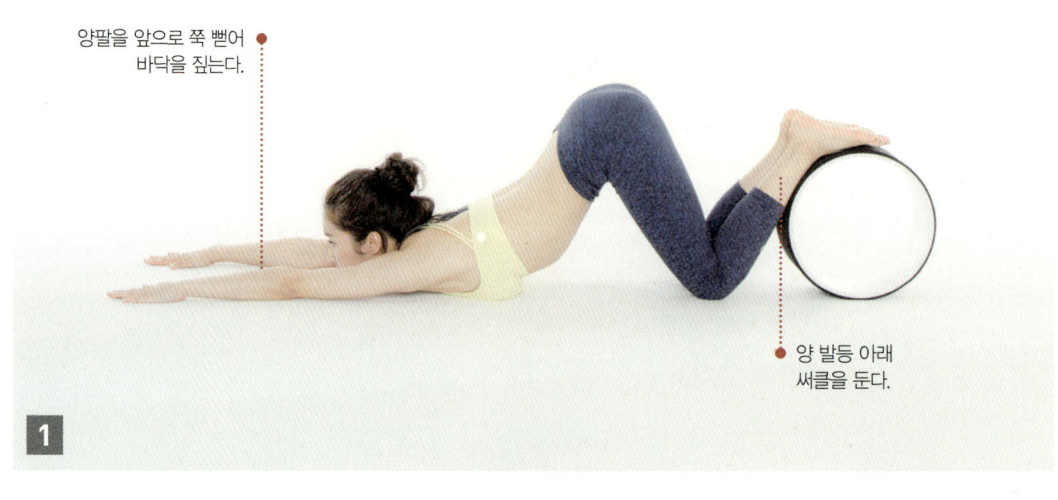

양팔을 앞으로 쭉 뻗어 바닥을 짚는다.

양 발등 아래 써클을 둔다.

1

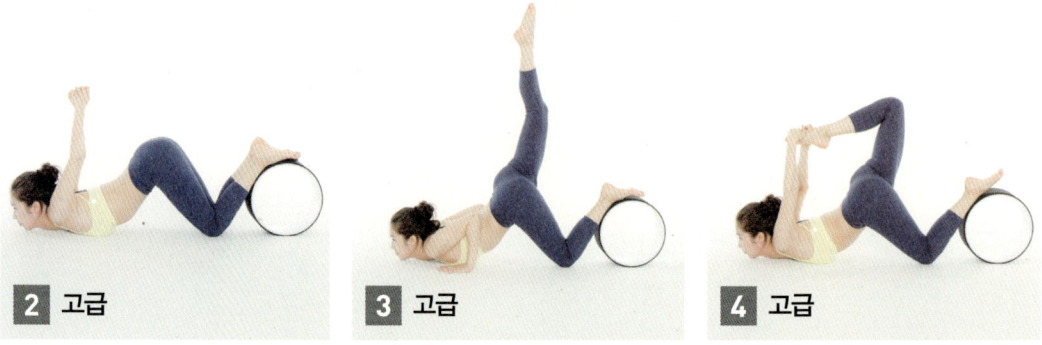

2 고급　　3 고급　　4 고급

팔과 무릎이 직각을 유지하는 테이블탑 자세에서 무릎을 접어 발등을 써클 위에 얹고, 내쉬는 호흡에 가슴이 바닥까지 내려와 팔을 앞으로 뻗어준다. 가능하면 등 뒤로 깍지를 껴준다. 5회 호흡. 손바닥은 가슴 옆을 짚고 오른쪽 다리를 들어 천장으로 뻗어준다. 고급자는 등뒤로 손을 뻗어 오른발 발등을 잡아준다. 제자리로 돌아와 반대편도 반복한다. 목과 가슴을 열어주고 허리를 유연하게 한다.

CHAPTER 9
엎드린 자세

엎드린 자세 12
아기자세

무릎과 발끝은 바닥, 머리 위로 써클을 두어 양손으로 잡고 상체를 길게 늘리며 내려준다. 다음 무릎을 꿇고 앉아 그 위로 상체와 머리를 편안하게 내려놓고 고요하게 호흡하며 휴식한다.

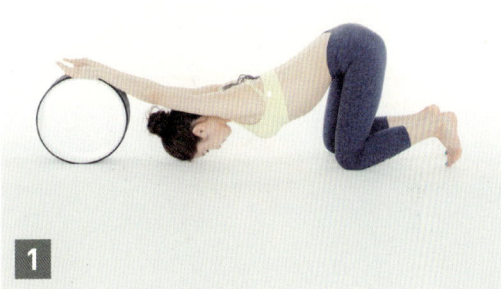
1

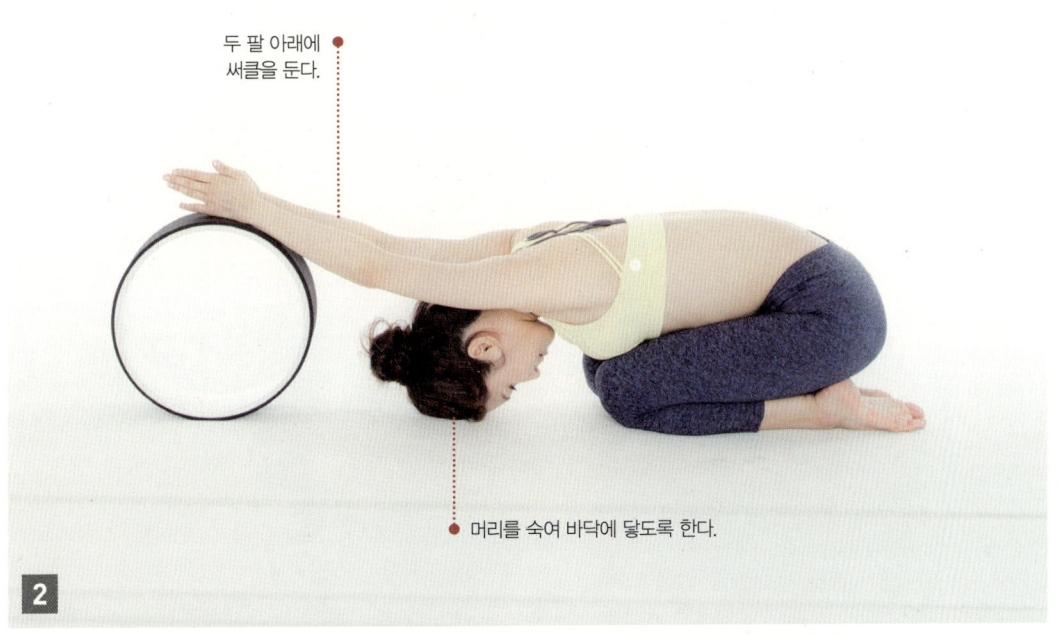
두 팔 아래에 써클을 둔다.

머리를 숙여 바닥에 닿도록 한다.

2

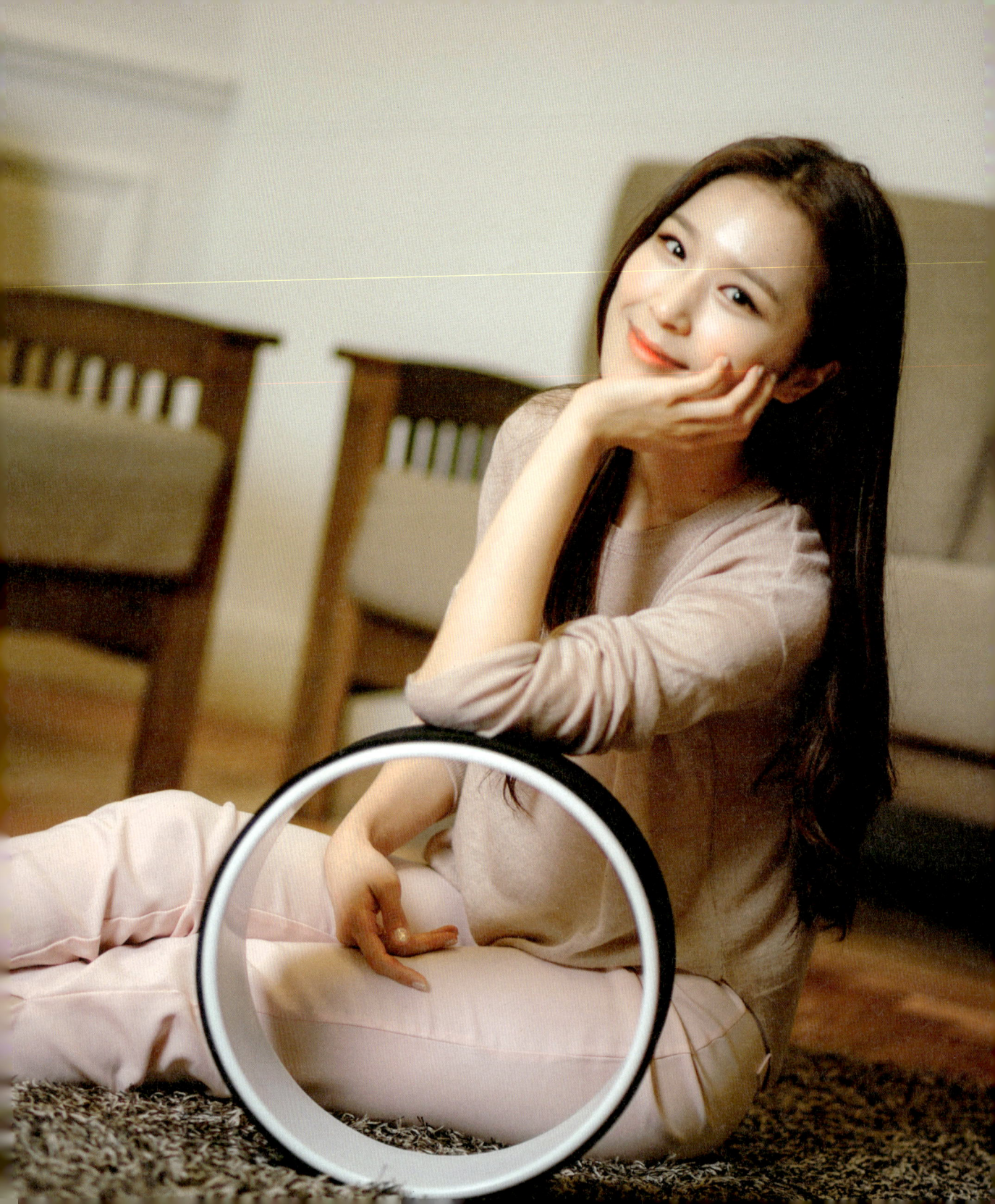

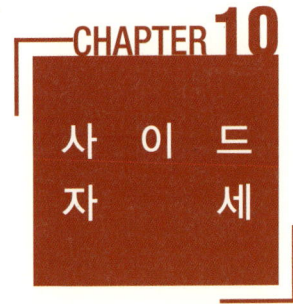

CHAPTER 10
사이드 자세

사이드 자세

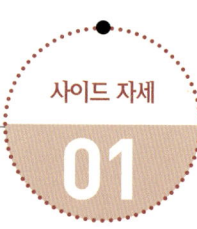

사이드 플랭크 1

테이블 탑 자세에서 팔꿈치를 접어 오른쪽 상완을 바닥에 대고 왼쪽 종아리를 써클 위에 올린 다음 옆구리를 조여주며 엉덩이를 들어 올려준다. 복부의 측면을 이용하며 다리운동의 효과가 있다.

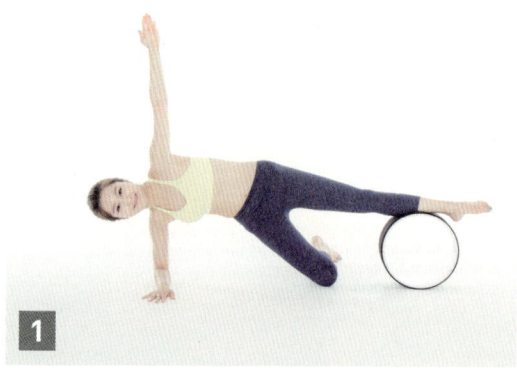

● 왼쪽 종아리를 써클 위에 올린 다음 엉덩이를 들어 올려준다.

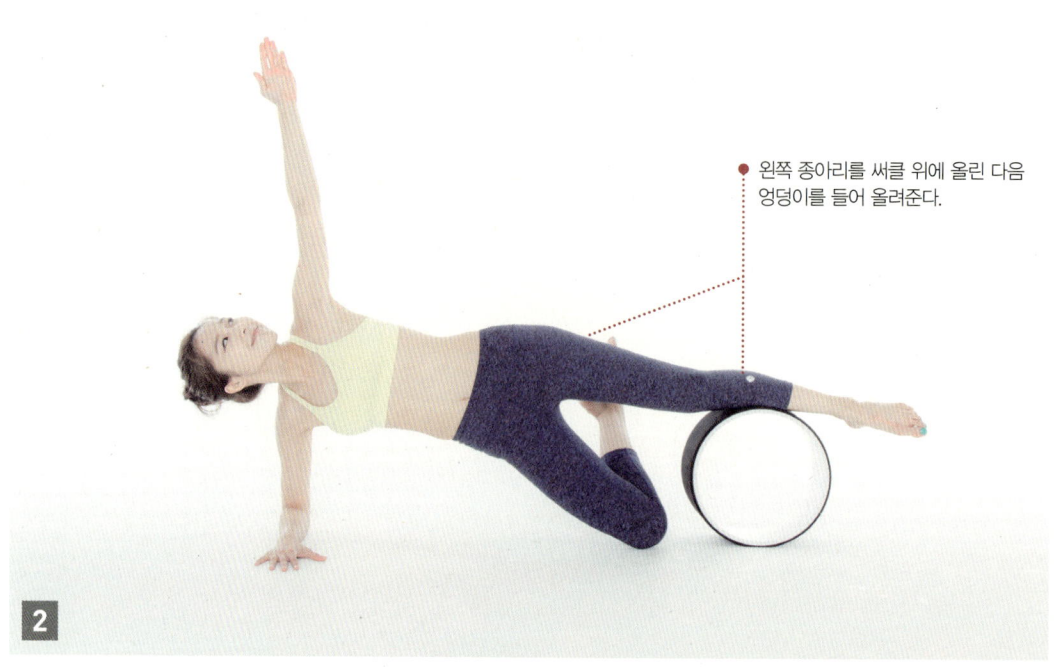

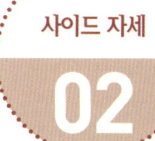

사이드 플랭크 2

팔꿈치를 접어 상완을 바닥에 대고 왼쪽 종아리를 써클에 올린다. 왼손으로는 골반을 잡고 내쉬는 호흡에 왼 다리를 오른 다리 가까이 올려주며 호흡과 함께 천천히 15회 반복 한 뒤 반대쪽도 반복한다. 허벅지 안쪽 근육 내전근을 강화시킨다.

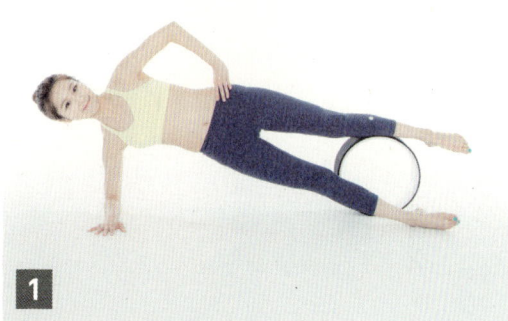

● 팔과 상체가 일직선이 되게끔 써클을 당겨온다.

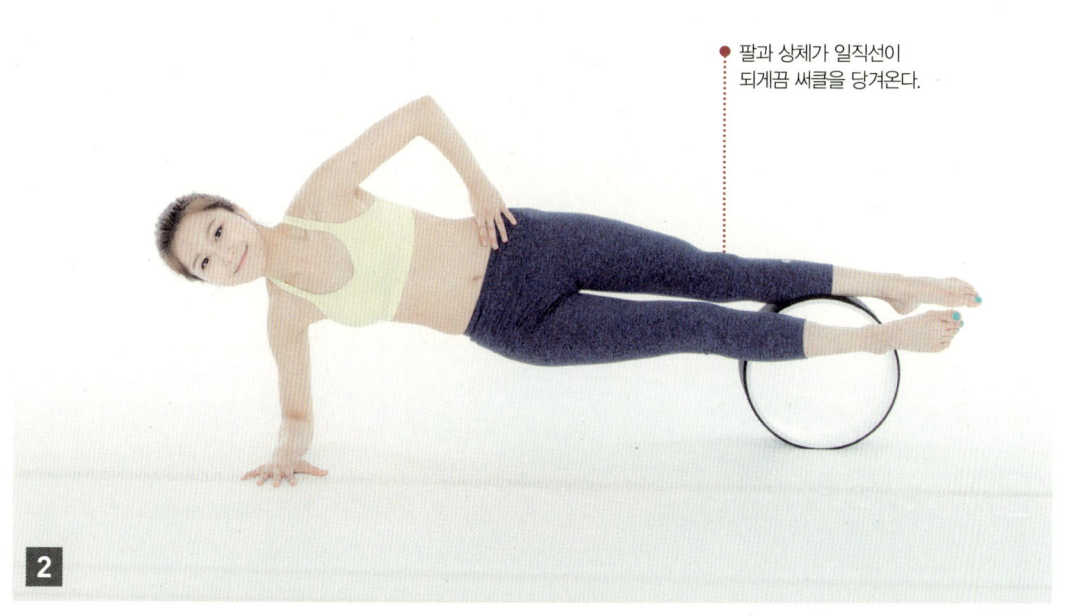

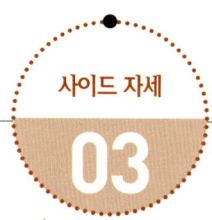

사이드 자세 03

사이드 플랭크 3

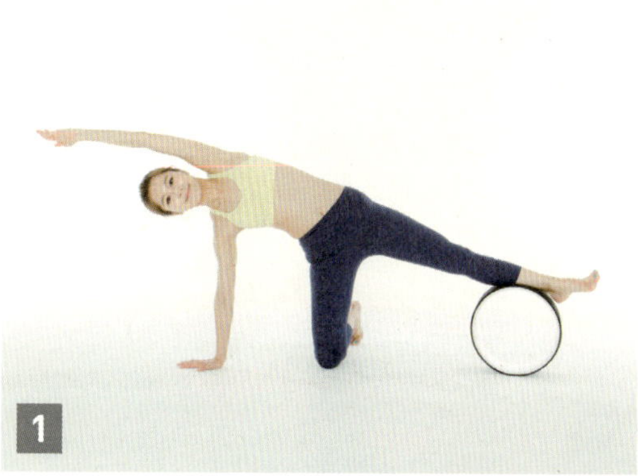

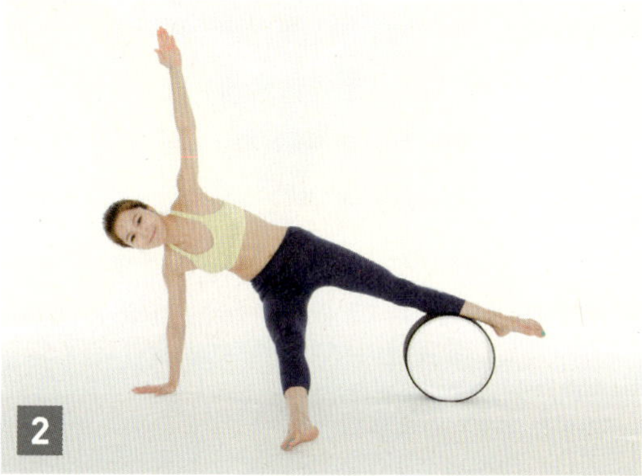

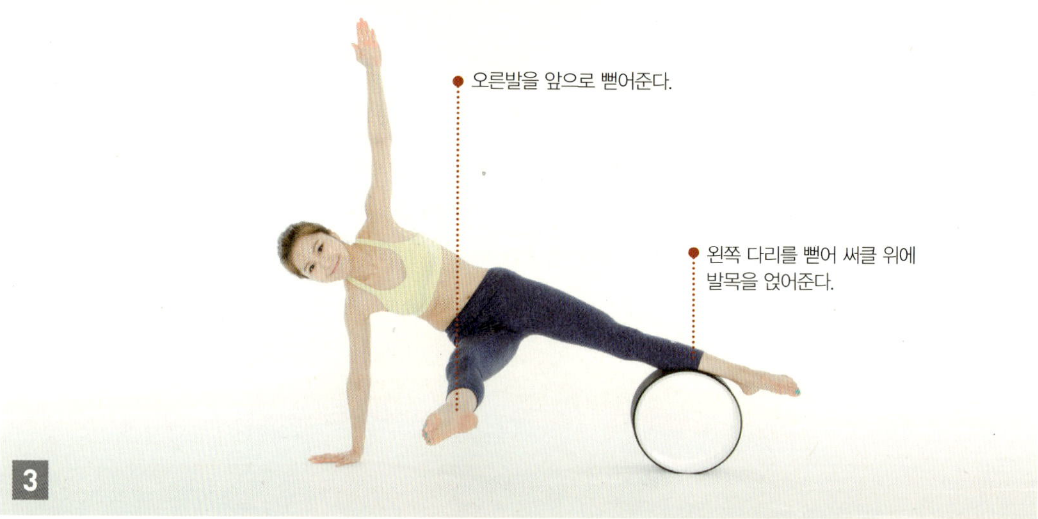

테이블 탑 자세에서 몸을 돌려 오른손과 무릎이 바닥에 닿고 왼쪽 다리를 뻗어 써클 위에 발목을 얹어준다. 왼손을 천장으로 뻗어주며 오른발을 앞으로 뻗어준다. 중심을 잡고 천천히 오른 다리를 들어 앞으로 뻗어준다. 팔에 체중이 과하게 실리지 않도록 복부의 힘으로 들어올린다. 어깨와 복부운동에 효과적이다.

- 오른발을 앞으로 뻗어준다.
- 왼쪽 다리를 뻗어 써클 위에 발목을 얹어준다.

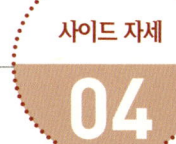

사이드 자세

사이드 플랭크 4

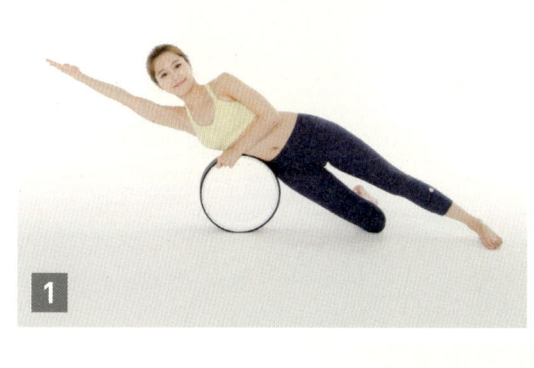

1

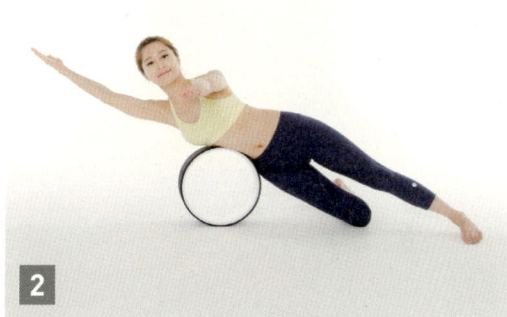

2

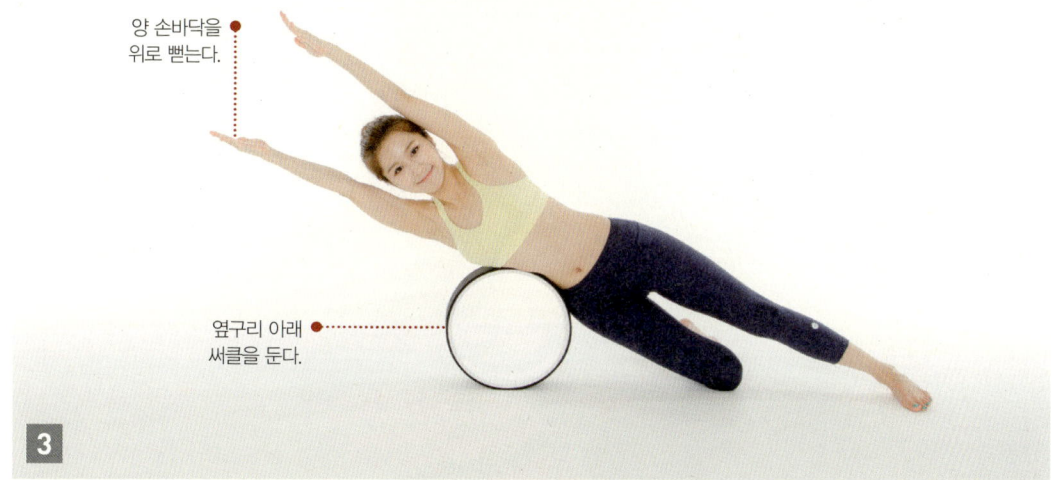

양 손바닥을 위로 뻗는다.

옆구리 아래 써클을 둔다.

3

오른쪽 허리 아래에 써클이 오도록 하고 왼쪽 다리는 펴고 오른쪽 무릎은 바닥에 닿도록 한다. 초보자는 오른손만 머리 위로 뻗어주고 고급자는 왼손을 앞으로 뻗어주거나 머리 위로 뻗어 30초간 유지한다. 허리힘을 길러준다.

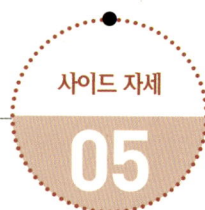

사이드 플랭크 5

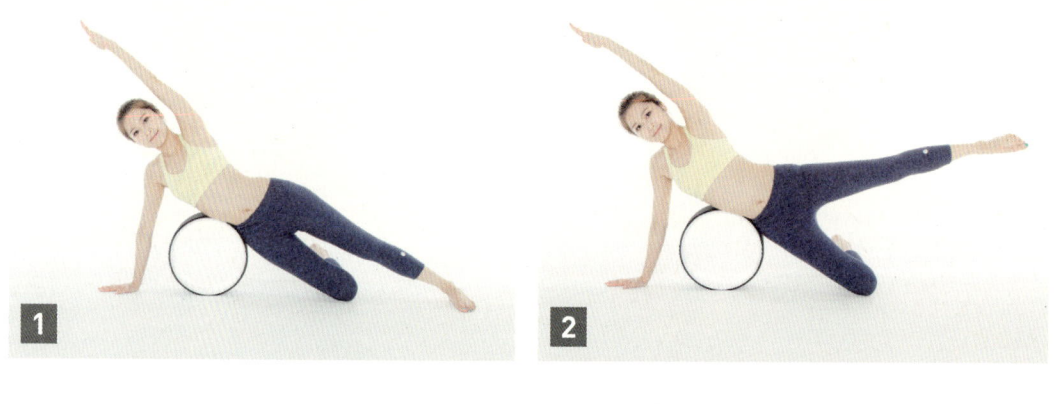

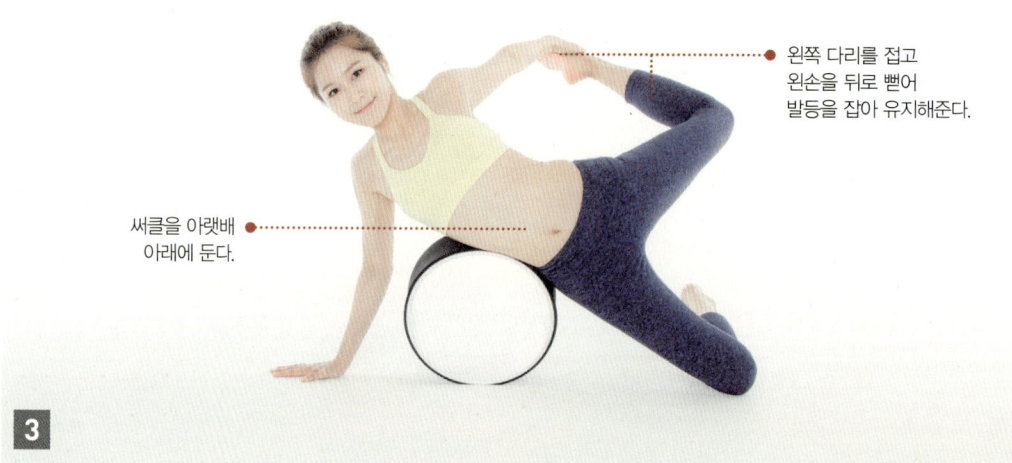

- 왼쪽 다리를 접고 왼손을 뒤로 뻗어 발등을 잡아 유지해준다.
- 써클을 아랫배 아래에 둔다.

테이블탑 자세에서 써클을 아랫배 아래에 둔다. 왼쪽으로 몸을 돌리며 왼손은 귀 옆으로 뻗어주고 왼 다리도 뻗어 멀리 짚어준다. 왼 다리를 천장쪽으로 그대로 들어 올려준다. 30초간 유지 후 고급자는 왼쪽 다리를 접고 왼손을 뒤로 뻗어 발등을 잡아 유지해본다. 반대편도 실시한다. 하체의 바깥 부분, 옆구리라인을 정리하고 팔의 근력을 높인다.

CHAPTER **10**
사이드 자세

사이드 자세 06

사이드 플랭크 6

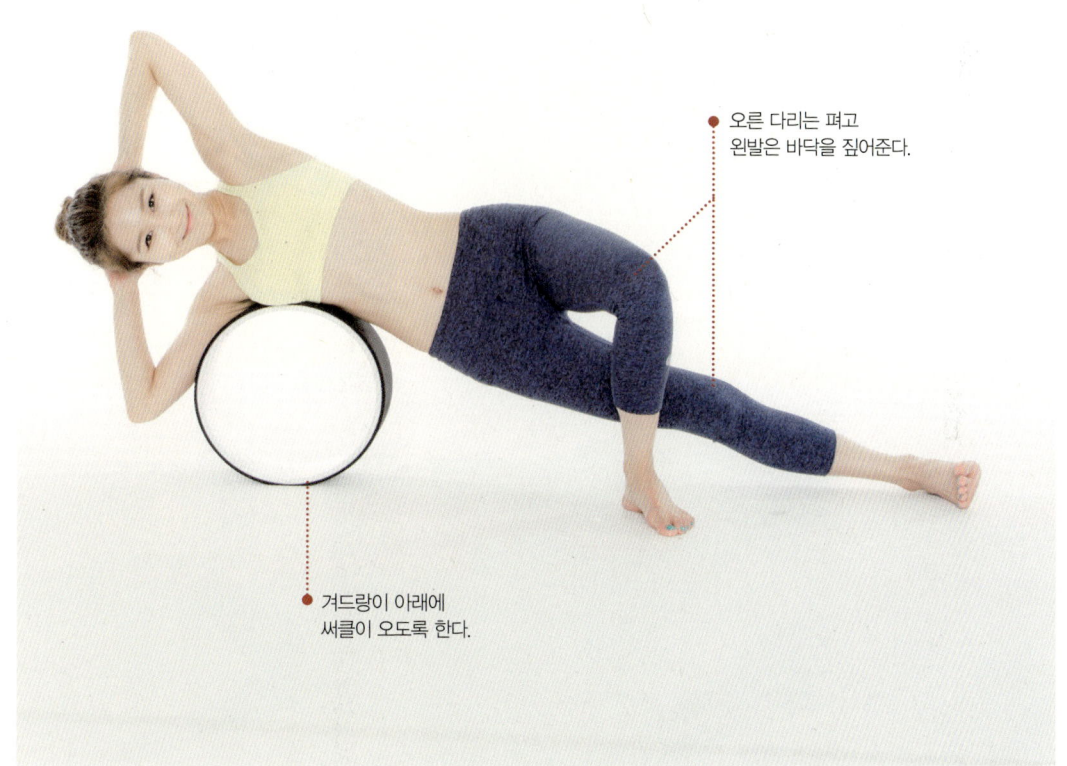

오른 다리는 펴고
왼발은 바닥을 짚어준다.

겨드랑이 아래에
써클이 오도록 한다.

겨드랑이 아래에 써클이 오도록 하고 오른 다리는 펴고 왼발은 바닥을 짚어준다. 뒷통수 뒤에서 양손 깍지를 낀 다음 내쉬는 호흡에 왼쪽 옆구리를 조여 상체를 들어올리고 다시 돌아오기를 15회 반복한다. 반대쪽도 실시한다. 옆구리 복부 운동에 좋다.

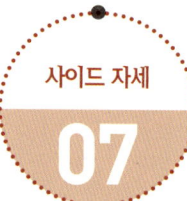

사이드 자세

사이드 플랭크 7

엉덩이 근육과 허리라인을 만들어 주는 자세다. 테이블 탑 자세에서 써클을 아랫배쪽에 두고 오른손에 무게를 싣고 왼손은 천장으로 뻗으며 왼쪽으로 몸을 돌려준다. 왼쪽 무릎은 접어 발끝이 바닥에 닿고, 오른쪽 다리는 뻗어 발의 바깥쪽이 바닥에 사선으로 닿는다. 손가락을 넓게 펼쳐 무게를 분산시킨다. 왼쪽 다리를 펴 오른발 위로 올려준다. 중심을 잡으면 왼 무릎을 천장쪽으로 접어본다. 숙련자는 왼발을 천장으로 뻗어 왼손으로 잡아본다.

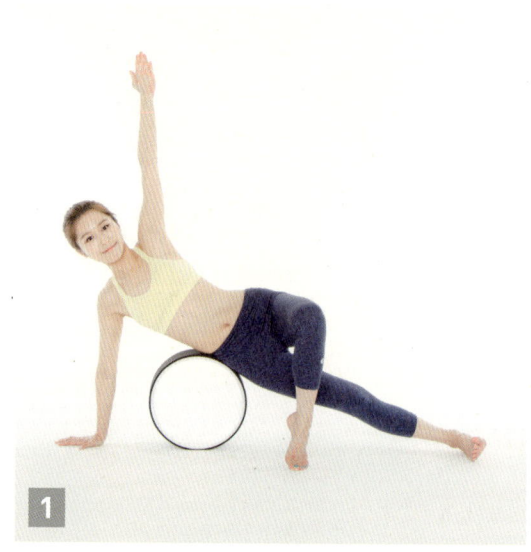

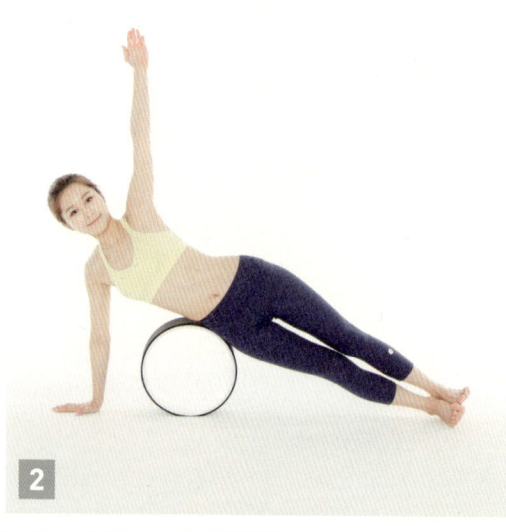

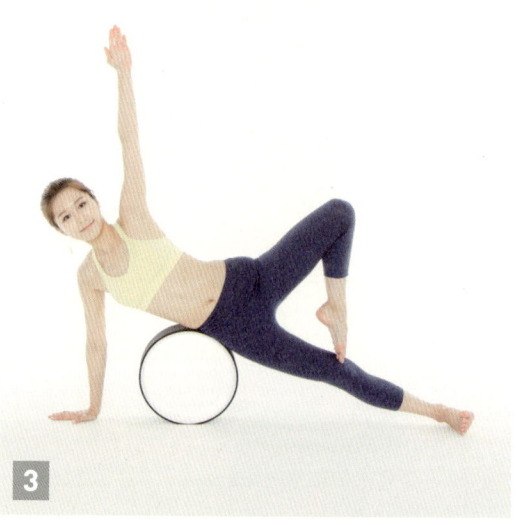

CHAPTER **10**
사이드 자세

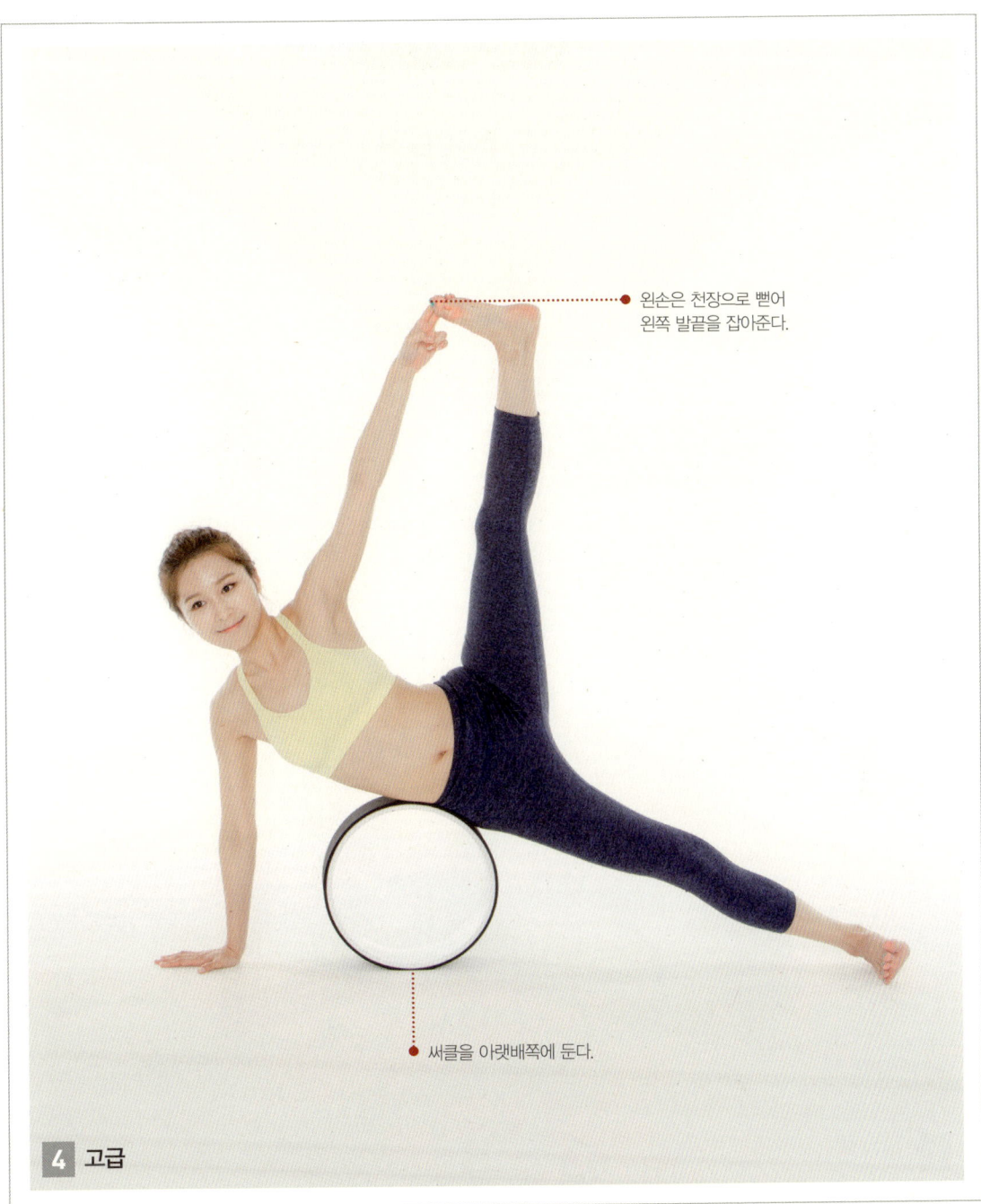

● 왼손은 천장으로 뻗어 왼쪽 발끝을 잡아준다.

● 써클을 아랫배쪽에 둔다.

4 고급

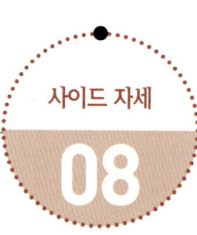

사이드 플랭크 8

몸을 옆으로 돌린 자세에서 왼 무릎은 접어 뒤쪽을 짚어준다. 천천히 오른쪽 발을 뒤로 보내 등 뒤로 발등을 잡아준다. 이 때 몸이 비틀어지지 않도록 주의한다.

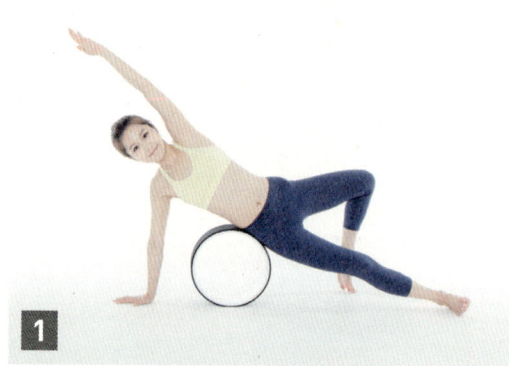

1

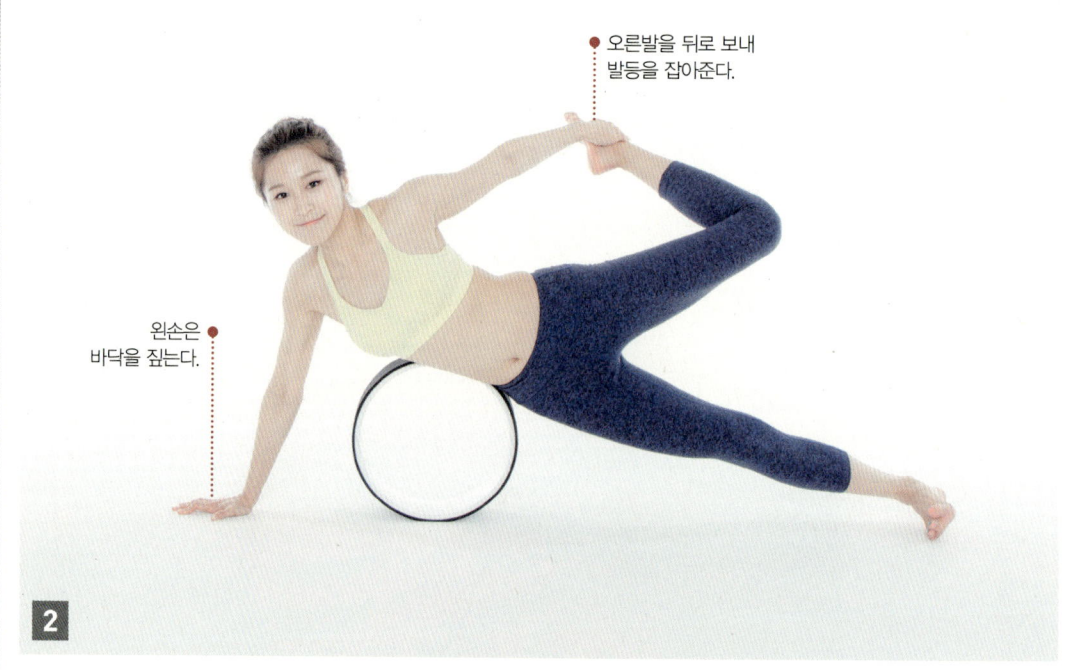

● 오른발을 뒤로 보내 발등을 잡아준다.

● 왼손은 바닥을 짚는다.

2

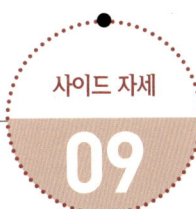

CHAPTER **10**
사이드 자세

사이드 플랭크 9

옆구리 아래에 써클을 두고 왼쪽 무릎은 접어 발바닥을 딛고, 오른발 바깥쪽이 바닥에 닿게끔 뻗어준다. 양손도 머리 위로 뻗어준다. 천천히 중심을 유지하며 접은 다리를 펴 오른발 위로 얹어준다. 옆구리 라인관리에 효과적이다.

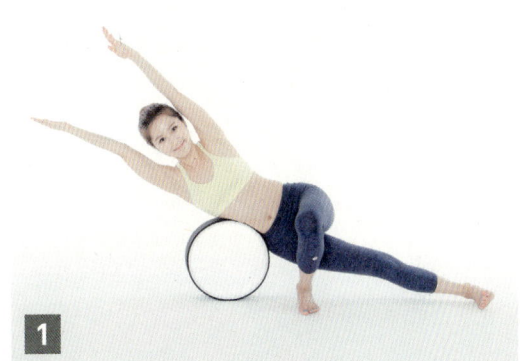

1

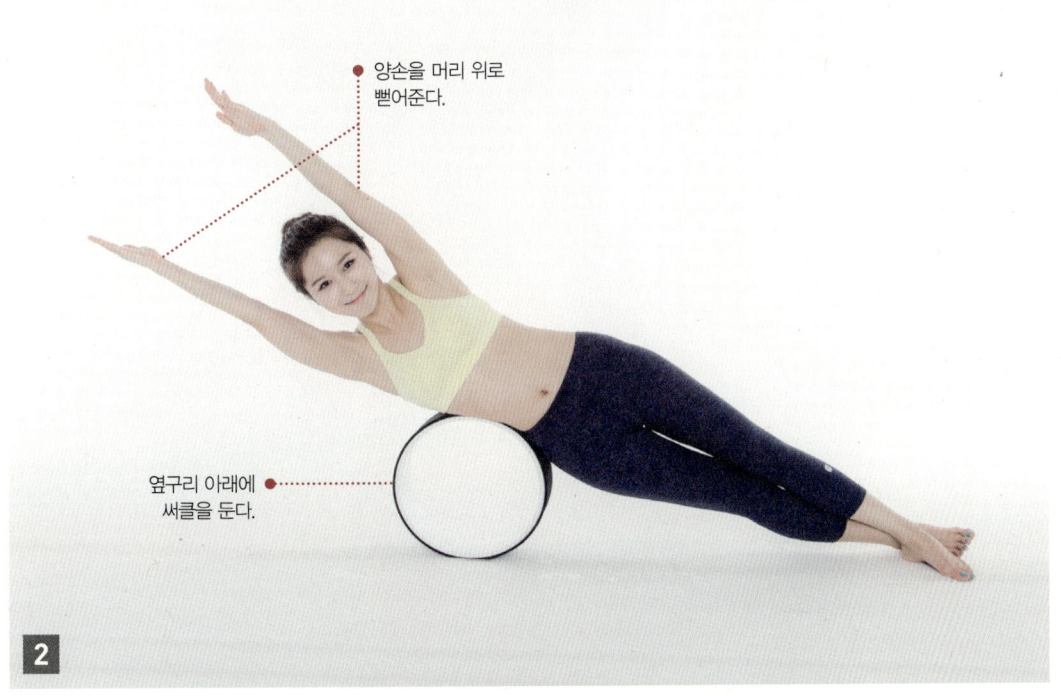

● 양손을 머리 위로 뻗어준다.

● 옆구리 아래에 써클을 둔다.

2

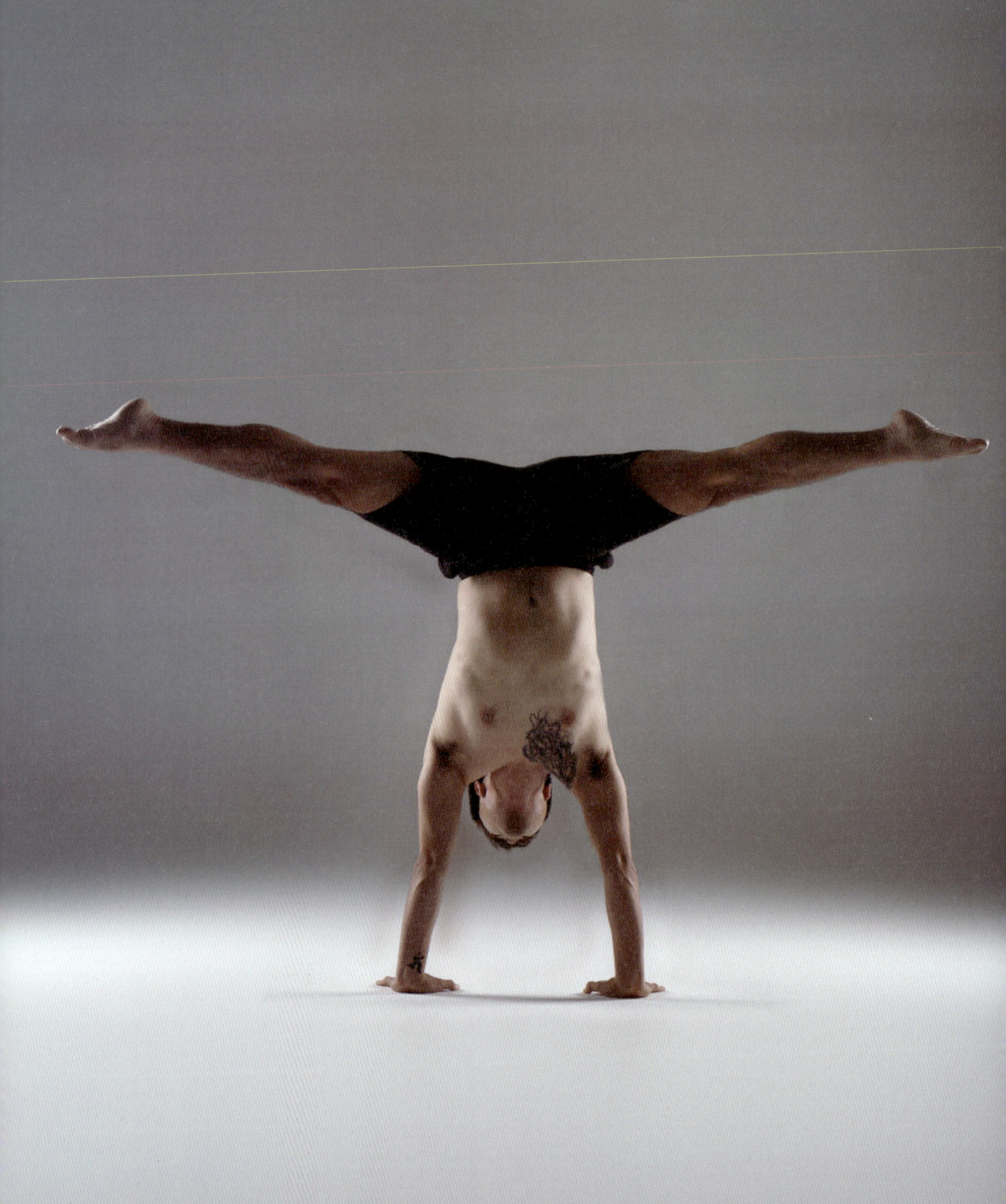

CHAPTER 11
밸런스 자세

밸런스 자세

밸런스 자세

01

머리서기 자세 1

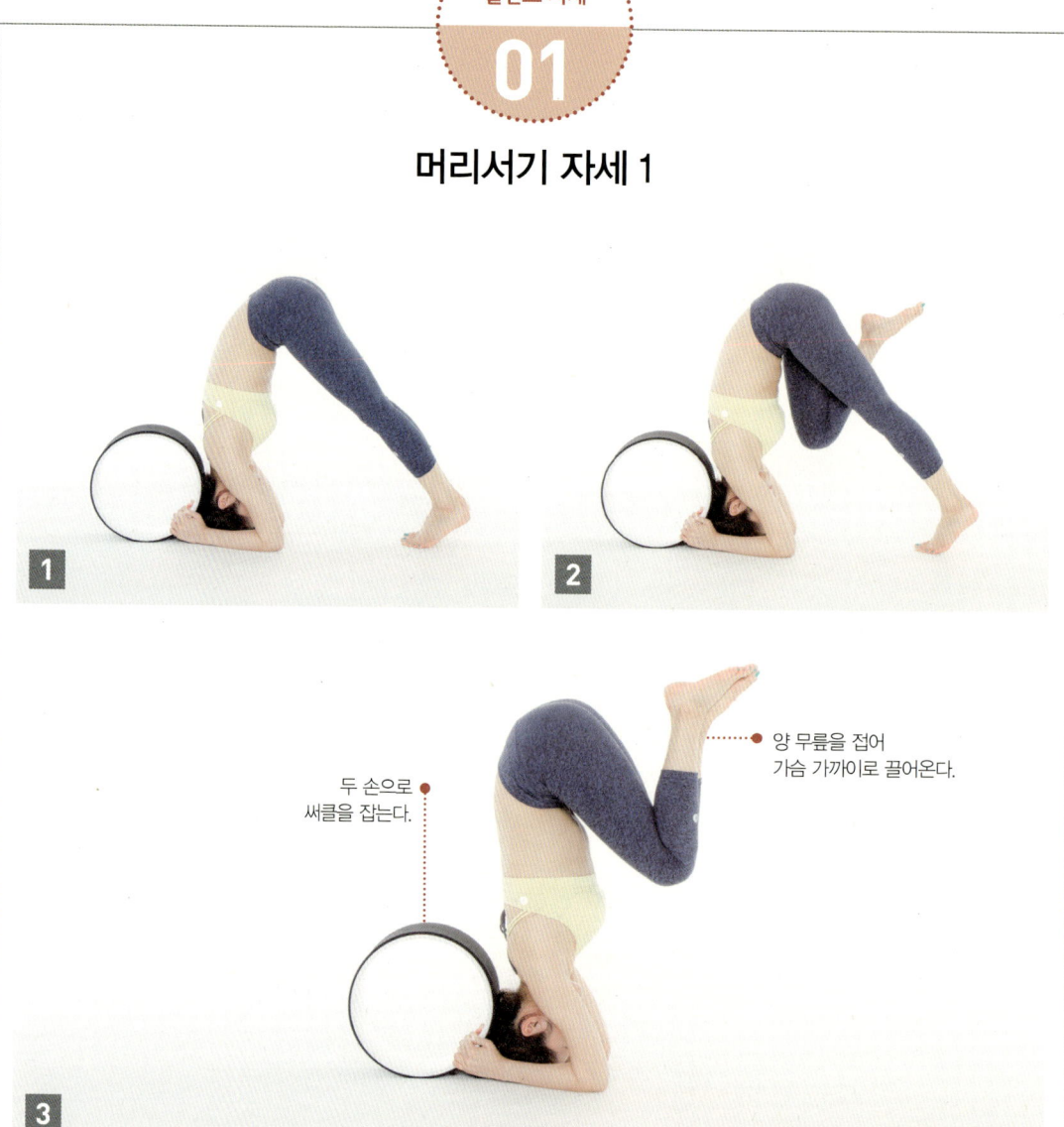

양 무릎을 접어
가슴 가까이로 끌어온다.

두 손으로
써클을 잡는다.

무릎을 꿇고 앉아 두 손으로 써클을 잡고 손과 팔꿈치를 삼각형 모양으로 바닥을 단단히 지탱한다. 팔꿈치가 벌어지지 않도록 한다. 무릎과 발꿈치를 들고 등이 천장 쪽으로 펴지도록 머리 쪽으로 천천히 걸어온다. 등이 완전히 펴지면 오른쪽 무릎을 접어 가슴 가까이로 끌어온다. 왼쪽 무릎까지 접어 두 발이 바닥에서 떨어지도록 하고 중심을 잡는다. 역립자세는 혈액을 머리쪽으로 보내 순환을 돕고 맑은 피부를 만들어준다.

밸런스 자세

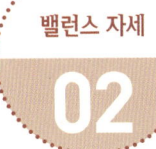

머리서기 자세 2

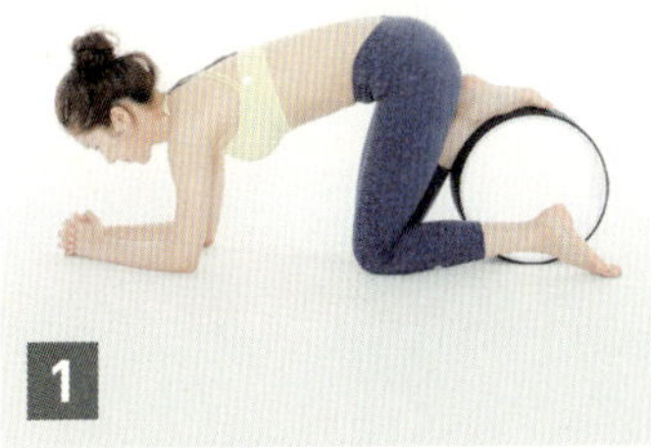

|1| 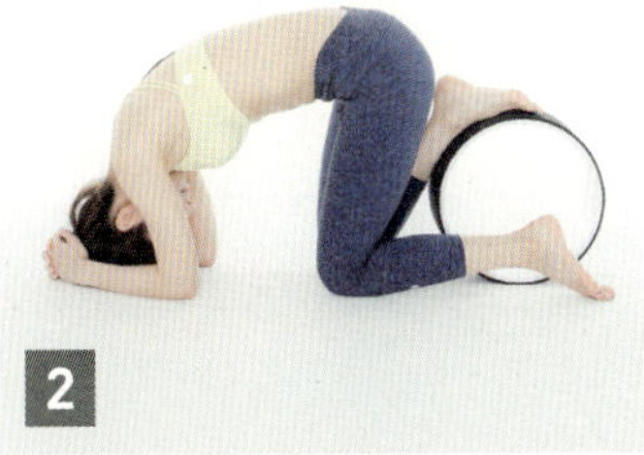 |2| 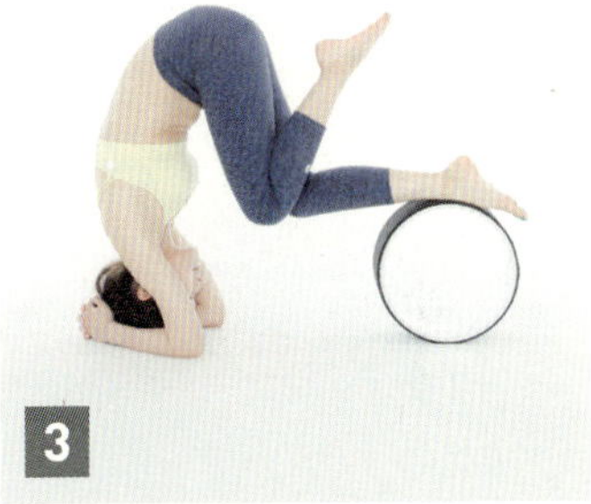 |3|

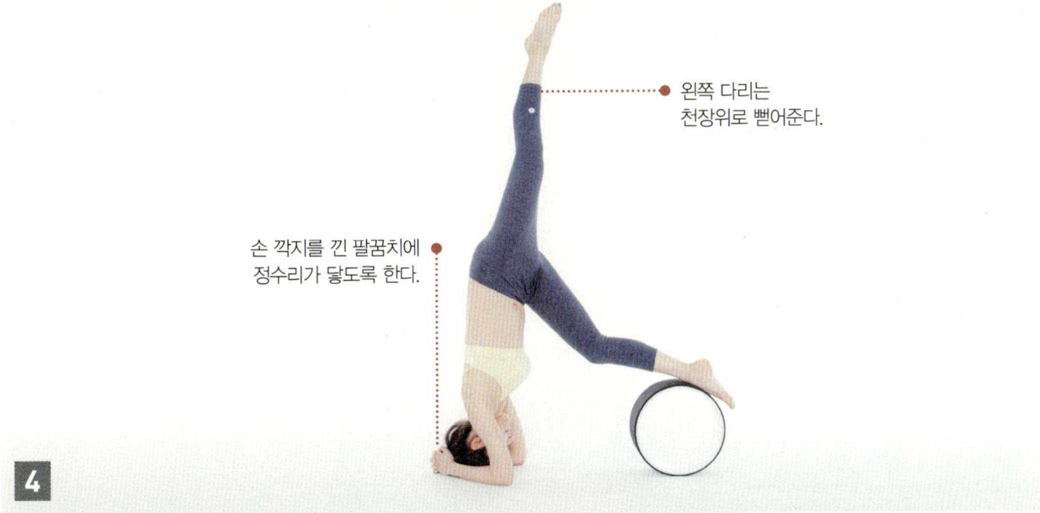

• 왼쪽 다리는
  천장위로 뻗어준다.

• 손 깍지를 껴 팔꿈치에
  정수리가 닿도록 한다.

|4|

손 깍지를 껴 팔꿈치는 어깨넓이로 벌려 바닥에 지지한 다음 오른쪽 무릎을 접어 발등을 써클 위로 올린다. 팔꿈치가 벌어지지 않도록 한다. 손깍지 사이로 정수리가 닿도록 한다. 천천히 오른발로 써클을 밀며 상체를 곧게 세워준다. 왼쪽 다리를 천장 위로 뻗어준다. 천천히 돌아오며 반대쪽도 반복한다. 혈압이 높거나 디스크가 있으면 자제한다.

밸런스 자세

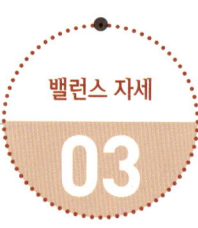

머리서기 자세 3

정수리와 손끝이 앞을 향하게 바닥을 짚고, 팔꿈치는 직각을 유지하고 안으로 모아준다. 왼발 끝은 바닥을 짚고 오른발은 써클 위를 딛는다. 천천히 써클을 밀며 왼발을 천장 위로 뻗어준다. 틀어진 몸을 바로잡는 데 효과가 있고 정신을 맑게 해준다.

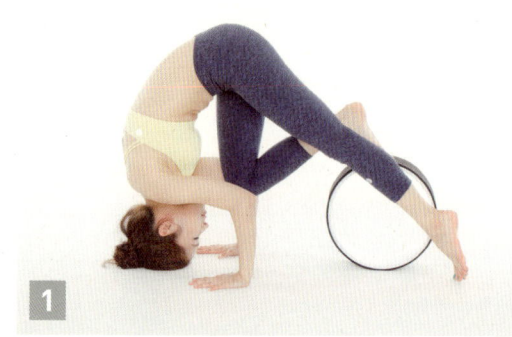

1

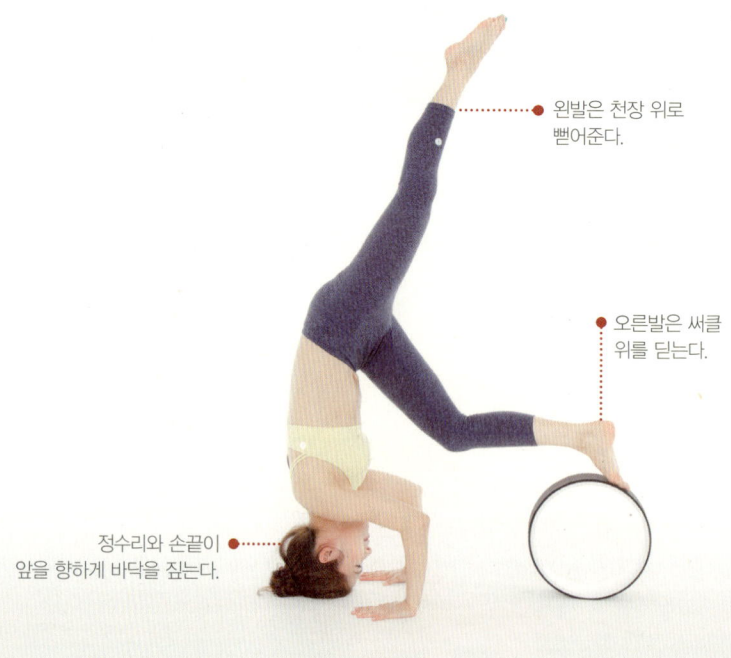

● 왼발은 천장 위로 뻗어준다.

● 오른발은 써클 위를 딛는다.

● 정수리와 손끝이 앞을 향하게 바닥을 짚는다.

2

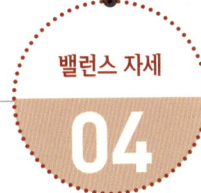

밸런스 자세

04

핸드스탠딩 1

1

2

왼발은 천장 위로
뻗어준다.
오른발은 써클
위를 딛는다.
손은 바닥을 짚는다.
3

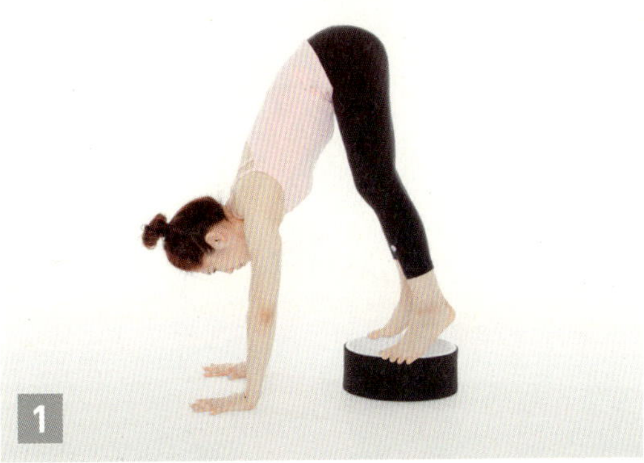

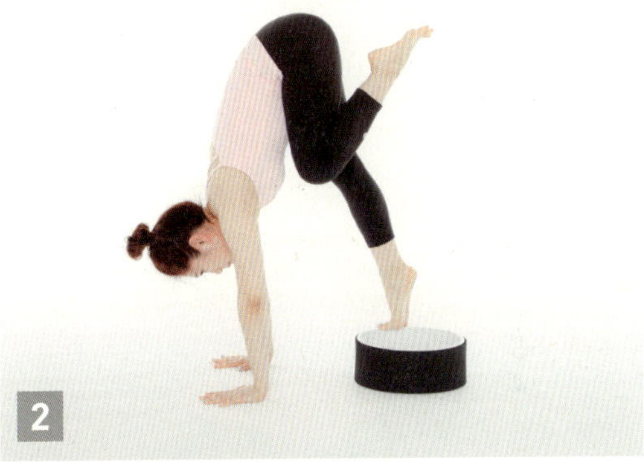

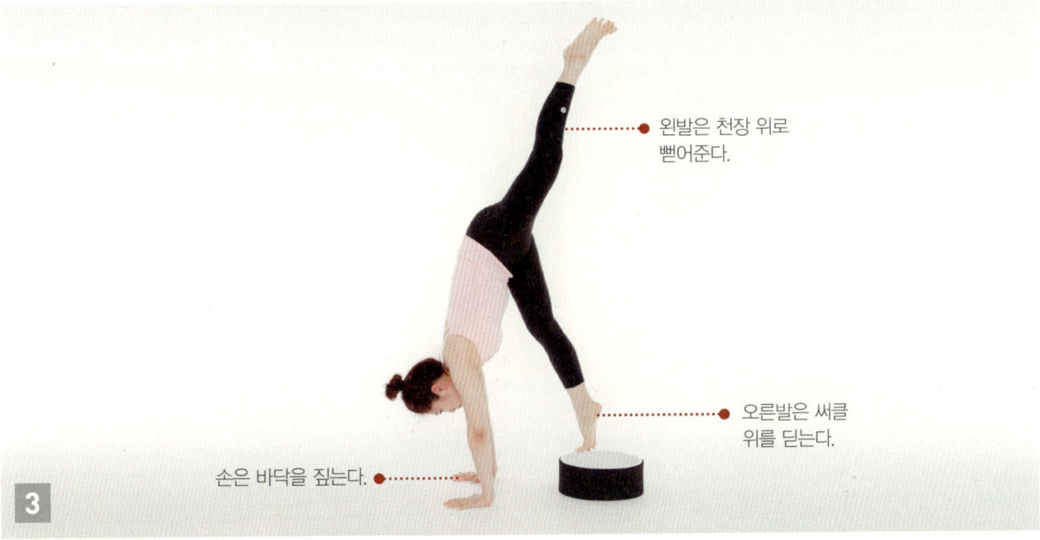

손은 바닥을 짚고, 써클을 눕힌 다음 양발을 딛어준다. 오른쪽 발꿈치를 높게 들어 상체를 세워 일직선으로 만들고 왼쪽 무릎을 접어 몸 가까이 붙여준다. 왼쪽 다리를 천장으로 멀리 뻗어준다. 다리 부종을 풀어준다. 팔의 근력을 높여준다.

밸런스 자세 05

핸드스탠딩 2

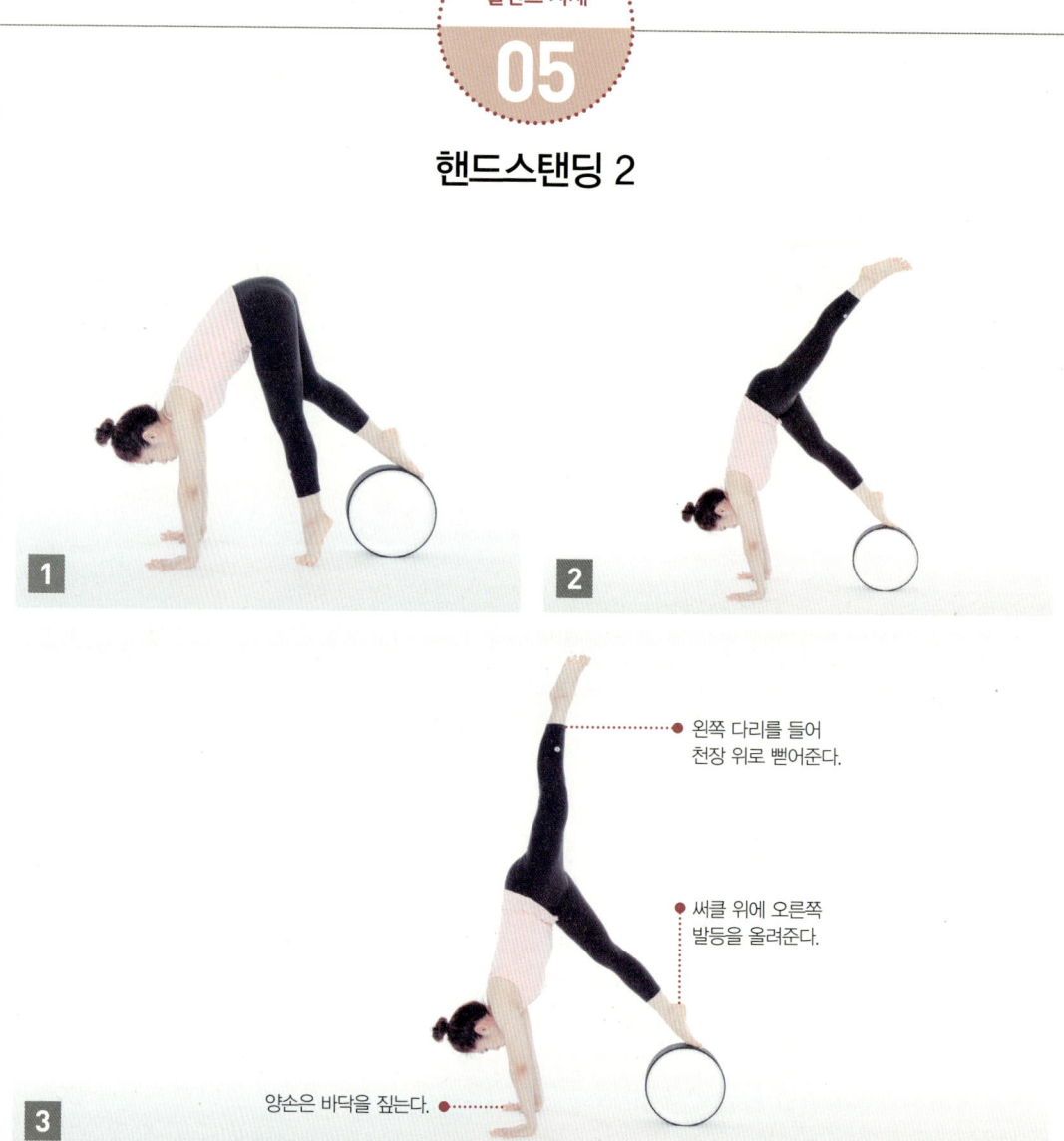

- 왼쪽 다리를 들어 천장 위로 뻗어준다.
- 써클 위에 오른쪽 발등을 올려준다.
- 양손은 바닥을 짚는다.

양손은 바닥을 짚고, 발꿈치를 세워 상체 가까이 걸어온 다음 써클 위에 오른쪽 발등을 올려준다. 천천히 왼쪽 다리를 들어 천장위로 뻗어준다. 시선은 바닥을 바라보고 몸이 일직선이 되도록 한다. 뒤로 넘어가지 않도록 써클로 중심을 잘 잡는다. 강한 어깨를 만들어주며 도전정신과 성취감을 높여준다.

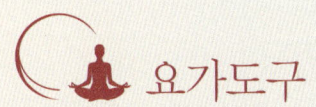 요가도구

1. 요가매트는 요가 동작을 할 때 바닥으로부터 오는 충격을 완화시켜주며, 미끄럼을 방지하고 요가동작을 안정적으로 할 수 있게 도와준다.

2. 요가 블록과 스트랩은 기본적으로 초보자들에게 유용하게 쓰이며 특히, 어려운 동작을 쉽게 할 수 있는 장점이 있으며 중급·고급 동작을 시도할 때도 블록과 스트랩을 이용하면 좀 더 안정적으로 고급 요가동작을 만들어갈 수 있다.

3. 볼스터는 대부분 휴식자세에서 많이 사용하며 임산부 요가에서도 사용된다. 특히 누워서 휴식을 할 때 허리 밑에 받치게 되면 척추의 긴장이 풀리고 편안함을 느낄 수 있으며 다리 밑에 놓았을 때는 다리의 부종을 없애며 척추측만증이 있는 사람들에게 좋은 휴식자세를 만들어준다. 가끔은 엎드렸을 때 아랫배에 놓고 휴식하는 경우도 있다.

4. 요가담요는 서서 요가동작을 할 때는 많이 사용하지 않으며 앉아서 하거나 누워서 할 때 사용한다. 요가매트에 깔고 요가 동작을 하게 되면 땀을 흡수해주고 피부를 보호해주며 요가담요를 덮고 휴식할 때는 체온을 유지시켜서 휴식을 편안하게 할 수 있도록 도와준다.

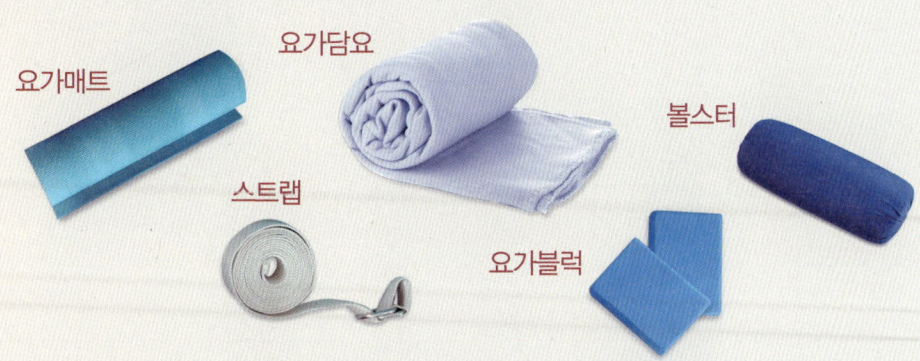

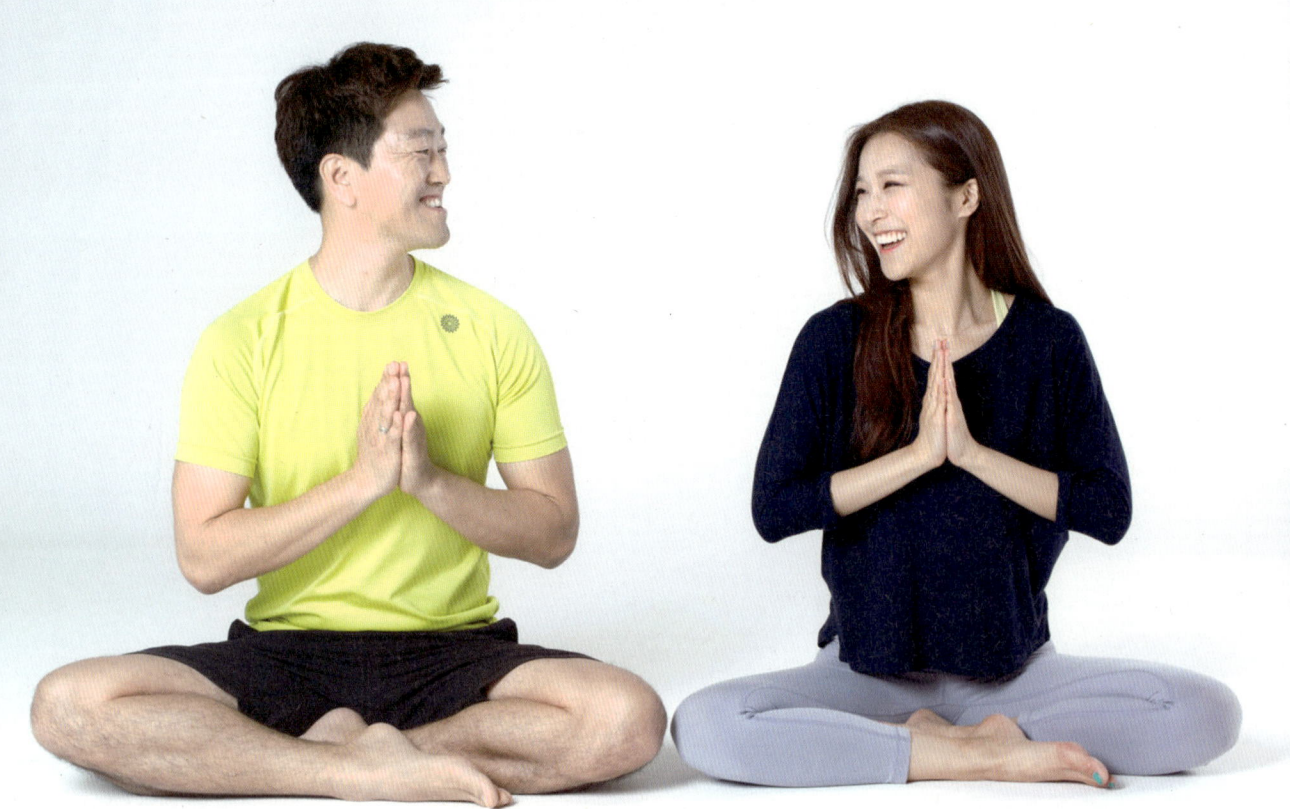

CHAPTER 12
커플 써클요가

커플 써클요가

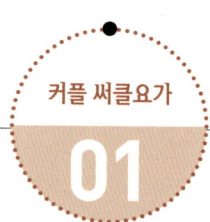

앞으로 숙이기 1

써클을 중앙에 두고 발바닥을 뻗어주고 손으로 잡는다. 마시는 호흡에 척추를 곧게 펴고 내쉬며 앞으로 숙여준다. 소화기능을 촉진해 변비를 해소할 수 있다.

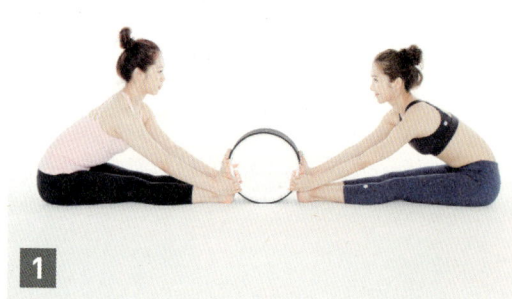

● 써클을 중앙에 두고
발바닥을 뻗어주고 손으로 잡는다.
호흡에 내쉬며 앞으로 숙여준다.

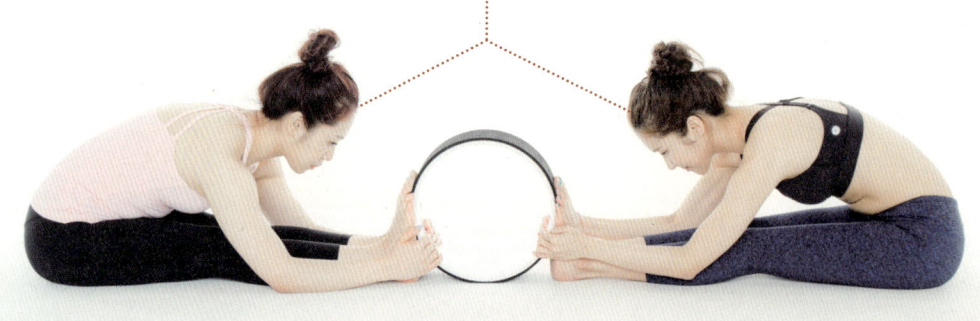

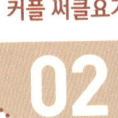

앞으로 숙이기 2

써클 위에 발목을 얹고 두 사람의 발바닥이 맞닿도록 하며 서로의 손을 잡는다. 마시고 내쉬는 호흡에 상체를 숙여준다. 골반의 혈액순환을 촉진해 생식기능을 활성화시킨다.

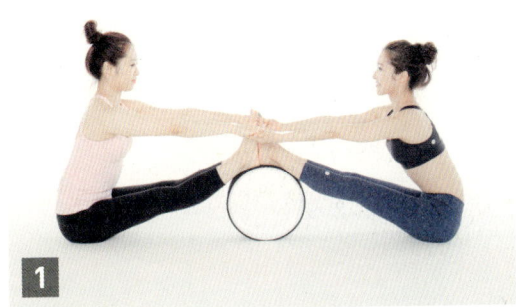

● 써클 위에 발목을 얹고 내쉬는 호흡에 상체를 숙여준다.

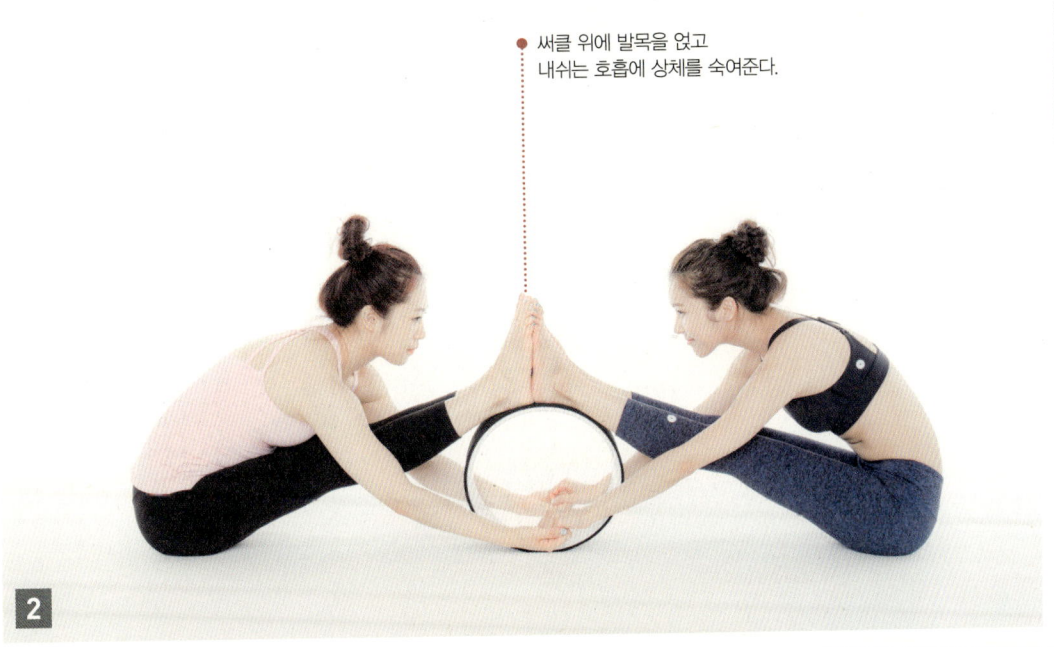

커플 써클요가

03

보트자세

서로의 손목을 잡고 한 사람이 먼저 종아리를 받쳐준다. 그 다음 서로의 발꿈치가 닿도록 하며 서로의 팔뚝을 잡아준다. 하체의 순환을 돕고 매끈한 다리라인을 만들 수 있다.

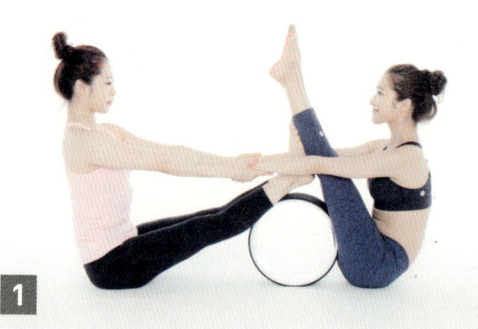

1

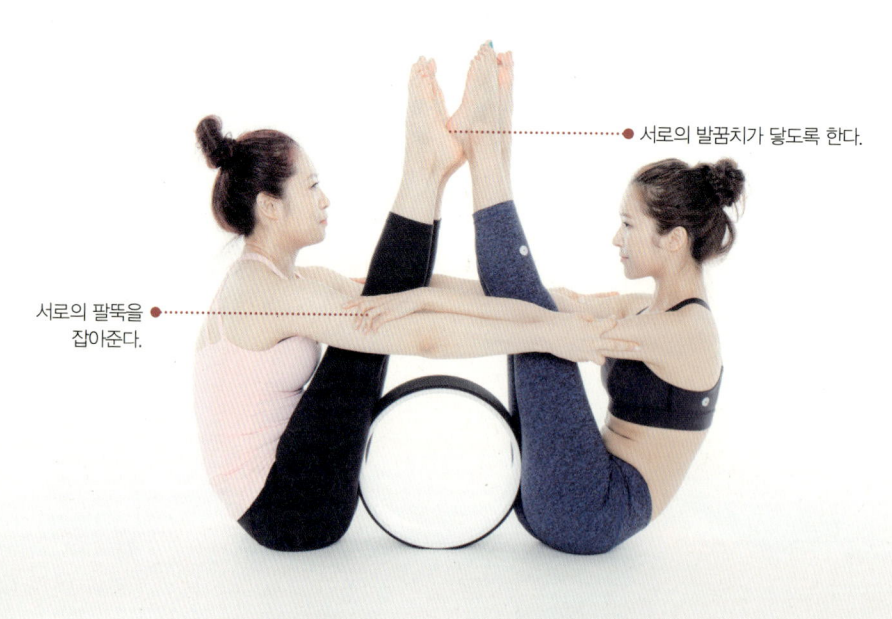

● 서로의 발꿈치가 닿도록 한다.

● 서로의 팔뚝을 잡아준다.

2

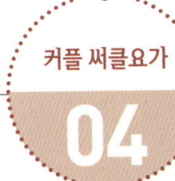

자누시르샤사나

● 써클을 중앙에 놓고 서로의 한 쪽 발목을 그 위에 얹는다.

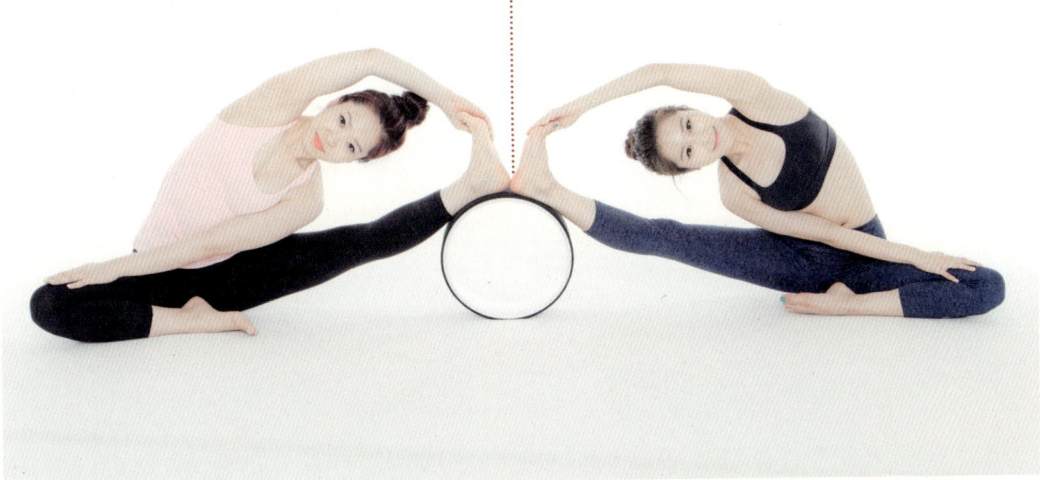

써클 바깥쪽의 다리를 접어 배꼽 앞쪽으로 놓아주며 반대편 다리의 발목을 써클 위로 얹는다. 호흡을 마시고 내쉬며 상체를 써클 쪽으로 기울여주며 써클 가까운 쪽의 팔로는 반대편 무릎을 짚어주고 나머지 손으로 뻗은 발끝을 잡아준다. 30초 유지 후 반대쪽도 반복한다. 허벅지 안쪽 근육과 고관절을 이완하고 허리의 지방을 연소한다.

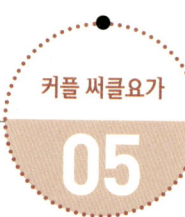

커플 써클요가 05

커플 플랭크

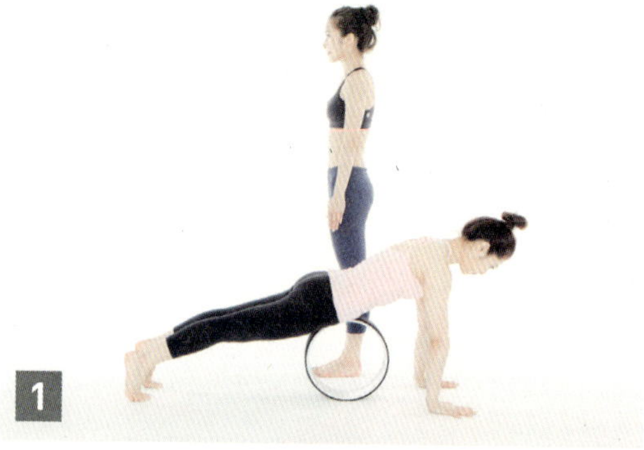

1

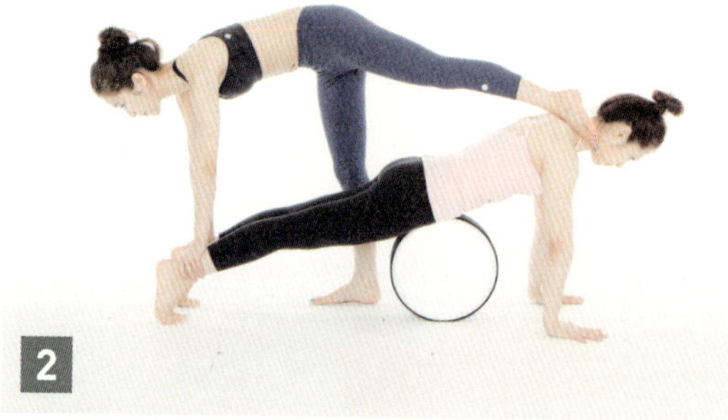

2

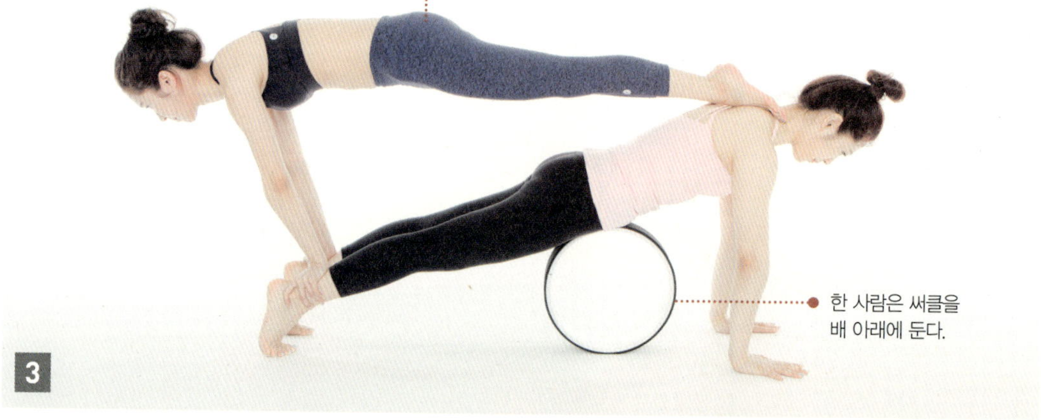

다른 사람은 파트너의 발목을 잡고 어깨 위에 한 발씩 올려 플랭크 자세를 만들어준다.

한 사람은 써클을 배 아래에 둔다.

3

한 사람은 써클을 배 아래에 두고 플랭크 자세를 취하고 다른 사람은 파트너의 발목을 잡고 어깨 위에 한 발씩 올려 플랭크 자세를 만들어준다. 시선은 바닥을 향하며 어깨에 기대지 않도록 주의한다. 1분간 유지 후 천천히 내려온다. 몸의 중심인 코어근육 강화에 좋다.

CHAPTER 12
커플 써클요가

커플 써클요가
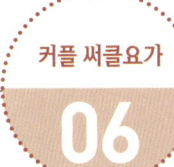
06

커플 다운독

한 사람은 플랭크를 하고 다른 사람은 파트너의 발목을 잡고, 발로는 어깨를 디뎌 올라간 다음 다운독 자세를 한다. 천천히 한 다리씩 들어 천장쪽으로 뻗어준다. 어깨가 강하게 눌리지 않도록 주의한다. 어깨의 안정성을 높여준다.

1

다른 사람은 파트너의 발목을 잡고, 발로는 어깨를 딛어 올라간 다음 다운독 자세를 한다.

한 사람은 써클을 배 아래에 둔다.

2

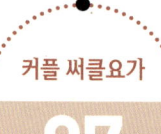

카포타사나 + 바카사나 (까마귀자세)

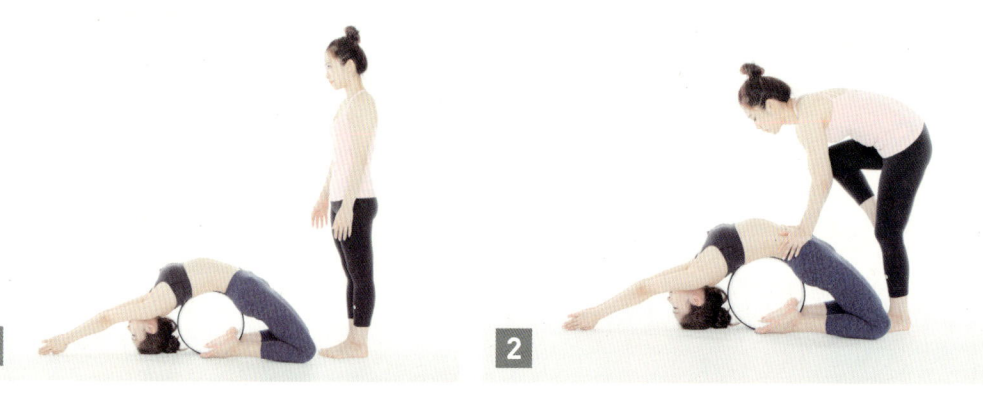

한 명이 먼저 무릎으로 앉아서 써클 위로 누워 팔을 위로 뻗어준다.

다른 사람은 파트너의 골반을 지지하여 한 다리씩 겨드랑이 안쪽 깊숙이 무릎을 걸어 바카사나를 만들어준다.

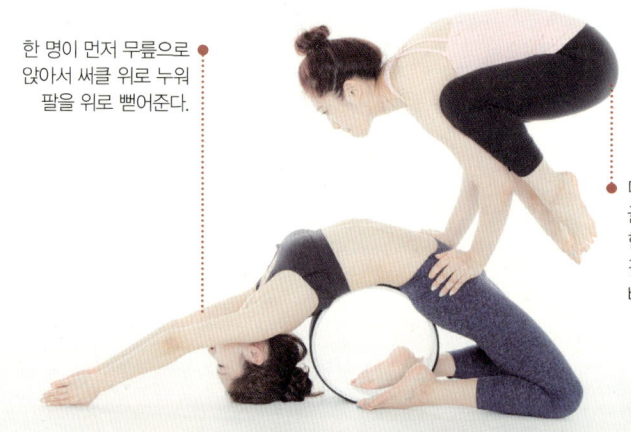

카포타사나와 바카사나를 결합한 자세다. 한 명이 먼저 무릎으로 앉아서 써클 위로 누워 팔을 위로 뻗어준다. 척추를 유연하게 해준다. 다른 사람은 파트너의 골반을 지지해 한 다리씩 겨드랑이 안쪽 깊숙이 무릎을 걸어 바카사나를 만들어준다. 이 때 복부의 힘으로 몸을 들어올리는 것이 중요하다. 팔 근력을 키워주며 균형감각을 늘려준다.

Epilogue

먼저 「써클요가」로 여러분을 다시 뵙게 되어 무척 기쁩니다.

매번 요가 책을 집필할 때마다 어떻게 하면 더 좋은 프로그램을 소개해 줄 수 있을지 많은 생각을 하게 됩니다. 이번에도 요가를 더 즐겁고 재밌게, 또 쉽게 전달하고자 많은 고민을 했고 그 결실을 책 한 권에 담았습니다.

「써클요가」를 통해 '써클'이라는 도구를 활용하면서 시퀀스를 익히고 몸과 마음을 가꾸길 바랍니다. 한걸음 더 나아가면, 개개인에 맞춰진 다양한 시퀀스를 스스로 창조할 수 있다는 것을 깨닫게 될 겁니다. 써클을 활용함에 있어 기존의 전통적인 요가와는 다르지만 현 시대에 발맞춘 요가의 발전에 넓은 마음으로 여유롭게 다가갈 수 있었으면 좋겠습니다.

독자 중에는 요가가 처음인 분부터 요가강사까지 다양하리라 생각합니다. 어떤 방법으로든 요가를 알게 된 것은 당신에게 큰 행운이며 요가를 만나게 된 인연을 소중히 생각하셨으면 합니다.

마지막으로 집필과 사진 촬영을 함께한 탤런트 류이연과 백경혜 강사, 멋진 사진을 찍어준 이성재 포토그래퍼, 집필을 도와준 타우요가의 홍수인 실장뿐 아니라 이 책을 만드는 데 도움을 준 많은 분들에게 감사의 인사를 전합니다.

나마스떼

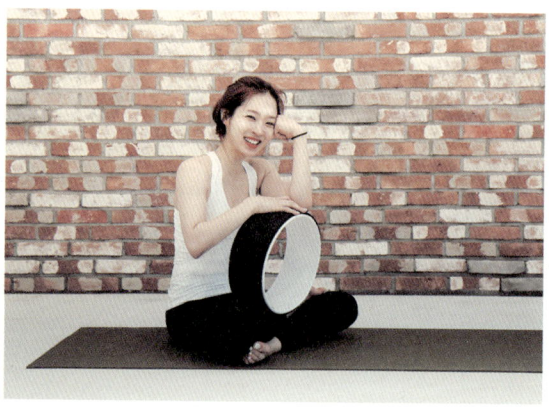

▲ 백경혜 강사

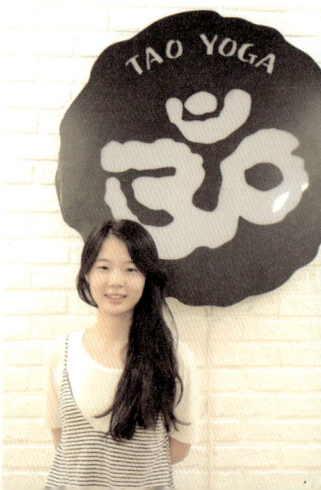

▼ 타우요가 홍수인